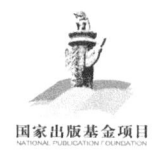

合成生物学丛书

器官芯片与工程医学

秦建华　主编

山东科学技术出版社　｜　科学出版社
　　济　南　　　　　　　　　　北　京

内 容 简 介

器官芯片是近年来在生物医学领域迅速崛起的一项前沿生物技术和新兴方向，它融合了生物学、工程学与医学等多学科原理与方法，能够在体外构建高度仿真的人体器官模拟系统。作为新一代体外模型平台，器官芯片为生命科学研究、毒理学评估、精准医疗和新药开发等领域提供了全新的技术路径与研究工具。

本书系统梳理了器官芯片的起源与发展历程，详细阐述了其关键核心要素和主要技术特点，全面总结了其在生物学研究、疾病建模和药物评价等方面的最新应用进展。书中还介绍了与器官芯片发展密切相关的政策监管及未来发展趋势，强调理论基础与实践应用并重，力求体现科学性、前瞻性与可读性。

本书适用于生物学、医学、药学、生物医学工程等相关专业的本科生、研究生和科研人员，也可为科技政策制定部门、科研机构及产业界等提供决策参考。

图书在版编目（CIP）数据

器官芯片与工程医学 / 秦建华主编. -- 北京：科学出版社；
济南：山东科学技术出版社，2025. 3.（合成生物学丛书）.
ISBN 978-7-03-081577-4

Ⅰ. R322；R318

中国国家版本馆 CIP 数据核字第 20258AE889 号

责任编辑：王 静 罗 静 刘 晶 陈 昕 张 琳 / 责任校对：郑金红
责任印制：王 涛 肖 兴 / 封面设计：无极书装

山东科学技术出版社 和 科学出版社 联合出版
北京东黄城根北街 16 号
邮政编码：100717
http://www.sciencep.com

北京中科印刷有限公司印刷
科学出版社发行 各地新华书店经销

*

2025 年 3 月第 一 版　开本：720×1000　1/16
2025 年 3 月第一次印刷　印张：14
字数：302 000
定价：150.00 元
（如有印装质量问题，我社负责调换）

"合成生物学丛书"编委会

主　编　张先恩

编　委　（按姓氏汉语拼音排序）

陈　坚　江会锋　雷瑞鹏　李　春
廖春阳　林　敏　刘陈立　刘双江
刘天罡　娄春波　吕雪峰　秦建华
沈　玥　孙际宾　王　勇　王国豫
谢　震　元英进　钟　超

《器官芯片与工程医学》编委会

主　　编　秦建华

编写人员
刘海涛	张　旭	王亚清	张　敏
陶婷婷	卫晓鸾	王　爽	王　鹏
曹荣凯	郭玉鑫	陈汐玥	谢莹莹
甘忠桥	邓鹏伟	谭田田	刘嘉悦
吴运松	冯　蕊	刘　倩	朱丹丹
覃馨园	王世全	官秀丽	赵孟乾
郭雅琼	李中玉	林海双	高兴华

丛 书 序

21世纪以来，全球进入颠覆性科技创新空前密集活跃的时期。合成生物学的兴起与发展尤其受到关注。其核心理念可以概括为两个方面："造物致知"，即通过逐级建造生物体系来学习生命功能涌现的原理，为生命科学研究提供新的范式；"造物致用"，即驱动生物技术迭代提升、变革生物制造创新发展，为发展新质生产力提供支撑。

合成生物学的科学意义和实际意义使其成为全球科技发展战略的一个制高点。例如，美国政府在其《国家生物技术与生物制造计划》中明确表示，其"硬核目标"的实现有赖于"合成生物学与人工智能的突破"。中国高度重视合成生物学发展，在国家973计划和863计划支持的基础上，"十三五"和"十四五"期间又将合成生物学列为重点研发计划中的重点专项予以系统性布局和支持。许多地方政府也设立了重大专项或创新载体，企业和资本纷纷进入，抢抓合成生物学这个新的赛道。合成生物学-生物技术-生物制造-生物经济的关联互动正在奏响科技创新驱动的新时代旋律。

科学出版社始终关注科学前沿，敏锐地抓住合成生物学这一主题，组织合成生物学领域国内知名专家，经过充分酝酿、讨论和分工，精心策划了这套"合成生物学丛书"。本丛书内容涵盖面广，涉及医药、生物化工、农业与食品、能源、环境、信息、材料等应用领域，还涉及合成生物学使能技术和安全、伦理和法律研究等，系统地展示了合成生物学领域的新成果，反映了合成生物学的内涵和发展，体现了合成生物学的前沿性和变革性特质。相信本丛书的出版，将对我国合成生物学人才培养、科学研究、技术创新、应用转化产生积极影响。

丛书主编
2024年3月

序

　　器官芯片作为当前生物医药领域迅速崛起的前沿技术和新兴方向，正展现出强大的生命力与应用潜力。当我们初始了解"器官芯片"这一概念时，或许未曾想到它在短短二十余年内，便从实验探索迅速发展为全球关注的热点领域，并加速从"概念验证"迈向"转化应用"的关键阶段。

　　长期以来，生命科学多以还原论为指导，传统的生物医学研究范式和动物实验模型在揭示复杂生命过程及支持新药研发方面已呈现出局限性。当前，生命科学正经历由实验科学向系统科学、预测科学的深刻演变，药物研发也面临着高投入、长周期和高失败率等痛点。在这一背景下，器官芯片、类器官和人工智能等新技术的兴起，可以提供更高仿生度的先进体外模型，为生命科学、医学研究和新药开发等提供了崭新的视角、工具和平台。

　　目前，器官芯片领域发展迅速，已从单纯技术展示开始向疾病建模、毒性测试、精准医学和药物评估等多场景应用拓展，成为推动科学突破、技术革新和产业升级的重要引擎，或将成为支撑未来生物经济发展的关键力量之一。

　　近年来，我国在器官芯片相关研究方面取得显著进展，科研实力持续提升，已跻身国际前列。中国生物工程学会-器官芯片与微生理系统分会，率先组织召开了"中国器官芯片标准化发展路径"战略研讨会，首次提出了我国该领域发展从科学研究、技术标准到政策监管的"三部曲"；2024年年底"器官芯片与微生理系统"香山科学会议召开，也为推动这一新兴方向的体系化、国际化和规范化发展勾勒了清晰的路径。

　　本书系统地介绍了器官芯片的发展历程及其在生物医学领域的前沿研究进展，内容翔实、图文并茂，理论与实践并重，浓缩了作者在这一新兴领域深耕多年的知识积累与研究积淀。书中首次提出"器官芯片与工程医学"的研究理念，具有重要的学术参考价值与指导意义。

　　作为一种新兴交叉技术，器官芯片仍处于持续发展阶段，尚未达到成熟阶段。随着相关技术不断迭代更新和替代方法体系日益完善，其在未来药物研发、医学健康与可持续发展中的应用将更加广泛，潜力巨大。本书的出版正当其时，既为该领域提供了系统化、专业化的理论支持，也为学科建设、人才培养与产业推动提供了宝贵参考。

　　是为序。

杨胜利

2025年3月

前　　言

当今，生命科学、医学与工程学等多学科的深度交叉与融合，正孕育着全新的科学研究范式，重塑人类对生命与健康的认知方式。器官芯片是生物医学领域极具创新性和前瞻性的新兴方向，它通过会聚多学科手段，可以在体外模拟人体组织器官的关键结构功能，建立具有人体生理相关性的先进模型系统，成为解决医学健康、药物开发、毒性测试与精准医疗等领域重大问题的新兴技术平台。

近年来，器官芯片技术领域发展迅猛，已经从早期芯片上的动态细胞培养，过渡到可以在细胞、组织和器官层面建立独特的微生理仿生系统，不仅可模拟人体单一组织器官的生理病理特征，还可反映复杂组织器官间的"对话"和功能联系，呈现出从"器官单元构建"走向"系统整体模拟"的发展潜力，为生命科学研究和医药领域提供了新的策略和技术平台。

自 21 世纪初，作者团队长期致力于微流体系统及其在生命科学领域的应用探索研究，在微尺度流体理论、功能单元集成与生物医学应用等方面形成了大量积累。2010 年以来，团队重点聚焦器官芯片方向，系统开展了从基础研究、技术开发到典型应用的系列工作，建立起具有典型生物医学特色的器官芯片研究体系。特别是，在器官芯片与类器官的融合交叉创新方面也取得了突破性进展，拓展了器官芯片的适用边界，形成了一支跨学科、重实践、勇于交叉创新的研究队伍，涵盖化学、生物、医学、材料和药理学等多个专业背景。

正是这样一支研究队伍承担了本书的大部分撰写工作。全书共分 19 章，其中第 2 章至第 5 章侧重介绍器官芯片原理与工程基础，第 6 章至第 17 章则系统介绍其在生物医学等领域的应用。全书力求内容严谨、逻辑清晰、图文并茂，呈现了作者多年来在该领域的研究思考、技术积累与实践经验。特别是，书中多个章节嵌入了作者团队的研究工作，浓缩了一线科研人员对这一新兴技术的理解与体会。

近年来，器官芯片与微生理系统研究发展迅速，其科学价值、技术价值与产业潜力日益凸显，正成为推动医药创新和技术升级的重要力量。值得关注的是，近期美国 FDA 也宣布政策，将逐步减少动物试验，鼓励使用更科学的人体相关模型用于药物研发环节，这标志着器官芯片、类器官和计算建模等新途径技术方法正进入主流的替代毒理学测试与药物评价体系。这一趋势预示着，在未来 5~10 年，器官芯片或将成为连接生命科学、工程医学与信息科学的关键桥梁，为改善人类健康福祉与实现可持续发展提供关键支撑。

在本书编写过程中，中国科学院大连化学物理研究所卫晓鸾博士、于爽博士与刘海涛博士等承担了大量工作，在此一并致以诚挚谢意。亦特别感谢团队的工作人员、博士后与学生们的辛勤付出与贡献。谨以此书献给所有关注器官芯片与微生理系统这一新兴前沿交叉方向的读者与同仁。

由于时间有限，书中内容难免有疏漏之处，敬请批评指正。

中国科学院大连化学物理研究所

2025 年 3 月

目 录

第1章 器官芯片概述 ··· 1
1.1 器官芯片基本概念 ·· 1
1.2 器官芯片与微生理系统 ··· 1
1.3 器官芯片的发展历程 ·· 1
1.4 器官芯片研究框架 ·· 4
1.4.1 基础理论研究 ·· 4
1.4.2 主要技术体系 ·· 5
1.5 主要应用领域 ·· 7
1.5.1 生物学研究 ··· 7
1.5.2 疾病建模 ·· 7
1.5.3 药物评价 ·· 8
1.5.4 毒性测试 ·· 8
1.5.5 精准医学 ·· 9
1.5.6 极端环境 ·· 9
参考文献 ··· 10

第2章 器官芯片材料与制备 ··· 11
2.1 器官芯片设计 ·· 11
2.1.1 芯片结构设计 ·· 11
2.1.2 流体力学模拟 ·· 12
2.2 芯片材料选择 ·· 13
2.2.1 聚二甲基硅氧烷 ··· 13
2.2.2 热塑性塑料 ··· 14
2.2.3 水凝胶 ··· 14
2.2.4 玻璃 ·· 15
2.2.5 其他 ·· 16
2.3 芯片制备方法 ·· 16
2.3.1 软光刻 ··· 17
2.3.2 3D打印 ·· 18
2.3.3 微注塑 ··· 18
2.3.4 化学刻蚀 ·· 19

2.3.5 其他 ··· 19
参考文献 ··· 20

第3章 器官芯片的仿生策略
3.1 器官芯片模型构建 ··· 22
 3.1.1 芯片结构设计 ·· 22
 3.1.2 种子细胞来源 ·· 24
 3.1.3 细胞基质选择 ·· 25
3.2 器官芯片构建仿生要素 ··· 25
 3.2.1 多细胞组成 ·· 25
 3.2.2 功能组织界面 ·· 26
 3.2.3 动态细胞培养 ·· 27
 3.2.4 生化因子梯度 ·· 28
 3.2.5 生物力学因素 ·· 29
 3.2.6 多器官相互作用 ·· 30
 3.2.7 生物传感集成与智能化 ·· 31
 3.2.8 器官芯片功能评估 ·· 31
3.3 小结 ··· 32
参考文献 ··· 32

第4章 动态细胞培养
4.1 微尺度细胞培养原理 ··· 36
 4.1.1 微尺度流体行为 ·· 36
 4.1.2 有效培养时间 ·· 37
 4.1.3 临界灌注率 ·· 39
4.2 芯片流体驱动方式 ··· 40
 4.2.1 被动式驱动 ·· 40
 4.2.2 主动式驱动 ·· 41
4.3 常用细胞培养形式 ··· 42
 4.3.1 组织界面培养 ·· 42
 4.3.2 3D 细胞球动态培养 ·· 43
 4.3.3 细胞共培养 ·· 44
参考文献 ··· 44

第5章 器官芯片功能检测手段
5.1 成像分析 ··· 46
 5.1.1 光学显微成像 ·· 46

5.1.2　电子显微成像 · 47
　5.2　生物传感 · 47
　　5.2.1　电化学传感 · 47
　　5.2.2　光学传感 · 48
　5.3　电学检测 · 49
　　5.3.1　跨膜电阻 · 49
　　5.3.2　细胞阻抗传感 · 49
　5.4　质谱检测 · 50
　5.5　组学分析 · 50
　5.6　小结 · 51
　参考文献 · 51

第6章　器官芯片与神经系统研究 · 54
　6.1　神经系统概述 · 54
　6.2　神经系统器官芯片模型 · 55
　　6.2.1　血脑屏障（BBB）芯片 · 55
　　6.2.2　神经血管单元（NVU）芯片 · 57
　　6.2.3　神经组织芯片 · 59
　　6.2.4　视网膜芯片 · 60
　6.3　主要应用示例 · 62
　　6.3.1　神经退行性疾病 · 62
　　6.3.2　神经系统罕见病 · 63
　　6.3.3　脑卒中 · 64
　　6.3.4　感染性疾病 · 64
　　6.3.5　药物评估 · 65
　6.4　小结 · 66
　参考文献 · 66

第7章　器官芯片与呼吸系统研究 · 69
　7.1　呼吸系统概述 · 69
　7.2　呼吸系统器官芯片类型 · 70
　　7.2.1　气道芯片 · 70
　　7.2.2　肺泡芯片 · 71
　7.3　主要应用领域 · 73
　　7.3.1　慢性阻塞性肺疾病 · 73
　　7.3.2　肺纤维化 · 73

7.3.3　支气管哮喘 ·· 74
　　　7.3.4　呼吸道感染 ·· 74
　　　7.3.5　环境污染物暴露评估 ·· 76
　　　7.3.6　呼吸系统药物评估 ·· 77
　7.4　小结 ··· 77
　参考文献 ··· 78

第 8 章　器官芯片与消化系统研究 ·· 81
　8.1　消化系统概述 ··· 81
　　　8.1.1　肠芯片 ··· 81
　　　8.1.2　肝芯片 ··· 84
　8.2　主要应用示例 ··· 87
　　　8.2.1　肠药物吸收 ··· 87
　　　8.2.2　炎症性肠病 ··· 89
　　　8.2.3　脂肪肝 ··· 89
　　　8.2.4　病毒性肝炎 ··· 91
　　　8.2.5　药物肝毒性评价 ·· 91
　　　8.2.6　肝脏再生 ·· 92
　8.3　小结 ··· 93
　参考文献 ··· 94

第 9 章　器官芯片与心血管系统研究 ·· 99
　9.1　心血管系统概述 ·· 99
　9.2　心血管系统器官芯片模型 ·· 100
　　　9.2.1　血管芯片 ··· 100
　　　9.2.2　心肌芯片 ··· 102
　9.3　主要应用示例 ·· 106
　　　9.3.1　血管发育与新生 ·· 106
　　　9.3.2　动脉粥样硬化 ··· 106
　　　9.3.3　急性心肌梗死 ··· 106
　　　9.3.4　长 Q-T 间期综合征 ·· 107
　　　9.3.5　心肌毒性评估 ··· 107
　9.4　小结 ··· 108
　参考文献 ··· 108

第 10 章　器官芯片与泌尿系统研究 ··· 110
　10.1　泌尿系统概述 ·· 110

10.2 泌尿系统器官芯片模型·············111
    10.2.1 肾小球芯片·················111
    10.2.2 肾小管芯片·················113
10.3 主要应用领域·····················115
    10.3.1 慢性肾炎···················115
    10.3.2 糖尿病肾病···············115
    10.3.3 药物肾毒性测试···········116
10.4 小结······························117
参考文献······························118

第11章 器官芯片与女性生殖系统研究······120
11.1 女性生殖系统概述·················120
11.2 生殖系统器官芯片模型············121
    11.2.1 子宫内膜芯片···············121
    11.2.2 胎盘芯片···················122
    11.2.3 卵巢芯片···················125
    11.2.4 胚胎培养芯片···············126
11.3 主要应用示例·····················128
    11.3.1 子宫内膜异位症···········128
    11.3.2 宫内感染···················128
    11.3.3 药物评估···················130
    11.3.4 辅助生殖研究···············130
11.4 小结······························131
参考文献······························131

第12章 器官芯片与运动系统研究··········133
12.1 运动系统主要结构与功能··········133
12.2 运动系统芯片模型·················134
    12.2.1 骨与关节芯片···············134
    12.2.2 骨骼肌芯片·················135
12.3 主要应用示例·····················137
    12.3.1 骨关节炎···················137
    12.3.2 肌肉修复与再生···········137
    12.3.3 进行性假肥大性肌营养不良·····138
    12.3.4 神经肌肉接头研究·········138
    12.3.5 药物评估···················139

12.4 小结····················140
参考文献····················140

第13章 器官芯片与免疫系统研究····················142
13.1 免疫系统概述····················142
13.2 免疫系统器官芯片模型····················143
 13.2.1 骨髓芯片····················143
 13.2.2 淋巴结芯片····················145
 13.2.3 皮肤芯片····················146
13.3 主要应用示例····················146
 13.3.1 多发性骨髓瘤····················146
 13.3.2 疫苗评估····················147
 13.3.3 糖尿病皮肤病变····················147
 13.3.4 化合物测试····················148
 13.3.5 药物评估····················148
13.4 小结····················149
参考文献····················150

第14章 器官芯片在肿瘤研究中的应用····················152
14.1 肿瘤微环境概述····················152
14.2 肿瘤芯片模型构建····················152
 14.2.1 多细胞共培养····················154
 14.2.2 肿瘤血管化····················154
 14.2.3 力学微环境····················155
 14.2.4 高通量芯片分析····················156
14.3 肿瘤芯片应用研究····················156
 14.3.1 肿瘤侵袭、转移研究····················156
 14.3.2 肿瘤血管化····················157
 14.3.3 肿瘤免疫研究····················158
 14.3.4 抗肿瘤药物评价····················159
14.4 小结····················160
参考文献····················161

第15章 多器官芯片研究····················163
15.1 概述····················163
15.2 芯片设计与模型构建策略····················163
 15.2.1 多器官体系设计····················164

15.2.2	流体互联与分配方式	164
15.2.3	器官比例关系	165
15.2.4	器官功能单元共培养	166

15.3 多器官芯片类型 ······166
    15.3.1 两器官互联芯片 ······166
    15.3.2 三器官及以上互联芯片 ······168
15.4 主要应用示例 ······169
    15.4.1 代谢性疾病 ······169
    15.4.2 神经退行性疾病 ······169
    15.4.3 感染性疾病 ······170
    15.4.4 药物评估 ······170
15.5 小结 ······172
参考文献 ······173

第16章 器官芯片在类器官研究中的应用 ······175

16.1 类器官概念简述 ······175
16.2 主要技术特点 ······176
    16.2.1 可控微环境 ······176
    16.2.2 类器官血管化和免疫化 ······178
    16.2.3 类器官高通量分析 ······179
    16.2.4 类器官间相互作用研究 ······180
16.3 主要应用 ······180
    16.3.1 组织器官发育 ······180
    16.3.2 生命早期环境暴露 ······181
    16.3.3 疾病建模 ······182
    16.3.4 药物评估 ······183
16.4 小结 ······183
参考文献 ······184

第17章 器官芯片在替代毒理学研究中的应用 ······190

17.1 概述 ······190
17.2 替代毒理学新途径技术方法 ······191
    17.2.1 3D细胞模型 ······191
    17.2.2 类器官 ······191
    17.2.3 器官芯片 ······192
    17.2.4 计算毒理学方法 ······192

17.2.5 组学测试技术 ……………………………………………………………… 192
17.2.6 整合测试策略 ……………………………………………………………… 193
17.3 器官芯片在替代毒理学中的主要应用 …………………………………………… 194
17.3.1 药物毒性测试 ……………………………………………………………… 194
17.3.2 药代动力学建模 …………………………………………………………… 195
17.3.3 安全性评价 ………………………………………………………………… 195
17.4 小结 ………………………………………………………………………………… 196
参考文献 …………………………………………………………………………………… 197

第 18 章 技术伦理、标准和监管相关政策 ……………………………………………… 200
第 19 章 结语与展望 ……………………………………………………………………… 202

第1章　器官芯片概述

1.1　器官芯片基本概念

器官芯片（organ-on-a-chip）是一种先进的生物工程技术，它通过融合工程学、生物学和医学等多学科手段，可在体外模拟人体组织器官的关键结构、功能和复杂的器官间联系，反映人体对外界环境因素或药物作用的响应，为生物学研究、疾病建模和药物评估等提供了崭新的策略、工具和平台。器官芯片的核心要素包含多细胞类型、功能组织界面、生化因子和生物力刺激等组织微环境要素，用以模拟人体器官生理病理特征。它不仅能为研究人员提供一个基于人体生物学的更为精准、仿生可控的试验平台，减少对动物试验的依赖，还可以显著提高药物测试的效率。通过模拟特定个体或患者的生理病理环境，器官芯片也为精准医学和个性化医疗等提供了新的可能性。

1.2　器官芯片与微生理系统

器官芯片在发展初期，有时又被称为微生理系统。微生理系统（microphysiological system，MPS）是指以器官芯片技术为核心构建的人体生理仿生系统。它通过微尺度细胞培养平台，提供近似体内的细胞生长条件（如温度、pH 和氧气）、生物化学因素（如生长因子梯度）以及生物物理因素（如流体剪切力和牵张力）等，以模拟人体组织或器官的结构与功能特征，反映机体的健康和疾病状态。该系统通过多学科融合设计，集成细胞培养、力学刺激、化学调控与动态监测等多种功能模块，能够在体外精确模拟器官的复杂微环境和动态生理状态。随着相关技术不断发展，微生理系统概念范畴也逐渐扩大，广义上讲，目前微生理系统也包含 3D 微球组织、类器官和器官芯片等。

1.3　器官芯片的发展历程

器官芯片的雏形可以追溯到 20 世纪 90 年代的微流体学研究。随着微流控技术（microfluidics）的兴起，科学家开始探索利用微制造技术在芯片上模拟生物过程的可能性。

器官芯片崛起的动力主要来自于生命科学和医药领域快速发展的迫切需求。长期以来，传统生物医学和药物研发过程中，二维细胞培养和动物模型在人体环境的仿生程度、种属差异性以及对药物作用的预测价值等方面仍面临诸多局限，难以真实反映体内复杂的生理病理过程或器官间互作、信息交流。器官芯片技术通过构建基于人体生物学的体外模型，有望改变人类开展疾病研究和药物开发研究的范式，为复杂性疾病机理研究、毒性预测和药物评价等提供了新的模型和工具。

根据时间轴线，器官芯片发展主要经历了三个关键阶段，包括概念萌芽期、技术创新期和快速发展期。发展历程中涉及的重要事件见图1-1。

1. 概念萌芽期

2000年代初期，研究人员开始尝试在微流控芯片上培养细胞，以模拟简单的生物组织功能。这些早期尝试主要集中于在芯片上进行细胞培养和基本生理功能模拟。例如，康奈尔大学Michael Shuler团队在多腔室芯片上进行多种细胞培养，并尝试用于药代动力学（PK/PD）研究（Sin et al.，2004；Viravaidya and Shuler，2004），为器官芯片研究奠定了重要基础。

2. 技术创新期

2010年左右，随着微加工、材料科学和细胞培养技术的不断进步，器官芯片迎来了快速发展的阶段。研究人员能够制造出更复杂的微流控系统，模拟更接近真实器官的三维结构和功能，其标志性工作是哈佛大学Donald E. Ingber团队开发出可模拟呼吸运动的肺芯片，开启了器官芯片研究的热潮。2010年代中期，科学家开始尝试将芯片上的多种器官功能单元互联，用以模拟人体多器官相互作用。这一阶段的成果为研究药物代谢和毒性评估提供了新的思路。2010年代末期，一些国际初创公司（如Mimetas、Emulate、TissUse）和研究机构开始尝试将器官芯片技术商业化，应用于药物筛选、毒性测试和个性化医疗等领域。

2017年左右，随着干细胞技术的快速发展，多种人源干细胞及类器官被引入器官芯片体系中，极大地丰富了器官芯片模型的细胞来源和遗传多样性。比如，作者团队早期将干细胞衍生类器官引入器官芯片中，构建了脑、胰岛和肝类器官芯片体系，并用于疾病模拟与药物评估（Zhu et al.，2017；Wang et al.，2018；Tao et al.，2022）。这些为器官芯片领域拓展了新的方向。

3. 快速发展期

随着器官芯片技术的逐步成熟，其市场应用的广度不断拓展，技术商业化加速，器官芯片的标准化、验证和监管逐渐成为研究重点。2021年，美国食品药品监督管理局（FDA）依据基于器官芯片的临床前疗效研究数据，批准了赛诺菲公司研发的SAR445088（TNT005）药物用于罕见病慢性炎性脱髓鞘性多发性神经疾病的临床试验（NCT04658472）。同年12月，美国总统拜登签署了《FDA现代

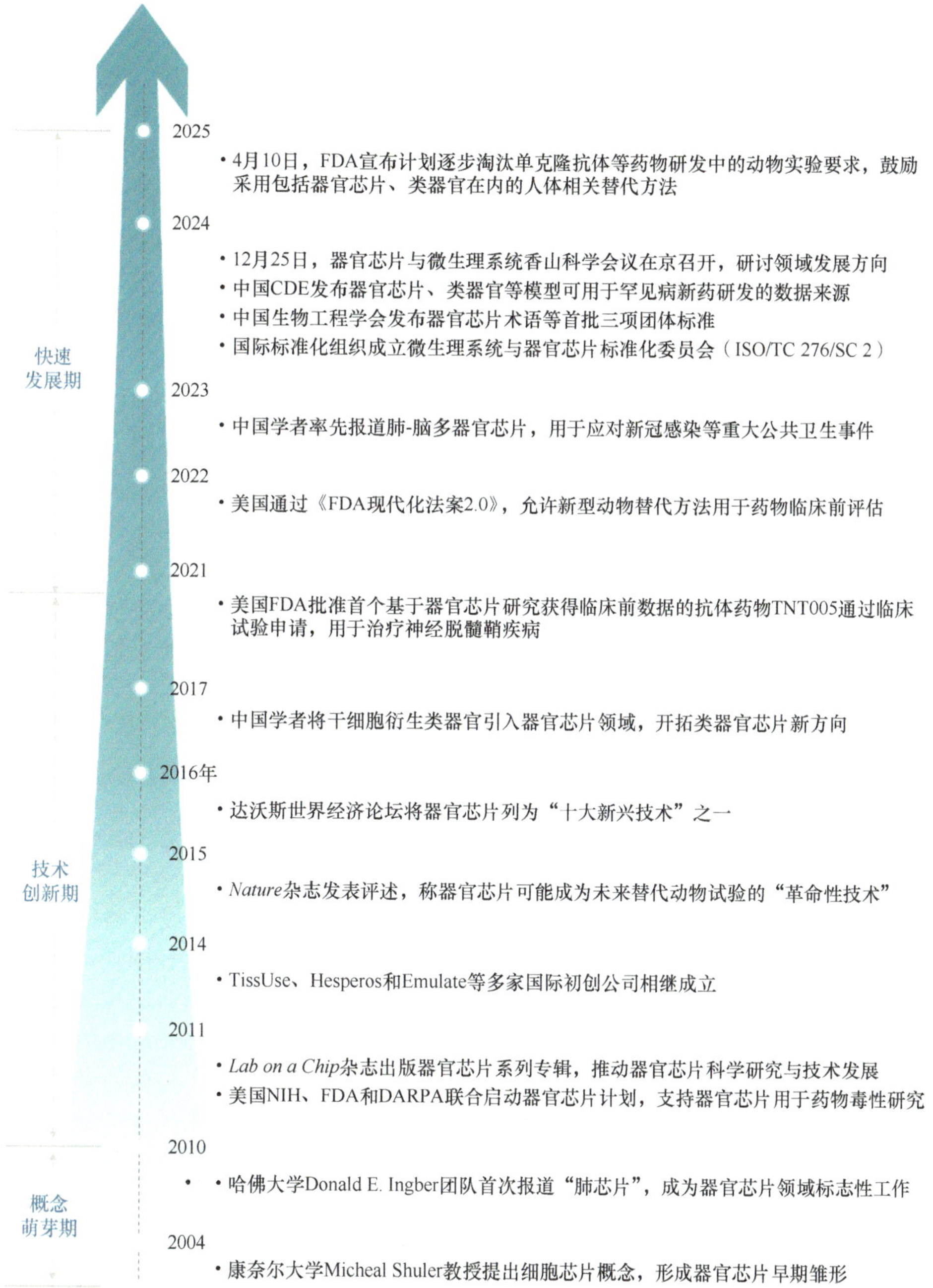

第 1 章 器官芯片概述 | 3

快速发展期

2025
- 4月10日，FDA宣布计划逐步淘汰单克隆抗体等药物研发中的动物实验要求，鼓励采用包括器官芯片、类器官在内的人体相关替代方法

2024
- 12月25日，器官芯片与微生理系统香山科学会议在京召开，研讨领域发展方向
- 中国CDE发布器官芯片、类器官等模型可用于罕见病新药研发的数据来源
- 中国生物工程学会发布器官芯片术语等首批三项团体标准
- 国际标准化组织成立微生理系统与器官芯片标准化委员会（ISO/TC 276/SC 2）

2023
- 中国学者率先报道肺-脑多器官芯片，用于应对新冠感染等重大公共卫生事件

2022
- 美国通过《FDA现代化法案2.0》，允许新型动物替代方法用于药物临床前评估

2021
- 美国FDA批准首个基于器官芯片研究获得临床前数据的抗体药物TNT005通过临床试验申请，用于治疗神经脱髓鞘疾病

2017
- 中国学者将干细胞衍生类器官引入器官芯片领域，开拓类器官芯片新方向

2016年
- 达沃斯世界经济论坛将器官芯片列为"十大新兴技术"之一

技术创新期

2015
- *Nature*杂志发表评述，称器官芯片可能成为未来替代动物试验的"革命性技术"

2014
- TissUse、Hesperos和Emulate等多家国际初创公司相继成立

2011
- *Lab on a Chip*杂志出版器官芯片系列专辑，推动器官芯片科学研究与技术发展
- 美国NIH、FDA和DARPA联合启动器官芯片计划，支持器官芯片用于药物毒性研究

2010
- 哈佛大学Donald E. Ingber团队首次报道"肺芯片"，成为器官芯片领域标志性工作

概念萌芽期

2004
- 康奈尔大学Micheal Shuler教授提出细胞芯片概念，形成器官芯片早期雏形

图 1-1 器官芯片技术发展历程

化法案 2.0》，新法案允许新药研究使用动物试验的某些替代方法，包括器官芯片和计算机模型，用于药物的安全性和有效性评估。FDA 于 2025 年发布计划，逐步淘汰单克隆抗体及其他药物研发中的动物试验要求，鼓励使用计算机建模和人工智能、类器官、器官芯片等进行药物安全性评估。此外，研发人员、企业和监管机构等开始致力于建立统一的操作协议和质量控制标准体系，并开展多种形式的验证，以提高测试结果的可重复性和可靠性。

整体而言，器官芯片技术的发展历程展示了科技创新如何推动医学研究的边界，为疾病治疗和健康管理提供了新的工具与视角。这样一段科学技术史表明，虽然在前期阶段，研究生物学过程本身的内涵对承载这一过程的芯片平台而言，具有更本质的意义，但是人们已经无法忽视平台的某种变革在科学发展过程中的重要作用。这种作用有时甚至是革命性的。同样是一个载体平台，当研究对象从细胞到组织、从组织到器官、从器官到系统，从生理模拟到病理模拟、从局部研究到系统整合，一次次的超出了人们的预期。

以器官芯片为核心技术的微生理系统，具有多种细胞或组织单元操控技术组合灵活、整体可控和规模集成的特点，使其在研究过程中呈现出很多单一的单元技术无法比拟的特点。特别是，它所体现的整体性和系统性，将在生物学、医学研究和新药研发中产生不可估量的潜在价值。随着技术的不断进步，器官芯片有望在未来的生物医药产业中扮演更加重要的角色。

1.4　器官芯片研究框架

器官芯片的研究体系主要包括基础理论与关键技术研究两个方面，二者相辅相成，构成该领域持续发展的理论支撑与技术基础。

2023 年，在中国生物工程学会主办的中国器官芯片标准化发展路径研讨会上，作者团队尝试提出了一个系统性、结构化的器官芯片技术路径图。该图从宏观层面梳理了当前器官芯片研究的核心内容与关键技术，涵盖器官芯片模型构建原理、微环境调控机制、功能验证方法、系统集成策略及其在多领域中的应用路径等方面。该框架不仅整合了现阶段器官芯片研究的主流思路，也为该领域的技术演进与标准化建设提供了指导方向。通过基础理论与工程技术的深度融合，这一研究框架为器官芯片从原理创新、功能实现到多系统集成的转化应用提供了可延展的支撑体系。

1.4.1　基础理论研究

器官芯片的基础理论研究是支撑其技术发展的核心，它涉及多学科的交叉融合，包括微流控学、细胞生物学、材料科学和工程学等。在器官芯片研究早期阶段，理论研究往往被淡化或滞后。然而，这种阶段性的"淡化"和"忽略"并未掩盖基础理论研究在器官芯片发展中的关键作用和长远价值。随着应用端对器官芯片技术的迫切期待，基础理论研究的重要性日益凸显。

从长远来看，器官芯片技术的深化发展亟需理论体系的持续支撑。未来的研究中，有若干关键领域值得深入探索。例如，通过流体力学与物质传输理论研究，探讨微米级通道中流体的流动特性（如层流、低雷诺数流动）、剪切力分布及其对细胞行为的影响；探讨扩散与对流平衡，解析组织微环境中氧气、营养物质和代谢产物的传输机制，通过动态建模，指导芯片设计；研究多细胞共培养体系和跨尺度的协同机制、器官间系统通信和系统建模等。

基础理论研究不仅是推动器官芯片从"可用"走向"可控""可信"的关键一步，也是连接实验室模型与临床应用的重要桥梁。通过深入理解微环境调控、细胞组织互作和系统动态平衡的机制，未来可推动器官芯片从"形似"走向"神似"，真正实现对人体生理和病理的高度模拟。这一领域的突破不仅依赖实验技术的进步，更需要物理学、生物学和工程学理论的深度融合，最终为精准医疗和再生医学等提供科学基石。

1.4.2 主要技术体系

器官芯片可以构建一种人体生物学体外仿生系统，其研究与应用已逐步形成一套相对完整的技术体系（图 1-2），涵盖从平台构建到功能实现的多个关键环节。该体系主要包括芯片设计与制备、器官模型构建、动态细胞培养、分析检测方法与主要应用等几个主要模块。

首先，芯片设计与制备环节以仿生设计理念为指导，结合软光刻、微纳加工与三维打印等技术手段，利用聚二甲基硅氧烷（PDMS）、玻璃、生物相容性高分子材料等构建具有精细微结构的芯片平台。该环节不仅决定器官芯片的几何结构与通道布局，也为后续的细胞组织化提供物理基础。

其次，模型构建依赖于种子细胞（如原代细胞、干细胞、iPSC 来源细胞等）的精准选择，以及与之配套的理化刺激（包括流体剪切力、机械牵张、化学浓度梯度等）和微环境调控（如细胞外基质支撑、氧气与营养供应等）。通过优化这些要素，可赋予器官芯片平台高度仿生的结构特征和生物功能。

在此基础上，动态细胞培养技术作为系统运行的关键环节，需在深入探索微尺度流体特征的基础上，结合流体行为模拟手段、流体驱动系统（如注射泵、气压泵）、三维共培养策略与长期维持手段，实现细胞状态的稳定、功能的维持以及组织层级结构的形成与血管互联。

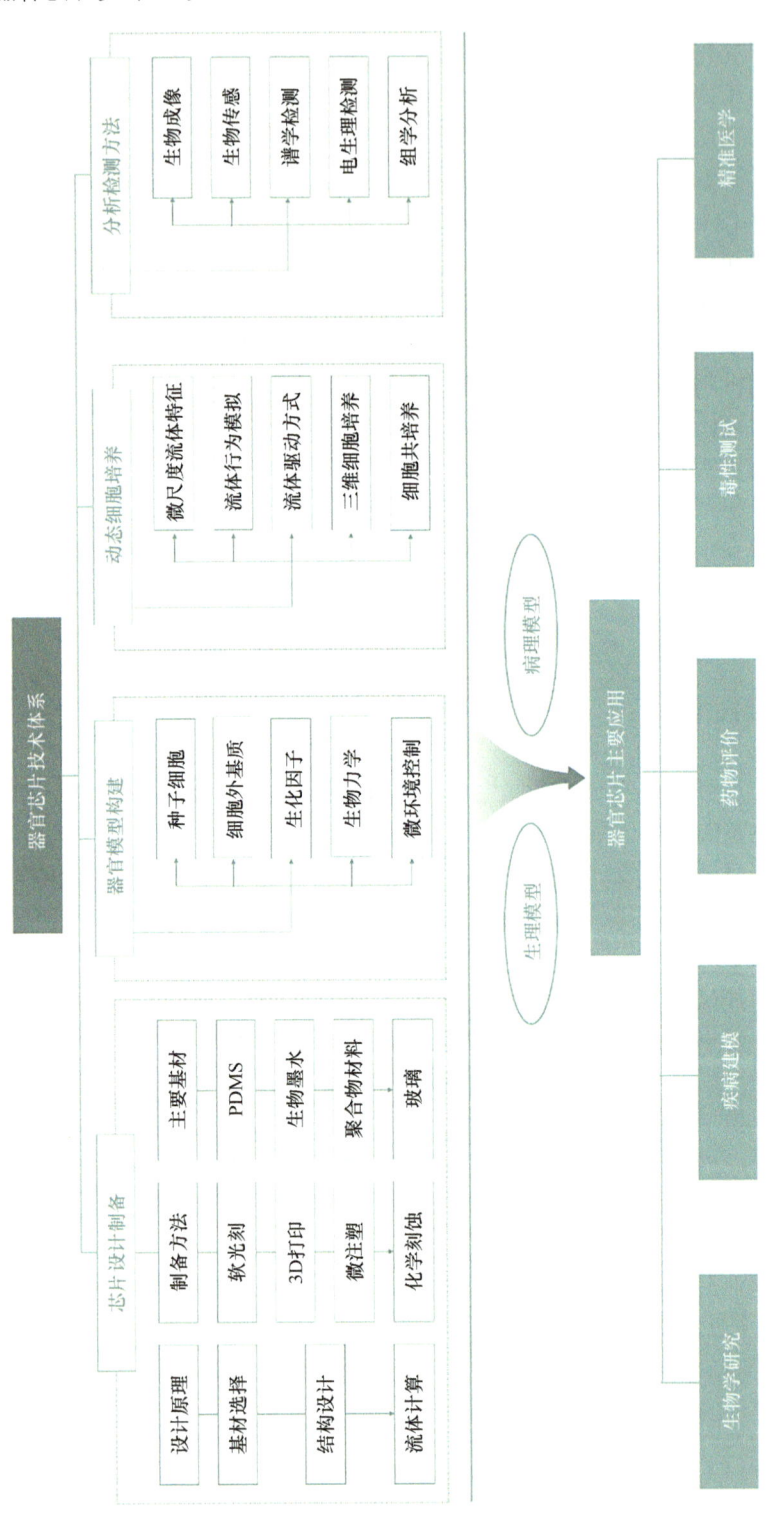

图 1-2 器官芯片技术体系示意图

为实现系统功能的有效评估，分析检测技术的集成至关重要。当前广泛应用的检测手段包括高分辨率成像、生化指标检测、集成式生物传感器以及多组学分析等。多模态、实时、高通量的检测能力为器官芯片科研与应用转化提供了重要的支撑和保障。

通过各环节的技术集成与功能验证，器官芯片将能够应用于生物学研究、疾病建模、药物研发、再生医学和精准医疗等多个方向，在一定程度上弥合传统体外模型与人体生理之间的差距，推动生命科学、医学与药学等领域的交叉学科研究。

1.5 主要应用领域

从广义上讲，器官芯片本质上是一个具备高度可拓展性与集成能力的多功能技术平台，其核心价值体现在广泛的应用出口。这一平台能够在体外高度模拟和重建人体器官的关键结构与功能，从而在多个领域展现出广泛的应用潜力。具体而言，器官芯片在生物学研究、疾病模拟、药物评价、精准医学、毒性预测以及极端环境模拟等方面已展示出重要应用前景。

1.5.1 生物学研究

器官芯片作为生物学研究的重要创新技术，已应用于疾病机制解析、药物开发及个性化医疗多个方面。器官芯片体系不仅集成了多种组织细胞类型与仿生的细胞外基质成分，还能够模拟复杂的组织微环境特征，包括器官血流灌注、免疫微环境、组织间相互作用、器官间通讯以及可控的理化刺激等，为生物学基础研究提供了新的研究范式，展现出巨大的应用潜力。例如，在肿瘤研究中，器官芯片可构建包含血管网络和免疫细胞的微环境，实时追踪癌细胞的侵袭过程及药物的渗透效果。在神经退行性疾病领域，血脑屏障芯片能够模拟药物递送效率及神经毒性效应，并揭示阿尔茨海默病中淀粉样蛋白的跨屏障沉积机制。此外，器官芯片支持多器官互作研究，例如，肠道-肝脏联用模型可解析药物代谢中的肠肝循环机制，而基于患者干细胞的个性化芯片则为罕见病治疗提供了精准测试平台。总体而言，器官芯片正在推动生物学研究从"简化模拟"向"复杂系统重构"的范式转变，为深入理解人体生理与病理机制提供了全新的实验手段。

1.5.2 疾病建模

器官芯片技术以其独特的能力，能够精确模拟人体组织器官的病理特征和器官间的复杂相互作用，为多种疾病研究提供了独特的体外模型。目前，研人员已经可以构建代谢性疾病、心血管疾病和感染性疾病等多种模型系统，用于机制研究和药物筛选。例如，通过构建胰岛芯片模型，可以模拟胰岛组织微环境和分泌功能等，为糖尿病机制研究和治疗评价提供新思路。利用器官芯片的高度仿生特点，可在体外重现病毒感染导致的病理生理过程，研究病毒与宿主细胞的相互作用，为抗病毒药物测试提供新体系。此外，通过模拟血管网络和血流动力学环境，器官芯片技术为研究血栓形成、动脉粥样硬化等病理过程提供了新技术。该技术不仅显著提升了疾病模型的仿生性能与预测能力，也推进了疾病机制解析从宏观现象向微观机制的深入拓展，为更有效的疾病干预与药物开发提供了新的可能。

1.5.3 药物评价

器官芯片技术的核心优势在于能够高度模拟人体器官的生理和病理微环境，从而反映药物在体内的动态变化以及器官对药物的响应，在药物研发及筛选中具有重要潜力。这一技术不仅有利于药物吸收、分布、代谢和排泄（ADME）研究，还为药代动力学/药效学（PK/PD）模型构建提供了新技术。例如，利用肝-肿瘤多器官芯片，科研人员能够预测人体对药物及其代谢产物的反应，为药物评价体系的优化提供科学依据。

在药物安全性评价方面，传统药物安全性测试大多依赖动物实验，不仅成本高、耗时长，且实验结果与人类毒理学的相关性有限。器官芯片技术可通过体外重塑人体器官模型，更精准地预测药物的毒性反应，减少对动物实验的依赖。例如，在肝脏、心脏、肾脏等关键器官的药物毒性研究中，器官芯片技术已展现出较好的预测能力。肝脏芯片能够模拟药物代谢过程，评估药物诱导性肝损伤，其预测效能超过传统动物模型和 3D 肝细胞球模型。此外，器官芯片技术还可早期识别对心脏、肝脏等关键器官具有潜在毒性的药物候选物，从而规避研发风险。器官芯片技术通过其高度仿生和精准模拟的特点，为药物研发及筛选提供了全新的研究手段，也为提高药物的安全性和有效性奠定了重要基础。

1.5.4 毒性测试

器官芯片技术已在化学品、药物、化妆品、食品添加剂等物质安全性评价中发挥了重要作用。通过模拟人体器官的微环境与功能状态，可实现对毒性反应的动态监测、机制解析和多器官毒性评估，为毒理学研究提供更具人源相关性的技术支撑。例如，肝脏芯片可以比较准确地模拟药物或化学物质的代谢过程，评估药物诱导性肝损伤或食品添加剂的潜在肝毒性；皮肤芯片则用于测试化妆品成分的渗透性和刺激性,评估其致敏或毒性风险;而肠道芯片能够模拟食品添加剂或污染物对消化系统的影响,揭示其吸收和代谢过程。此外,多器官芯片平台能够模拟毒素在人体内的吸收、分布、代谢、排泄的全路径过程,实现多个器官间的协同毒性分析。这种系统性建模方式对揭示复杂化合物的全身性毒性作用机制尤为重要,适用于系统毒性、安全剂量评估与长期暴露风险研究。器官芯片技术正逐步成为新一代毒理学评价体系的重要支柱,其在早期识别有毒物质、筛选低风险候选物以及开展机制性毒性研究方面展现出广泛应用前景。

1.5.5 精准医学

器官芯片技术在精准医学研究中扮演着越来越重要的角色,它通过构建个性化的体外模型,能够模拟不同遗传背景患者的病理生理特征,帮助研究人员深入理解个体差异对疾病发展和治疗反应的影响,为个性化医疗提供了有力支持。例如,利用患者来源的细胞构建的器官芯片,可以精确模拟罕见遗传疾病或复杂系统性疾病的病理过程,为个性化药物筛选和治疗方案优化提供可靠平台。此外,器官芯片还可构建包含多遗传背景、多来源细胞的模型体系,用于研究种族、性别、年龄等生理差异因素对药物反应、毒性敏感性等方面的影响。这种基于人群多样性的建模方法,有助于指导不同亚群患者的药物剂量调整与个体化治疗方案制定,提升精准医学的整体效能。

干细胞重编程技术的发展,进一步拓展了器官芯片在精准医学中的应用潜力。通过将患者的成体细胞重编程为干细胞并分化为目标"器官",研究人员可以在芯片上构建个性化的疾病模型,甚至模拟器官间互作,以全面评估药物反应。这种方法不仅能够降低临床药物测试的风险和成本,还为高风险治疗手段(如放射治疗和细胞治疗)提供了安全的测试平台。器官芯片技术通过其高度仿生和个性化的特点,为理解疾病机制和优化治疗方案开辟了新的途径。通过与临床实践相结合,器官芯片技术将有望推动精准医疗发展,为患者提供更安全、更有效的治疗选择。

1.5.6 极端环境

器官芯片技术为研究极端条件下人体器官的生理和病理反应提供了创新的实验平台。例如,在航天医学研究中,器官芯片可以模拟微重力条件下进行长时间太空作业对人体组织和器官的生理功能的影响,有利于宇航员空间环境健康保护措施的开发。同时,在深海探测领域,器官芯片能够模拟高压环境,揭示深海生物如何在极端压力下适应和生存,对于深海生物学研究和海洋资源开发至关重要。

在辐射暴露研究中，器官芯片技术也发挥了重要作用。通过模拟核事故或太空辐射环境，研究人员可以评估辐射对肝脏、骨髓、脑等敏感器官的损伤机制，并筛选潜在的辐射防护药物。此外，器官芯片还可用于在极端温度条件下测试生物体的耐受性，为农业和生物材料开发提供重要的数据支持。器官芯片技术通过其高度仿生和可控的特点，不仅拓展了人类对极端条件下生理和病理过程的理解，还为相关领域的健康防护和疾病治疗奠定了科学基础。

参 考 文 献

秦建华, 张敏, 于浩, 等. 2017. 人体器官芯片. 中国科学院院刊, 32(12): 1281-1289.

Bhatia S N, Ingber D E., 2014. Microfluidic organs-on-chips. Nature Biotechnology, 32(8): 760-772.

Huh D, Matthews B D, Mammoto A, et al. 2010. Reconstituting organ-level lung functions on a chip. Science, 328(5986): 1662-1668.

Sin A, Chin K C, Jamil M F, et al. 2004. The design and fabrication of three-chamber microscale cell culture analog devices with integrated dissolved oxygen sensors. Biotechnology Progress, 20(1): 338-345.

Tao T, Deng P, Wang Y, et al. 2022. Microengineered multi-organoid system from hiPSCs to recapitulate human liver-islet axis in normal and type 2 diabetes. Adv Sci, 9(5):e2103495.

Trapecar M, Communal C, Velazquez J, et al. 2020. Gut-liver physiomimetics reveal paradoxical modulation of IBD-related inflammation by short-chain fatty acids. Cell Systems, 10(3): 223-239.e9.

Viravaidya K, Shuler M L. 2004. Incorporation of 3T3-L1 cells to mimic bioaccumulation in a microscale cell culture analog device for toxicity studies. Biotechnology Progress, 20(2): 590-597.

Wang Y, Wang H, Deng P, et al. 2018. *In situ* differentiation and generation of functional liver organoids from human iPSCs in a 3D perfusable chip system. Lab Chip, 18(23):3606-3616.

Zhu Y J, Wang L, Yu H, et al. 2017. *In situ* generation of human brain organoids on a micropillar array. Lab on a Chip, 17(17): 2941-2950.

第 2 章 器官芯片材料与制备

2.1 器官芯片设计

器官芯片（organ-on-a-chip）的设计原理主要是通过在微型芯片平台上模拟人体器官的基本结构和功能，构建一个能够在体外精确仿真人体器官生理特征的实验系统。这种创新性的平台通过整合微流体技术，利用微型通道和泵阀等实现对流体流动的精确控制，从而在体外重建人体生理微环境和动态生物过程。这种设计理念不仅为细胞培养、组织工程和生物反应研究提供了先进的实验平台，更为药物筛选、疾病模型构建，以及个性化医疗研究开辟了新的技术途径（秦建华等，2017）。

在器官芯片载体的设计策略中，下述关键因素具有重要的指导意义。首先，生物相容性材料的选择是芯片设计的首要考虑因素。目前，聚二甲基硅氧烷（polydimethylsiloxane，PDMS）因其优异的生物相容性和光学透明性，已成为器官芯片的主流制备材料（林炳承和秦建华，2006）。此外，其他生物相容性聚合物也被广泛应用于芯片制造，这些材料不仅能够确保细胞与基质的良好相互作用，还能有效避免细胞毒性反应的发生。其次，微流控技术的应用是器官芯片设计的重要基础。通过对芯片上流体控制微结构的精确设计，研究人员能够在微观尺度上模拟体内的流体力学环境，包括剪切应力、压力梯度等关键参数，从而为细胞和组织提供与生理水平相当的培养条件。这种精确的流体控制对于维持细胞功能和表型的稳定性具有重要意义。再者，多层细胞结构的构建是提升器官芯片功能性的关键策略。最后，典型的器官芯片设计通常要考虑不同种类细胞的接种位置与方式，使其能够更好地重现目标器官的生理结构与功能，同时也便于操作和培养。

2.1.1 芯片结构设计

器官芯片是高度仿生的生物医学研究工具，其结构类型和功能作用对于模拟和研究人体器官的复杂生理过程至关重要。器官芯片的主要结构包括微流控通道、分隔式腔室、细胞培养层，以及传感器系统，这些组成部分通过精确的设计和集成，共同再现了体内器官的功能和微环境特征。

微流控通道是器官芯片的核心结构之一。这些通道通常以微米尺度的精度制造，能够在芯片内创建复杂的流体网络。微流控技术通过控制液体流动、压力和剪切力，可以模拟血液循环、淋巴液流动等体内液体的运动情况。这种精确的微流体控制对于维持细胞生长和模拟器官功能至关重要。研究表明，微流控通道的设计和功能能够显著影响细胞的行为和器官模型的生理相关性（Liu et al., 2024）。

分隔式腔室主要用于支撑不同类型的细胞或组织培养。利用这些腔室模仿器官内部的细胞排列和组织结构，可以提供类似体内的微环境。例如，在心脏芯片中，腔室可以设计为模拟心室的结构，而在肝脏芯片中，腔室则可包括具有特定功能的肝细胞层。腔室的设计可以根据具体的器官功能需求进行调整，从而优化器官模型的表现（Zhang and Radisic, 2017）。

细胞培养腔是支撑器官芯片的另一重要结构组成，通常由生物相容性材料制备而成，如 PDMS 或其他高分子聚合物，以支持细胞的生长、分化和功能维持。细胞培养层可以是单层细胞结构、共培养系统，或是复杂的 3D 细胞结构，旨在模拟人体内器官的细胞微环境特征。通过这种设计，器官芯片能够有效地重现器官的功能和细胞之间的相互作用（Bhatia and Ingber, 2014）。

此外，传感器系统作为器官芯片的核心组成部分，在实时监测和分析细胞的生物反应及功能状态方面发挥着不可或缺的作用。通过将传感器集成在芯片内部，可实时监测和分析细胞的生物反应和功能状态。传感器可以测量诸如温度、pH、氧气浓度，以及细胞代谢产物等参数，这些数据对于了解细胞的健康状态和器官模型的表现至关重要。实时监测细胞行为和器官功能有助于优化实验设计和结果（Bhatia and Ingber, 2014）。

2.1.2 流体力学模拟

在器官芯片中，流体模拟和仿真方法是重建和研究体内器官功能的基础。这些方法利用微流控技术设计形成精确的微流控通道，模拟体内的血液流动、淋巴流动或其他生理液体的动力学特性。流体模拟的过程通常包括以下几个关键步骤。

首先是设计阶段，可通过计算机辅助设计（computer aided design，CAD）工具创建微流控芯片的详细结构，包括微流控通道和腔室。这些通道和腔室的设计要能模拟器官的实际流体环境，例如，心脏芯片需要模拟脉动血流，而肝脏芯片则可能模拟血液的过滤和代谢过程。设计过程中还需要考虑通道的尺寸、形状和布局，这些因素直接影响到流体流动和细胞的生理响应。其次是制造阶段，芯片通常采用高精度的微加工技术，如微光刻或化学刻蚀，来制作微流控通道。这些通道用以精确控制流体流动的速度和方向，从而模拟体内环境中的剪切力和压力变化。在芯片上引入细胞和培养基后，流体通过微流控通道流动，模拟体内流体对细胞的动态影响。最后是仿真阶段，利用计算流体力学（computational fluid dynamics，CFD）软件对流体流动进行详细的模拟。CFD 仿真能够提供流体在芯片内的速度分布、压力变化和剪切力等数据，这些数据对于优化芯片设计和解释实验结果至关重要。通过仿真，研究人员可以预测不同流体条件下细胞的行为和功能，从而调整实验设计以符合生理实际。

2.2 芯片材料选择

芯片材料是器官芯片模型体系的重要基础，也是器官芯片开发与应用过程中首先要考虑的因素。芯片材料的种类选择，往往取决于器官芯片的构建形式与应用场景。此外，材料本身的柔韧性、透气性、导电性、非特异性吸附、生物相容性、溶剂相容性和光学透明度等都是选择材料时的重要考量。基于上述因素，通常认为合适的芯片材料具有以下特性：与工作介质之间具有良好的化学和生物相容性，不发生反应；无毒；具有良好的光学性能，对检测信号干扰小或无干扰；材料的制备工艺简单，成本低廉。目前，器官芯片的可选材料基本都是经传统微流控芯片体系验证和使用过的材料。随着器官芯片领域的不断发展，其涉及的芯片材料包括 PDMS、热塑性塑料、水凝胶和玻璃等（Campbell et al.，2021）。

2.2.1 聚二甲基硅氧烷

聚二甲基硅氧烷（PDMS），也称二甲聚硅氧烷，俗称硅酮，是一种聚合的有机硅化合物。PDMS 是器官芯片体系中最常用的材料，其商品化试剂包含聚合体和交联剂两部分，在固化聚合前为无色透明黏稠液体。PDMS 具有热敏交联的特性，聚合体和交联剂按照一定比例混合后，可在加热条件下形成无色透明的弹性体，因而非常适于快速成型加工。此外，PDMS 还具有高光学透明性、高弹性、高透气性、强化学惰性、较好的机械强度和无毒等优势，易制备具有复杂内部通道结构的芯片体系，且能适应细胞培养、微电极集成和光学检测等应用场景，在器官芯片领域早期的大部分工作中发挥了至关重要的作用。

然而，PDMS 也存在对疏水性小分子的非特异性吸附以及加工制造通量低等问题，从而限制了其所构成的器官芯片体系在个性化医疗、药物发现，以及体外 PK/PD 研究中的应用（Jin et al.，2005；Bhattacharya et al.，2005）。为此，人们也提出了使用其他改良弹性体来代替 PDMS 的解决方案。其中，聚酯弹性体具有低吸收、软弹性和生物相容性好等特点，是制造器官芯片器件的理想材料。Davenport Huyer 等（2019）报道了一种具有可调软弹性的聚衣康酸-柠檬酸-辛二醇共聚物[poly(itaconate-co-citrate-co-octanediol)，PICO]的合成。经表征发现，PICO 可以被塑造成支持心肌细胞组织形成的可控网络，并用于医疗保健应用。另外，Zhao 等（2019）展示了一种 Biowire II 平台，该平台由聚马来酸八亚甲基酯（酸酐）柠檬酸盐{poly[octamethylene maleate(anhydride) citrate]，POMaC}聚合物生成的弹性丝组成。该弹性丝可在微加工聚苯乙烯（polystyrene，PS）板的惰性微孔内使用，能够保证水凝胶包裹的心肌细胞在其表面的物理附着，并用于后续的心房和心室组织形成。POMaC 的长期稳定性确保其可用于心脏组织的长期培养，其中的心脏组织在经过 8 个月的电刺激后逐渐功能成熟，该心脏模型也被成功用于药物特异性测试和多基因左室肥厚的疾病建模等。

2.2.2 热塑性塑料

热塑性塑料是一类在一定温度下具有可塑性，冷却后可固化，且能重复这种过程的塑料的统称。其通常为线型高分子化合物，一般情况下不具有活性基团，受热不发生线型分子间的交联。可用于器官芯片制造的典型塑料材料包括聚甲基丙烯酸甲酯（polymethyl methacrylate，PMMA）、聚碳酸酯（polycarbonate，PC）、聚苯乙烯（PS）、环状烯烃聚合物（cyclic olefin polymer，COP）和环状烯烃共聚物（cyclic olefin copolymer，COC）等。它们通常具有光学透明性较好、机械强度高、化学惰性好、抗小分子渗透性好、无毒、加工性能好和成本低廉等优势，因而非常适于进行器官芯片的批量化和产业化生产与应用（Gencturk et al.，2017）。在上述材料中，PMMA 因其刚性机械性能、优异的光学透明度和低自发荧光背景而被广泛用作器官芯片的基板材料（Miller and Shuler，2016）。另外，多孔 PC 膜通常被集成到器官芯片系统中的微通道之间，用于模拟组织-组织界面(Shah et al.，2016)。PS 具有高度的生物相容性，适合细胞生长和黏附（Lee et al.，2019）。COP 和 COC 在可见光和紫外线范围内均具有出色的透光率，可实现高质量的荧光成像。这些材料还获得了美国 FDA 的批准，在常规临床应用中有巨大潜力（Mottet et al.，2014）。最近，聚乳酸（polylactic acid，PLA）也因其生物相容性好、可降解和低自发荧光等优势而成为部分塑料的替代品，并被证明可用于器官芯片领域的研究和应用中（Ongaro et al.，2020）。然而，与 PDMS 等弹性体相比，热塑性塑料在产品加工精度、透气性和弹性等方面还存在其自身的局限。

2.2.3 水凝胶

水凝胶是一种以水为分散介质的凝胶，其中含有丰富的亲水性聚合物网络。按照其来源不同，水凝胶可分为天然水凝胶（如各类多糖和蛋白等）和人工合成水凝胶[如聚乙二醇（polyethylene glycol，PEG）和聚丙烯酰胺（polyacrylamide，PAM）等]；按照其交联方式的不同，又可分为物理凝胶和化学凝胶等。无论何种水凝胶，一般都具有高含水性、高生物相容性、优异的渗透性和接近生理细胞基质的硬度，因而常被用于模拟天然细胞外基质（extracellular matrix，ECM）的组分。同时，水凝胶可以为细胞相互作用、生物分子扩散提供适宜的微环境，有利于器官芯片体系中营养物质和小分子的运输，也可用于研究细胞对特定分子的趋化反应。

通常而言，天然水凝胶的机械强度不高，很难进行芯片加工与成型，因而器官芯片领域主要使用人工改性或合成的水凝胶进行研究与应用。针对水凝胶材料，人们主要使用立体光刻技术进行器官芯片体系的构建，该技术通过光诱导预聚物溶液逐层固化（通常通过自由基光聚合）来创建 3D 结构，具有在高空间分辨率下进行 3D 自由形式打印的潜力，使重建复杂的体内结构成为可能。在实际应用中，立体光刻技术常与牺牲成型法结合使用，可以在水凝胶中形成类似体内血管的中空可渗透管状结构。这种方法通过预先打印一个可牺牲模板，将其封装在水凝胶中，然后通过再移除的方式，在水凝胶中留下空心通道。通过牺牲模板的设计，可以有效控制水凝胶内中空结构的几何形状。Miller 等（2012）利用碳水化合物玻璃的 3D 灯丝网络作为牺牲模板，构建了具有可渗透血管网络的水凝胶 3D 工程组织，这也是一类较为常见的水凝胶器官芯片构建方法。需要注意的是，即使是经过改性的水凝胶，其机械性能仍无法与 PDMS 或塑料等材料相比，因而以单纯的水凝胶作为材料制备器官芯片器件的场景较少，通常需要在设备制造过程中加入塑料等辅助材料来提供支撑结构或充当模具。

2.2.4 玻璃

玻璃是一种传统的非晶无机非金属材料，一般以多种无机矿物（如石英砂、硼砂、硼酸、石灰石和纯碱等）为主要原料，再加入少量辅料制备而成。通常，玻璃具有较好的化学稳定性、大范围的光谱穿透性、良好的绝热性及绝缘性、较低的光吸收系数、很高的机械强度、较好的生物相容性及低廉的成本等，因而常被用于传统微流控芯片和部分器官芯片的加工（Li et al.，2018）。Hirama 等（2019）报道了一种完全基于玻璃的器官芯片装置，研究者采用多种微加工技术制作了一种由两层热黏合玻璃层组成的器件，其中包括微阀和通道。该工作中通过湿法蚀刻与喷砂相结合的方法形成了器官芯片中的深通道，并对芯片上培养的 HepG2 细胞中的脂肪酸进行荧光染色观察与研究。与 PDMS 或塑料装置相比，玻璃装置对荧光分子的背景吸收更少，适于开发具有原位荧光表征功能的器官芯片装置。此外，玻璃的不透气性也在一些特定应用场景中具有一定优势，譬如器官芯片早期研究中报道了一种用于培养胰岛的全玻璃装置，该装置可准确测量氧气的消耗（Schulze et al.，2017）。同时，这种装置的不透气性也适用于需要厌氧条件的细胞培养场景。

2.2.5 其他

除上述四类材料外,在器官芯片领域发展的不同阶段,人们也尝试过使用硅、SU-8 光刻胶和纸等材料作为芯片基材构成的主体。其中,硅是最早用于芯片制作的材料,这是一种半导体材料,具有很高的机械强度和较好的生物相容性。硅基材料用于器官芯片体系的研究工作可追溯至 2009 年,Shuler 等开发了一种具有水凝胶成分和细胞 3D 培养功能的硅基装置,其中具有代表器官关键代谢特征的不同细胞系(肝脏、肿瘤和骨髓),这些细胞均在研究者构建的 2.5 cm×2.5 cm 硅芯片单独腔室中培养。在该芯片中,细胞培养组分和分泌物可经微通道连接与交换,从而模拟血液流动带来的细胞间相互作用(Sung and Shuler,2009)。值得注意的是,与其他材料相比,硅几乎是完全不透光的材料,因而难以实时监测硅基芯片中细胞的生长与变化过程,从而大大限制了它的应用场景。

此外,SU-8 负性光刻胶也可作为器官芯片模型的构建材料使用,这是一种商用环氧树脂,可在紫外光照射条件下快速固化成型,是微加工领域的常用材料之一。同时,该材料具有良好的机械性能和传感器集成能力,因而也可用于制造复杂的细胞培养微器件。为拓宽其应用场景,Ayuso 等(2015)开发了一种能够将水凝胶限制在亲水性 SU-8 微装置中的实验方法,该微装置在不同的细胞密度和胶原浓度条件下,对成骨细胞系 MC3T3 具有很好的生物相容性,并可用于自诱导营养梯度条件下的细胞反应研究。

纸是日常生活和常规实验室中常见的一类纤维材料,具有成本低、孔隙率高、灵活性高、易于灭菌、易进行化学及生物修饰、与天然 ECM 相似、易于操作和生物相容性良好等优点,也可用作构建简单的器官芯片器件。在以往的研究中,这种材料已被证明可以有效地模拟癌症组织中的缺氧环境、心脏组织中的缺血条件及骨组织的微环境等。此外,研究人员还通过堆叠多层纸张研究了不同层中细胞的培养状态。与其他材料相比,纸基系统的主要问题在于潮湿状态下机械强度的损失,以及实现透明度时的厚度限制等(Agarwal et al.,2020)。

2.3 芯片制备方法

器官芯片载体的加工与制备,是实现其功能与应用的必要过程。器官芯片的制备工艺多出自传统微流控芯片制造领域,这些工艺很大程度上是从半导体集成电路(integrated circuit,IC)或微机电系统(microelectromechanical system,MEMS)发展而来的。器官芯片制备方法的选择,主要取决于所用芯片的主体材料和目标应用场景。例如,PDMS 材质的器官芯片通常由软光刻技术加工而成,这是一种微制造领域的常用技术,主要采用高分子高弹体作为掩膜、印章或者模板来制造微米或纳米尺度的结构。基于软光刻技术制备得到的硬质模板,可以简单而高质量地复制出大量具有相同微尺度复杂结构的 PDMS 芯片,是实验室中常用的方式,同时也是工业化生产中器官芯片装置的原型设计与加工的常规技术。在大规模生产方面,主要基于塑料材质进行加工,此时可选择较为成熟的加工工艺,譬如注塑成型和塑料焊接等方法,这些方法可用于生产低成本的一次性器官芯片设备。此外,对于热固性(如塑料)或光固化材料(如光敏水凝胶),可采用 3D 打印技术进行器件的原型设计与加工。玻璃或硅基材料则能够很好地适应化学刻蚀和激光加工等手段。其他常见的器官芯片加工技术还包括热微压印和微铣削等。采用不同的成型技术会导致芯片微结构制备在效果、成本和难易程度上存在显著的差异。各类常见器官芯片加工方式及其精度、适用材料、键合方式和优缺点见表 2-1。

表 2-1 常见器官芯片载体加工工艺一览表

加工方式	适用材料	键合方式	优势	不足
软光刻	PDMS、SU-8 光刻胶	胶粘接、等离子体键合	加工结构精细、成本较低	工艺较复杂
微注塑	热塑性塑料	胶粘接、热压键合、溶剂键合、激光焊接、微波键合、超声波键合	生产效率高、可低成本批量生产	微通道容易出现圆角、收缩痕迹和翘曲的现象
3D 打印	水凝胶、热塑性塑料	无	能够制造复杂的生理结构	需昂贵且复杂的专用设备、生产效率低
热微压印	热塑性塑料	胶粘接、热压键合、溶剂键合、激光焊接、微波键合、超声波键合	成本低、微结构深宽比高	压印模具易磨损、微结构脱模过程易变形
化学刻蚀	硅、玻璃	胶粘接、热压键合	操作简单	需要控制溶剂的浓度和用量、须对溶剂进行后期处理、较难控制试剂刻蚀的深度
微铣削	热塑性塑料	胶粘接、热压键合、溶剂键合、激光焊接、微波键合、超声波键合	材料去除率高	产生的热量影响刀具的强度、对加工样品有热影响
激光加工	玻璃、热塑性塑料	胶粘接、热压键合、溶剂键合、激光焊接、微波键合、超声波键合	自动化程度高、设备维护成本低	前期仪器设备成本高

2.3.1 软光刻

软光刻是针对以 PDMS 为基底的器官芯片的一种加工方法,其中以 SU-8 负性光刻胶作为模具的方式最为常见。软光刻制备 PDMS 器官芯片的具体工艺步骤包括:硅片预处理、旋涂光刻胶、前烘、曝光、显影、后烘、倒模等。首先,将 SU-8 负性光刻胶旋涂在硅片上,通过改变 SU-8 负性光刻胶的型号以及对应的旋涂速度,可以实现光刻胶厚度从 10 μm 到 200 μm 的自由调节(Natarajan et al.,2008)。再利用图案化的掩膜在硅片上对光刻胶进行曝光和显影,构建特定的 3D 结构。最后采用 PDMS 材料进行浇铸，从而获得具有微流控通道结构的器官芯片（图 2-1）。根据特定需求还可以将 PDMS 与玻璃等基底材料进行等离子体键合。通过该方法制备的 PDMS 器官芯片具有较高的表面质量，最小通道尺寸能达到 10 μm 以下。整体而言，软光刻是一种低成本、高精度的制备工艺。

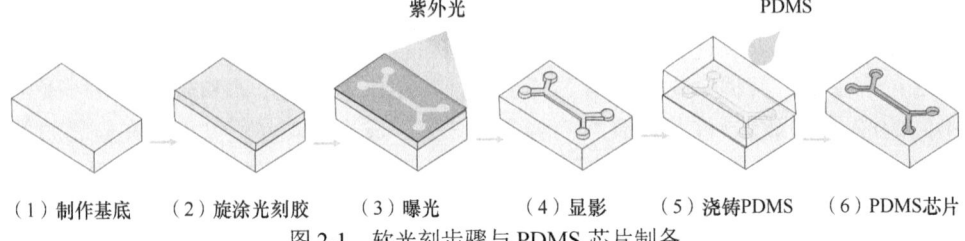

图 2-1　软光刻步骤与 PDMS 芯片制备

2.3.2　3D 打印

3D 打印是一种依据三维建模数据进行材料累加，从而制造实体器件的技术。利用 3D 打印机可以将聚合物或者金属粉末通过增材制造方式加工成各种结构的制品。随着 3D 打印技术加工精度的提升，一些先进的商用 3D 打印设备已经能够加工微米尺度的 3D 结构，完全能够满足器官芯片的加工精度要求（Yin et al., 2020）。加工器官芯片的 3D 打印方法主要有立体光刻、熔融沉积成型等。其中熔融沉积成型 3D 打印机更适用于低成本器官芯片的加工。熔融沉积成型技术既可以直接打印 PC、PLA 和丙烯腈-丁二烯-苯乙烯（acrylonitrile-butadiene-styrene, ABS）等材料以制成器官芯片（图 2-2），也可以打印用于 PDMS 浇铸的模具。然而，目前商业化熔融沉积成型设备的精度仍较有限，与器官芯片的应用需求还有一定差距。

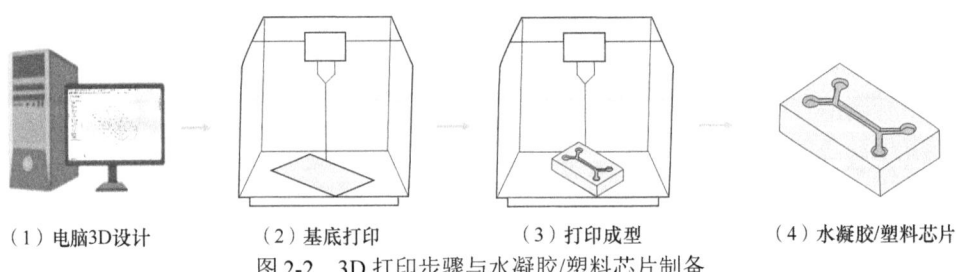

图 2-2　3D 打印步骤与水凝胶/塑料芯片制备

2.3.3　微注塑

注塑成型是塑料加工领域常用的一种加工方法。近年来伴随着微注塑技术的发展，研究者开始尝试使用注塑成型的方法加工器官芯片。常用于器官芯片制备的注塑材料有 PMMA、COC、PC 和 PS 等（宋满仓等，2013）。使用注塑方法加工器官芯片需要先加工模具，再通过注塑机螺杆将聚合物材料完全熔融塑化，高压注入模腔，最后冷却成型获得制品（图 2-3），该方法适合复杂零件的大规模生产（Szydzik et al.，2016）。随着注塑技术和精密模具的发展，注塑成型的精度越来越高，制品的最小结构尺寸已经达到了微米级别，为注塑器官芯片产品提供了可能。相比于其他诸多制备工艺，注塑成型效率高、重复性好、批量生产成本较低，适合器官芯片的规模化生产。

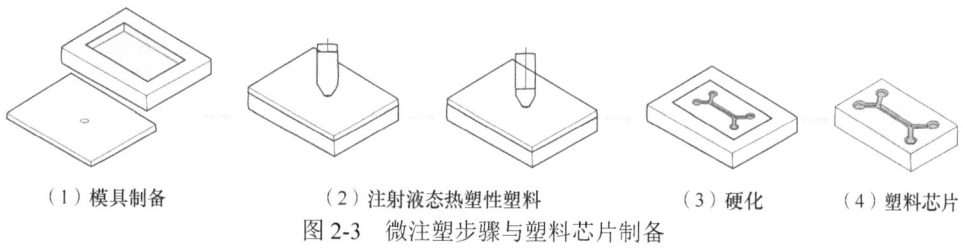

（1）模具制备　　　（2）注射液态热塑性塑料　　　（3）硬化　　　（4）塑料芯片

图 2-3　微注塑步骤与塑料芯片制备

2.3.4　化学刻蚀

化学刻蚀最早用于 IC、MEMS 等器件的制造，也是最早被用于微流控芯片领域加工的工艺之一（Salih et al.，2014）。化学刻蚀是一种各向同性的刻蚀方法，利用特定图案化的掩膜达到去除特定区域材料，形成 3D 结构的目的。该方法主要用于硅基、玻璃基器官芯片的加工制备，最小可加工 10 μm 级别的微流控通道，并且加工精度高、均一性好。采用化学刻蚀法制备芯片时，需要将硅或玻璃放置在化学腐蚀液中，腐蚀液通过化学反应将接触的硅或玻璃材料刻蚀去除，形成器官芯片中所需的微结构（图 2-4），其操作简单易行。但这种方法的弊端在于难以控制刻蚀厚度，使用的化学腐蚀液对研究人员和环境有潜在危害。

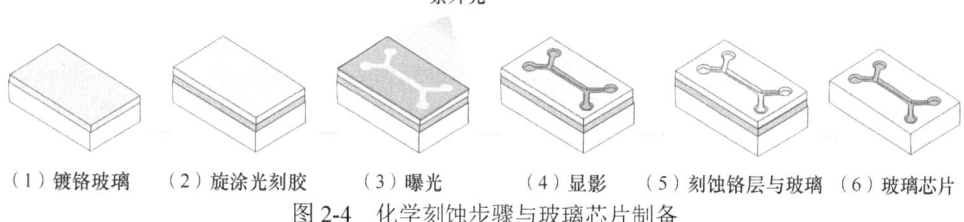

（1）镀铬玻璃　（2）旋涂光刻胶　（3）曝光　（4）显影　（5）刻蚀铬层与玻璃　（6）玻璃芯片

图 2-4　化学刻蚀步骤与玻璃芯片制备

2.3.5　其他

其他常见的器官芯片加工方法包括激光加工和热微压印等。激光加工是指使用波长为 10.6 μm 的二氧化碳激光在聚合物材料表面进行烧蚀加工微流控通道的方法。其优点在于加工过程简单快捷且材料适用范围广。但其在聚合物材料表面加工的微流控通道内壁凹凸不平，存在大量气泡，不利于后续键合。热微压印是制备PMMA、PC、PS、COC/COP等热塑性材料器官芯片较为理想的键合方法，待键合的两层材料接触并对准后，通过同时加热、加压的方式完成芯片键合。但当温度或者压力过高时，会导致键合过程中微结构发生坍塌，因此实际使用中需要严格控制温度和压力等条件（杜晓光等，2003）。

参 考 文 献

杜晓光, 关艳霞, 王福仁, 等. 2003. 聚甲基丙烯酸甲酯微流控分析芯片的简易热压制作法. 高等学校化学学报, 24(11): 1962-1966.

林炳承, 秦建华. 2006. 微流控芯片实验室. 北京: 科学出版社: 16-17.

秦建华, 张敏, 于浩, 等. 2017. 人体器官芯片. 中国科学院院刊, 32(12): 1281-1289.

宋满仓, 刘莹, 祝铁丽, 等. 2013. 微流控芯片基片与盖片一体化注塑成型研究. 材料科学与工艺, 21(1): 13-17.

Agarwal T, Borrelli M R, Makvandi P, et al. 2020. Paper-based cell culture: paving the pathway for liver tissue model development on a cellulose paper chip. ACS Applied Bio Materials, 3(7): 3956-3974.

Ayuso J M, Monge R, Llamazares G A, et al. 2015. SU-8 based microdevices to study self-induced chemotaxis in 3D microenvironments. Frontiers in Materials, 2: 37.

Bhatia S N, Ingber D E. 2014. Microfluidic organs-on-chips. Nature Biotechnology, 32(8): 760-772.

Bhattacharya S, Datta A, Berg J M, et al. 2005. Studies on surface wettability of poly(dimethyl) siloxane (PDMS) and glass under oxygen-plasma treatment and correlation with bond strength. Journal of Microelectromechanical Systems, 14(3): 590-597.

Campbell S B, Wu Q H, Yazbeck J, et al. 2021. Beyond polydimethylsiloxane: alternative materials for fabrication of organ-on-a-chip devices and microphysiological systems. ACS Biomaterials Science & Engineering, 7(7): 2880-2899.

Davenport Huyer L, Bannerman A D, Wang Y F, et al. 2019. One-pot synthesis of unsaturated polyester bioelastomer with controllable material curing for microscale designs. Advanced Healthcare Materials, 8(16): e1900245.

Gencturk E, Mutlu S, Ulgen K O. 2017. Advances in microfluidic devices made from thermoplastics used in cell biology and analyses. Biomicrofluidics, 11(5): 051502.

Hirama H, Satoh T, Sugiura S, et al. 2019. Glass-based organ-on-a-chip device for restricting small molecular absorption. Journal of Bioscience and Bioengineering, 127(5): 641-646.

Jin M H, Feng X J, Xi J M, et al. 2005. Super-hydrophobic PDMS surface with ultra-low adhesive force. Macromolecular Rapid Communications, 26(22): 1805-1809.

Lee S, Lim J, Yu J, et al. 2019. Engineering tumor vasculature on an injection-molded plastic array 3D culture (IMPACT) platform. Lab on a Chip, 19(12): 2071-2080.

Li X, George S M, Vernetti L, et al. 2018. A glass-based, continuously zonated and vascularized human liver acinus microphysiological system (vLAMPS) designed for experimental modeling of diseases and ADME/TOX. Lab on a Chip, 18(17): 2614-2631.

Liu H, Gan Z, Qin X, et al. 2024. Advances in Microfluidic Technologies in Organoid Research. Adv. Healthcare Mater., 13(21): e2302686

Miller J S, Stevens K R, Yang M T, et al. 2012. Rapid casting of patterned vascular networks for perfusable engineered three-dimensional tissues. Nature Materials, 11(9): 768-774.

Miller P G, Shuler M L. 2016. Design and demonstration of a pumpless 14 compartment microphysiological system. Biotechnology and Bioengineering, 113(10): 2213-2227.

Mottet G, Perez-Toralla K, Tulukcuoglu E, et al. 2014. A three dimensional thermoplastic microfluidic chip for robust cell capture and high resolution imaging. Biomicrofluidics, 8(2): 024109.

Natarajan S, Chang-Yen D A, Gale B K. 2008. Large-area, high-aspect-ratio SU-8 molds for the fabrication of PDMS microfluidic devices. Journal of Micromechanics and Microengineering, 18(4): 045021.

Ongaro A E, Di Giuseppe D, Kermanizadeh A, et al. 2020. Polylactic is a sustainable, low absorption, low autofluorescence alternative to other plastics for microfluidic and organ-on-chip applications. Analytical Chemistry, 92(9): 6693-6701.

Salih N M, Nafarizal N, Soon C F, et al. 2014. Glass etching for cost-effective microchannels fabrication// 2014 IEEE International Conference on Semiconductor Electronics (ICSE2014). Malaysia: Kuala Lumpur: 432-435.

Schulze T, Mattern K, Früh E, et al. 2017. A 3D microfluidic perfusion system made from glass for multiparametric analysis of stimulus-secretioncoupling in pancreatic islets. Biomed Microdevices, 19(3): 47.

Shah P, Fritz J V, Glaab E, et al. 2016. A microfluidics-based *in vitro* model of the gastrointestinal human-microbe interface. Nature Communications, 7: 11535.

Sung J H, Shuler M L. 2009. A micro cell culture analog (microCCA) with 3-D hydrogel culture of multiple cell lines to assess metabolism-dependent cytotoxicity of anti-cancer drugs. Lab on a Chip, 9(10): 1385-1394.

Szydzik C, Niego B, Dalzell G, et al. 2016. Fabrication of complex PDMS microfluidic structures and embedded functional substrates by one-step injection moulding. RSC Advances, 6(91): 87988-87994.

Yin P J, Zhao L, Chen Z Z, et al. 2020. Simulation and practice of particle inertial focusing in 3D-printed serpentine microfluidic chips via commercial 3D-printers. Soft Matter, 16(12): 3096-3105.

Zhang B Y, Radisic M. 2017. Organ-on-a-chip devices advance to market. Lab on a Chip, 17(14): 2395-2420.

Zhao Y M, Rafatian N, Feric N T, et al. 2019. A platform for generation of chamber-specific cardiac tissues and disease modeling. Cell, 176(4): 913-927.e18.

第3章 器官芯片的仿生策略

3.1 器官芯片模型构建

人体是一个高度复杂的动态系统，具有复杂的组织微环境，包括多种细胞类型、细胞外基质（extracellular matrix，ECM）、生物化学因素（如生长因子、因子梯度）和生物物理因素（如机械力、流体剪切力）等。这些因素相互作用，协同调控细胞的增殖、分化、迁移和功能。器官芯片是一种芯片上构建的人体组织/器官微缩模型。器官芯片的仿生策略主要是利用反向工程学原理，围绕人体内组织/器官的结构和功能特点，逆向推导出组织微环境关键设计参数，结合工程化方法在芯片上构建仿生组织器官模型。

器官芯片模型构建的思路针对从单器官到多器官、从生理模拟到病理模拟、从结构模拟到功能模拟的总体需求，包括芯片结构设计、种子细胞来源和细胞基质选择，实现比动物模型或传统 2D 细胞培养更优的人体器官仿生性能（图 3-1）；在模型构建完成后，验证芯片上组织/器官特异性功能，并根据验证结果优化芯片设计参数，如调整流体动力学特性或改进细胞培养条件；进一步结合新技术和新方法（如生物材料、计算建模）持续优化器官芯片模型性能，确保器官芯片能够准确模拟目标器官的生理和病理过程。这些策略使器官芯片的设计更加精准和高效，为药物筛选、毒性测试和疾病研究提供了新的平台，最终推动器官芯片在精准医学与转化医学研究中的应用。

3.1.1 芯片结构设计

器官芯片的结构设计是一个高度复杂且多学科交叉的工程过程，涉及生物学、微流控技术、材料科学和工程学等多个领域的协同合作。其核心目标是通过精确模拟组织微环境，再现特定器官的生理结构和功能。首先，对目标器官的解剖结构、细胞组成和生理功能进行详细分析，选择合适的细胞类型并优化培养条件，以确保细胞在芯片中的存活和功能表达。进一步明确影响器官功能的组织微环境关键因素，包括生物物理因素（如流体剪切力、牵张力）和生物化学因素（如因子梯度、氧气、营养物质）等。微流控通道的设计需结合流体动力学原理，模拟真实的血流或体液流动，确保流速、剪切力等参数符合生理条件。基于这些参数设计器官芯片仿生结构，包括芯片尺寸、加工策略、机械性能、生物相容性和数

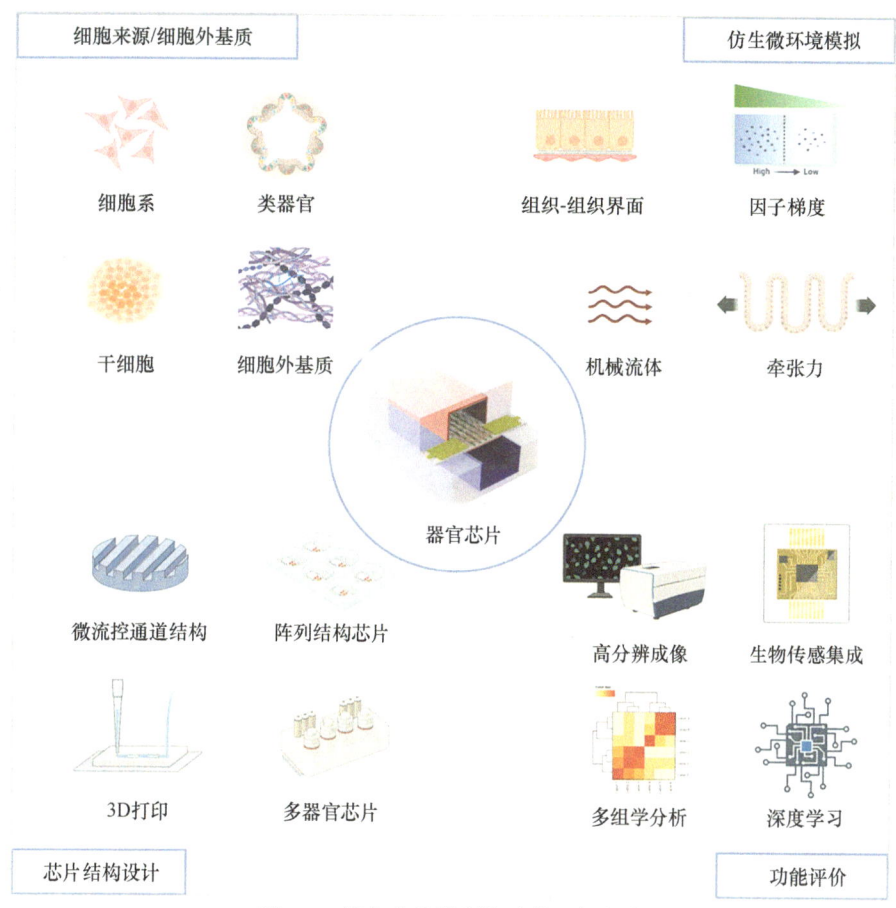

图 3-1　器官芯片模型构建的一般策略

据采集等需求,选择合适的芯片材料和制作工艺。芯片材料的选择则需兼顾生物相容性和机械性能,常用的材料如聚二甲基硅氧烷(PDMS)因其良好的弹性、光学透明性和可加工性而被广泛应用。聚甲基丙烯酸甲酯(PMMA)和聚碳酸酯(PC)具有高光学透明性、良好的机械强度和刚性,适用于高精度加工,常用于芯片的基板或外壳,提升了器官芯片的批量化制造精度与复杂结构适配性。此外,多层结构设计能够更好地模拟器官的复杂组织层次,而集成传感器则实现了对细胞行为和微环境的实时监测与数据采集。芯片制造过程中,微加工技术(如光刻、3D打印)和精密组装技术是关键,以确保芯片的功能性和稳定性。

以肺芯片的体外构建为例,围绕肺的组织结构和功能特点,肺泡是肺的基本单位,是由支气管经过多次分支形成的半球状小泡,也是气体交换的主要场所。执行气体交换功能的结构为肺泡气血屏障,由肺泡内表面的液膜层、肺泡上皮细胞层、基底膜层、血管内皮细胞层共同组成。肺芯片通常利用气液界面培养模拟肺泡气血屏障，分别在气道侧和血管侧接种人肺泡上皮细胞和血管内皮细胞，并在气道侧和血管侧之间集成PDMS弹性膜（Huh et al.，2010）。通过精确控制气体流速、流体剪切力和弹性膜的力学应变等参数模拟肺泡的周期性呼吸运动。肺芯片构建过程中，需要考虑肺芯片中流体流速、牵张力频率和大小等参数的设置，匹配体内肺泡的真实生理特征。总体而言，器官芯片的设计需综合考虑组织器官结构和功能、流体力学、材料特性、组织微环境、传感集成等多种因素。

3.1.2 种子细胞来源

种子细胞来源是构建高仿生体外器官芯片模型的核心基础，其多样性和功能性直接影响芯片的生理相关性及应用价值。器官芯片模型构建的种子细胞主要包括原代细胞、细胞系、干细胞和类器官等。原代细胞（如肝细胞、内皮细胞）具有天然的生理功能，但其供体来源有限，体外扩增能力差，且存在批次间异质性。永生化细胞系易于获取和培养，可在体外无限增殖。但其基因表达模式发生了改变，可能不具有与其对应原代细胞的所有功能，如Caco-2细胞的药物转运能力低于原代肠上皮细胞。干细胞主要包括胚胎干细胞（embryonic stem cell，ESC）、诱导多能干细胞（induced pluripotent stem cell，iPSC）和成体干细胞（adult stem cell，ASC）。ESC和iPSC具有向外胚层、中胚层和内胚层细胞类型分化的潜能，适合构建复杂器官模型（Evans and Kaufman，1981）。ESC通常存在伦理限制，而iPSC可通过患者体细胞（如皮肤成纤维细胞）重编程获得，避免伦理问题，可用于构建个体化疾病模型。ASC来源于特定组织（如间充质干细胞、肠干细胞、肝祖细胞），具有定向分化潜能。其中，间充质干细胞是来源于中胚层的多能成体干细胞，可分化成多种细胞类型，如软骨细胞、脂肪细胞、成骨细胞和其他细胞类型。

类器官为器官芯片提供了更具潜力的细胞来源，具有优于传统细胞模型的生理相关性。类器官是干细胞在3D培养条件下，通过添加特定生长因子组合来调控产生的复杂3D结构。类器官包含器官特异的多种细胞类型，可反映来源组织器官的关键生理结构和功能特征，例如，肠类器官中包含肠上皮细胞、杯状细胞、帕内特细胞（Paneth cell，也称潘氏细胞）等，能自组织形成类似体内的隐窝-绒毛结构。此外，患者来源的类器官可保留原发病灶的遗传异质性和药物响应特征，用于模拟复杂的病理过程。因此，类器官为器官芯片提供了更接近真实器官的多细胞组成，结合器官芯片的可控机械力（如肠道蠕动、肺泡呼吸运动）和生化因子梯度等优势，将赋予其在发育生物学和再生医学等领域的应用潜力。种子细胞的来源需基于器官特异性功能重建、长期表型稳定性及器官芯片系统兼容性进行多维度优化。器官芯片的种子细胞来源从传统原代细胞、永生化细胞系，逐步发展到干细胞和类器官，其多样化为构建高仿生、多功能的器官芯片模型提供了坚实基础。未来，标准化细胞库建设将有利于器官芯片的种子细胞来源更加丰富和精准，推动其在药物研发、疾病建模和再生医学中的广泛应用。

3.1.3 细胞基质选择

器官芯片的细胞基质直接影响细胞的生长、分化和功能特征，因此细胞基质的选择需综合考虑生物材料的生物相容性、力学特性、生化特性，以及实验需求。基质材料不仅需要支持细胞的黏附、增殖和分化，还需模拟目标器官的ECM组成和力学环境。水凝胶是一类具有高含水量和可调理化性质的细胞基质材料，包括天然水凝胶和合成水凝胶，能够模拟ECM的微环境，常用于构建多种器官芯片，如肝芯片和血管芯片等。在器官芯片模型构建中，水凝胶材料的选择需紧密结合其可调的理化性质、力学性能及生物功能性等关键特性。天然水凝胶（如胶原蛋白、层粘连蛋白、透明质酸、纤维蛋白等）富含ECM仿生成分，可促进细胞黏附、迁移及组织特异性分化，但受限于批次稳定性差和机械强度不足；合成水凝胶如聚乙二醇（PEG）、甲基丙烯酰化明胶（GelMA）等，具有较好的稳定性，可通过化学修饰实现刚度（1～100 kPa）、孔隙率及降解速率的精准调控，适配不同器官的力学微环境（如脑组织软基质）。此外，动态水凝胶（如光响应型、温敏型、酶响应型）可模拟ECM动态重构特性，支持血管生成或组织屏障形成；剪切稀化水凝胶（如海藻酸盐复合体系）便于芯片内的原位3D打印或细胞包裹。需权衡材料渗透性（营养/代谢物扩散）、表面拓扑结构（微图案化）及抗蛋白吸附性（降低药物干扰），并通过功能化修饰（如整合素结合肽、生长因子缓释）调控细胞极性、自组装及屏障功能形成，增强细胞-基质相互作用，模拟体内动态变化的ECM微环境，最终实现高保真器官芯片模型的优化。随着新材料和新技术的发展，器官芯片的细胞基质选择将更加多样化和功能化。未来，新型复合材料和智能材料的开发将进一步提升器官芯片模型的功能性和应用范围，为构建高生理相关性的模型提供有力支持，推动器官芯片在疾病建模与药物筛选中的转化应用。

3.2 器官芯片构建仿生要素

器官芯片模型构建的仿生要素包括多种细胞组成、功能组织界面、动态细胞培养、生化因子梯度、生物力学因素、多器官相互作用、生物传感集成与智能化等。

3.2.1 多细胞组成

体内组织器官往往包含上皮细胞、基质细胞、免疫细胞、内皮细胞等多种细胞类型。正确的细胞表型是调节细胞功能和重塑组织微环境的前提，而多种细胞类型共培养也有利于提高组织功能（Aleman et al.，2019；Alimperti et al.，2017）。此外，基质环境中的支持细胞以及细胞外基质也可在一定程度上影响组织功能。器官芯片可通过整合多种细胞类型，模拟细胞间的相互作用，从而重现体内组织的复杂功能。例如，在模拟母胎界面的芯片中，可以将子宫内膜上皮细胞、基质细胞和胚胎滋养层细胞共培养，再现胚胎植入过程中滋养层细胞与母体蜕膜组织的黏附、侵入和血管重塑过程（Park et al.，2022）。通过流体控制，器官芯片可以模拟母体血液流动和营养输送，进一步反映体内动态微环境的特性。器官芯片还可以引入免疫细胞，研究感染性疾病中免疫细胞向特定组织的募集过程以及免疫系统的复杂生物反应（Van Os et al.，2023；Maharjan et al.，2020）。此外，在肺芯片构建中，可以将上皮细胞、内皮细胞和免疫细胞共培养，研究它们在炎症或感染中的协同作用（Bai et al.，2022）。这种多细胞相互作用不仅包括直接的细胞接触，还涉及分泌细胞因子、生长因子和细胞外基质介导的间接细胞通信。通过精确控制多种类型细胞的空间排列和微环境参数，器官芯片不仅能够揭示细胞间相互作用的机制，还为研究器官生理和病理过程及药物筛选等提供了新的平台。

3.2.2 功能组织界面

人体器官功能的发挥依赖于多种组织界面间复杂的相互作用。组织界面除了支持、连接和固着作用之外，还具有选择通透性，即在组织间进行的物质交换过程中起着分子筛作用。器官芯片可提供一种可控的方式来实现不同类型细胞或组织的共培养，实现组织屏障和仿生微环境的构建。器官芯片的设计可以包含多层结构以及多个细胞培养室，采用生物相容性的半渗透膜或多孔膜（如聚碳酸酯和PDMS），以模拟人体组织（如肺、肠道和大脑）的屏障和血管内皮等组织界面。多孔膜结构有利于物质渗透和交换，以及分析组织屏障功能和跨细胞间的运输、吸收和分泌功能。目前已成功构建了多种芯片上的组织屏障，如肺屏障、血脑屏障、肾小球-毛细血管屏障和胎盘屏障等，从而模拟不同组织模型的关键功能特征。例如，Ingber团队采用PDMS多孔膜构建肺芯片（Huh et al.，2010）和肠芯片（Lee et al.，2016）。在肺芯片的研究中，研究者将微血管内皮细胞和肺泡上皮细胞分别接种在多孔PDMS膜的上下层表面进行共培养，模拟人肺泡-毛细血管界面，即肺气血屏障（Huh et al.，2010）。进一步施加循环的机械牵张力，使PDMS多孔膜发生形变，以模拟肺泡的周期性呼吸运动。类似地，将肠上皮细胞和血管内皮细胞在PDMS多孔膜上共培养，施加机械流体刺激和牵张力，建立肠血管屏障，模拟肠蠕动（Kim et al.，2012）。另外一种构建组织界面的常见方式为采用3D基质材料，如胶原蛋白、Mtrigel和纤维连接蛋白等在常温下发生固化，结合多种细胞共培养及流体刺激,最终形成具有仿生功能的组织界面。Wang 等(2017)构建了一种肾小球屏障芯片用于糖尿病肾病研究。芯片由平行通道组成,在 3D 基质胶的凹陷结构中排列原代肾小球微组织,并施加流体刺激,从而构建了包含肾小球内皮细胞和足细胞的肾小球滤过屏障。高糖刺激后,显示屏障通透性增加及足细胞迁移增强,提示高血糖诱导肾小球的功能障碍。该芯片模拟了肾小球屏障关键的病理和生理反应,是传统的细胞和动物模型不能实现的。

3.2.3 动态细胞培养

器官芯片可通过结合微流控技术和 3D 细胞培养方法,模拟血液流动、营养输送和代谢废物清除,实现动态细胞培养,从而更真实地模拟体内组织的生理和病理条件、流体动力学和生化信号传递。通过微流控通道设计,器官芯片可以模拟血液或体液的流动,为细胞提供持续的养分供应和代谢废物清除。在器官芯片中,细胞常以 3D 实质组织的形式存在,以模拟体内的真实组织。例如,将肝、胰岛等易于成球培养的细胞,接种于微阵列芯片中,再在其中引入流动的培养基,可快速获得 3D 实质组织并维持其长期存活(Mao et al., 2018; Essaouiba et al., 2020; Zhang et al., 2020)。这些在器官芯片中形成的实质组织,形态大小均一,可用于高通量药物筛选或疾病模拟,可重复性高。机械流体(如流体剪切力)是体内微环境的关键组成部分,能够调控细胞的形态和功能,对干细胞或类器官分化具有重要影响。例如,在血管芯片中,施加生理范围内的流体剪切力可以促进内皮细胞形成紧密连接,增强屏障功能,并诱导其表达特定的标志物(如 VE-钙黏蛋白)(Moses et al., 2021)。此外,流体剪切力还能调控内皮细胞的代谢活性和抗血栓功能。在模拟骨髓或血管生成的芯片中,流体剪切力可以诱导间充质干细胞或胚胎干细胞向血管内皮细胞或成骨细胞分化。例如,低剪切力可能促进内皮细胞分化,而高剪切力可能促进成骨细胞分化(Bai et al., 2010)。类器官在生长过程中容易因营养物质交换不充分而出现中心细胞坏死现象,严重影响类器官的发育、功能成熟和长期存活。器官芯片可以通过精确控制微流体,促进类器官在仿生动态微环境中的发育和成熟。作者团队早期构建了一种可灌注培养的胰岛类器官芯片体系(Tao et al., 2019),发现机械流体可通过调节细胞外黏附蛋白的表达来促进胰岛类器官的成熟和分泌。类似地,芯片动态培养策略也有利于 PSC 来源的脑(Zhu et al., 2017; Wang et al., 2018; Cui et al., 2022)和肝(Wang et al., 2018, 2020)类器官的发育与成熟。这些动态培养方式不仅增强了器官芯片模型的生理相关性,还为研究细胞分化机制、疾病模型构建和药物筛选提供了更精确的平台。通过调控机械力参数,可以进一步优化器官芯片的设计,推动其在基础研究和临床应用中的发展。

3.2.4 生化因子梯度

可溶性生化分子是组织微环境的重要组成部分，主要包括细胞因子、生长因子、激素等，影响细胞内各种信号通路的变化。此外，体内微环境中生化因子的浓度随时间和空间呈现梯度分布，对细胞增殖、分化和生物学功能有重要的调节作用。传统细胞培养方法多采用静态 2D 培养，这种培养方式难以生成规律变化的生化因子梯度，同时也难以精确控制。器官芯片能够精确控制生化因子梯度的空间分布和时间变化，从而再现体内复杂的信号传递和细胞行为调控过程。器官芯片通常采用微流体梯度生成器（Yang et al., 2013；Luo et al., 2018），通过多通道设计或扩散屏障，结合流体计算辅助设计和芯片通道参数优化，可以在芯片的特定区域形成稳定的氧气或生化因子的浓度梯度，模拟不同组织的氧分压和生化因子的分布，用来研究细胞的趋化性、干细胞发育或药物筛选。例如，通过两个或多个平行通道分别输入高浓度和低浓度的生化因子（如生长因子、细胞因子或药物），在中间区域形成线性或非线性梯度（Kawada et al., 2012；Berger et al., 2015；Schepers et al., 2016；Demers et al., 2016）。此外，通过调节流速、通道几何形状和因子浓度，可以动态控制梯度的空间分布和时间变化，模拟体内不同组织中的动态微环境。例如，在胚胎发育过程中，形态发生素（如 BMP、Wnt、FGF）形成浓度梯度，调控细胞分化和组织模式形成。器官芯片可以通过微流体系统模拟这些梯度，研究干细胞分化和胚胎发育的机制。Lutolf 研究组报道了一种梯度芯片，通过在通道中灌注 PEG 水凝胶将外侧流体通道和中央细胞培养通道分隔开，形成屏障，可在中央细胞通道中产生浓度梯度（Manfrin et al., 2019）。将人多能干细胞暴露于中央 BMP4 信号梯度中，可实现细胞分化模式的空间调控。体内神经管发育过程中涉及背腹轴和前后轴两个主要的轴线。这个过程涉及 Wnt 信号的浓度梯度，从而向神经管特定的轴向发育。Rifes 等（2020）利用浓度梯度芯片实现了 Wnt 信号梯度的产生和控制，指导干细胞的分化，重建早期胚胎发育的微环境，从而模拟神经管的前后轴发育模式。

肿瘤组织中存在氧气、营养物质和细胞因子的梯度，影响肿瘤细胞的增殖、侵袭和耐药性。器官芯片可以模拟体内氧气、细胞因子或药物的分布，研究肿瘤细胞的异质性和药物响应（Ayuso et al., 2019；Wang et al., 2013）。例如，在模拟肿瘤转移的芯片中，可以研究癌细胞如何响应趋化因子（如 CXCL12）梯度侵袭周围组织，并通过模拟药物浓度梯度，评估不同药物浓度对癌细胞增殖和凋亡的影响（Mosadegh et al., 2008）。在伤口愈合过程中，生长因子（如 VEGF、TGF-β）和炎症因子形成梯度，调控细胞迁移、增殖和组织修复（Shamloo and Heilshorn, 2010；Lyu et al., 2020）。器官芯片可以模拟这些因子梯度，研究伤口愈合的机制和药物干预效果，也可以同时模拟多种生化因子的梯度，研究它们之间的协同或拮抗作用。

3.2.5 生物力学因素

人体组织中存在生物力学微环境，主要因素包括流体剪切力、周期性牵张力、压缩力和基质刚度等，这些机械刺激对细胞行为和组织功能有重要影响。器官芯片通过整合微流体技术、生物材料和机械力控制系统，能够精确模拟人体组织中的生物力学微环境，再现体内细胞所经历的机械力刺激及其对细胞行为的影响。由流体（如血液、淋巴液）流动产生的切向力，即流体剪切力，可影响细胞的形态、排列和功能。通过在芯片中设计微流体通道，可模拟血液、淋巴液或其他体液的流动，施加流体剪切力。在血管芯片中，流体剪切力可以影响内皮细胞的形态、排列和功能表达。流体剪切力可用于与内皮耦合的多种组织模型的构建，包括肠芯片（Kim et al.，2012）、肾芯片（Jang et al.，2013）和血脑屏障芯片（Booth and Kim，2012；Griep et al.，2013）。肾芯片可模拟肾小管中的流体剪切力，研究其对肾上皮细胞的代谢和药物毒性响应的影响。

人体内特定细胞、组织和器官往往受到机械牵张力的影响，如心脏跳动、骨骼肌收缩、呼吸运动和肠道蠕动等器官生理运动产生多种力学刺激，对特定组织器官的发育、组织功能和疾病发生均起到关键作用。器官芯片中通过使用柔性膜（如 PDMS）或三维支架，并用机械装置施加周期性拉伸力，可模拟呼吸、心跳或肌肉收缩等机械刺激。McCain 等（2013）利用 PDMS 肌肉薄膜（muscular thin film，MTF）开发出可模拟肥厚型心肌病的心脏芯片，发现较大的周期性机械牵张力可激活心肌肥厚相关标记物的表达，并可降低 MTF 的收缩性能。此外，多种应变诱导系统，包括商用拉伸系统（FlexCell 系统）（Pennisi et al.，2011；Yilgor Huri et al.，2013；Dugan et al.，2014）和电动生物反应器（Moon du et al.，2008），也被用于研究周期性机械张力对骨骼肌组织形成的影响。Kim 等（2012）开发了一种可模拟消化道蠕动的肠芯片，发现周期性牵张力可诱导肠上皮细胞极化形成柱状结构，并自发形成肠绒毛样折叠结构。此外，器官芯片可结合流体剪切力、拉伸、压缩等多种力学刺激，模拟复杂组织（如心脏、肺或血管）中的多力学耦合环境。例如，Huh 等（2010）利用 PDMS 弹性多孔膜建立肺泡-毛细血管芯片，通过施加流体剪切力和周期性牵张力模拟肺泡呼吸运动，研究肺泡上皮细胞的屏障功能。研究发现，循环机械应变可使肺气血屏障通透性增加，加速肺细胞对纳米颗粒的吸收；与动物试验相比，周期性牵张力可更准确地模拟体内二氧化硅纳米颗粒引起的肺部炎症反应，以及白细胞介素-2（interleukin-2，IL-2）对肺组织屏障功能的破坏。

体内细胞外基质（ECM）的机械硬度对细胞的黏附、迁移和分化具有重要影响。例如，干细胞在软基质上倾向于分化为神经细胞，而在硬基质上倾向于分化为成骨细胞。器官芯片构建中，使用刚度可调的水凝胶（如胶原、Matrigel 或合成聚合物）作为细胞培养基质，可模拟不同组织的机械特性，这种方法使得在脑芯片中可以研究神经元在软基质上的生长和突触形成，而在骨芯片中则能够观察成骨细胞在硬基质上的分化和矿化过程。此外，器官芯片可结合 3D 打印或微加工技术构建具有复杂几何形状的支架，模拟细胞的 3D 机械微环境，例如，利用肝芯片研究肝细胞在 3D 机械微环境中的代谢功能和药物毒性响应。电刺激是许多组织和器官功能（如心脏搏动、神经传导和肌肉收缩）的核心驱动因素，也是组织微环境中重要的生物物理因素之一。器官芯片通过整合电生理技术和微工程化设计，能够精确模拟电刺激对细胞和组织的影响。例如，在心肌芯片中，通过芯片上集成的嵌入式微电极阵列施加周期性电脉冲，调节心肌细胞收缩，并记录电生理信号，从而研究心肌细胞在电刺激下的收缩同步性和电生理特性（Zhang et al.，2015）。在电场刺激的心肌芯片中，可模拟心脏组织中的电传导，研究心律失常并测试抗心律失常药物的效果。器官芯片还可结合光遗传学刺激方法，在心肌细胞中表达光敏感通道蛋白（如 ChR2）（Jia et al.，2011），通过光刺激调控细胞电活动，精确控制心肌细胞的兴奋和收缩。

3.2.6 多器官相互作用

人体器官中不同组织/器官类型之间的相互作用在器官的发生、稳态和疾病发展过程中起重要作用。器官芯片技术可以通过在生理微环境下共培养两种或两种以上不同类型的组织/器官来模拟组织-组织相互作用，即多器官芯片（Zhang et al.，2016；Oleaga et al.，2016）。多器官芯片可通过循环流体的流动将不同区域的组织器官（如肝、心、肺、肾）功能模块连接起来，模拟人体内器官间的血流和多器官间的相互作用（如药物代谢、毒性传递），促进营养物质的交换和吸收（Lee et al.，2016；Lee and Sung，2017；Edington et al.，2018）。例如，Bauer 等（2017）开发了一种人胰岛微组织和肝脏球体多器官芯片，以研究胰岛和肝脏相互作用。与体内类似，胰岛微组织在葡萄糖刺激后释放胰岛素，刺激肝组织吸收葡萄糖。多器官芯片能够模拟人体微生理系统的主要生理功能并监测人体对药物的系统性反应（如吸收、分布、代谢、排泄等），在疾病研究、个性化医疗和新药研发领域具有巨大的应用潜力。Edington 等（2018）建立了一种包含 10 种不同组织器官类型的多器官芯片，包括肝、肠、肺、心、脑、肾、肌肉、皮肤等，该芯片系统能维持各组织/器官的表型和功能长达 4 周以上，并鉴定了药物（如双氯芬酸）在该系统上的代谢和药代动力学过程。随着干细胞领域的发展，器官芯片已经开始用于研究干细胞的分化、发育及疾病研究。利用同一患者来源的干细胞，可实现干细衍生的不同组织器官模型构建，与多器官芯片系统相结合，有望最终形成个性化的人体芯片，实现个性化精准医疗和新药开发。

3.2.7 生物传感集成与智能化

生物传感器是由生物、物理、化学等元件构成的分析装置，如光学、电化学、生物传感器、热传感、半导体生物传感等，可以实时原位监测多种生物过程（如细胞代谢、基因表达或蛋白分泌）和环境条件，具有灵敏、快速、简便、准确等特点，在生命科学研究领域具有广泛的应用。近年来，器官芯片技术和生物传感逐渐融合，实现了高通量分析、时空分辨等，在疾病诊断、生物过程控制、环境监控等方面发挥了重要作用。器官芯片可以集成微型传感器控制许多系统参数，传输监测细胞培养或微环境条件的信号。芯片上的微型传感器已经被用于分析组织屏障的完整性，如跨膜电阻值（Douville et al., 2010）、电生理、细胞迁移（Nguyen et al., 2013）、流体压力和剪切力（Liu et al., 2013），以及其他化学和培养条件（葡萄糖、乳酸、氧、pH等）（Eklund et al., 2009）。此外，将高灵敏度的生物传感器与人工智能（AI）算法相结合，可实现对芯片上生物信号的实时监测、分析和决策（Noor et al., 2023）。芯片上的生物传感器可以检测各种生物标志物，而AI则通过机器学习、深度学习等技术对海量数据进行处理，提取有用信息并进行趋势预测。在医药领域，AI驱动的芯片上的生物传感集成可以用于实时监测体外组织/器官模型的病理生理过程和多种生物过程，优化芯片设计参数、预测药物反应，有助于实现个性化治疗（Chaudhary et al., 2023）。AI的引入显著提升了器官芯片的智能化水平，使其能够自动优化检测参数、减少误差并提高预测准确性，为精准医学、智能健康管理和环境监测等领域提供新的机会。

3.2.8 器官芯片功能评估

器官芯片的功能评估需要多维度、多尺度、高精度的分析方法，验证其模拟人体组织微环境和生理功能的准确性及可靠性，通常包括以下几个方面：细胞行为分析（如增殖、分化、迁移和凋亡）；组织功能检测（如屏障功能、代谢活性和分泌特性）；力学响应评估（如对流体剪切力、拉伸或压缩的适应性）；电生理特性监测（如动作电位、传导速度和收缩同步性）；通过组学技术（转录物组、蛋白质组、代谢物组）及高分辨率成像（如共聚焦显微成像、电子显微成像）对芯片内的细胞和组织进行分子与结构层面的表征。功能评估还包括与临床数据的对比，以确保芯片模型在药物筛选、毒性测试和疾病研究中的应用价值。这种综合评估方法为器官芯片的优化和标准化提供了科学依据，推动了其在基础研究和临床应用中的广泛使用。

3.3 小　　结

器官芯片作为一种新兴的微生理系统，可在体外模拟人体器官的关键结构和功能特征。器官芯片模型的构建是一个多学科交叉的系统工程，旨在通过工程学、细胞生物学、化学、材料科学等深度融合，精确模拟人体器官的生理和病理特征。其核心策略包括目标器官的结构和功能模拟、细胞来源与培养体系的优化、芯片结构设计与优化、基质材料的选择与表面修饰、组织微环境仿生（如机械力和生化因子梯度）、多器官相互作用、生物传感集成、芯片模型功能评价等。这些策略共同提升了器官芯片的仿生性能，使其在药物筛选、毒性测试、疾病研究和个性化医疗等领域具有广阔应用前景。未来，随着仿生材料、智能传感技术和人工智能算法的进一步发展，器官芯片模型的构建将更加精准化和智能化，为生物医学研究和临床转化提供强大的工具平台。

参 考 文 献

Aleman J, George S K, Herberg S, et al. 2019. Deconstructed microfluidic bone marrow on-a-chip to study normal and malignant hemopoietic cell-niche interactions. Small, 15(43): e1902971.

Alimperti S, Mirabella T, Bajaj V, et al. 2017. Three-dimensional biomimetic vascular model reveals a RhoA, Rac1, and N-cadherin balance in mural cell-endothelial cell-regulated barrier function. Proc Natl Acad Sci U S A, 114(33): 8758-8763.

Ayuso J M, Virumbrales-Munoz M, McMinn P H, et al. 2019. Tumor-on-a-chip: a microfluidic model to study cell response to environmental gradients. Lab on a Chip, 19(20): 3461-3471.

Bai H, Si L, Jiang A, et al. 2022. Mechanical control of innate immune responses against viral infection revealed in a human lung alveolus chip. Nat Commun, 13(1): 1928.

Bai K, Huang Y, Jia X, et al. 2010. Endothelium oriented differentiation of bone marrow mesenchymal stem cells under chemical and mechanical stimulations. J Biomech, 43(6): 1176-1181.

Bauer S, Wennberg H C, Kanebratt K P, et al. 2017. Functional coupling of human pancreatic islets and liver spheroids on-a-chip: Towards a novel human *ex vivo* type 2 diabetes model. Sci Rep, 7(1): 14620.

Berger D R, Ware B R, Davidson M D, et al. 2015. Enhancing the functional maturity of induced pluripotent stem cell-derived human hepatocytes by controlled presentation of cell-cell interactions *in vitro*. Hepatology, 61(4): 1370-1381.

Booth R, Kim H. 2012. Characterization of a microfluidic *in vitro* model of the blood-brain barrier (muBBB). Lab on a Chip, 12(10): 1784-1792.

Chaudhary V, Khanna V, Ahmed Awan H T, et al. 2023. Towards hospital-on-chip supported by 2D MXenes-based 5(th) generation intelligent biosensors. Biosens Bioelectron, 220: 114847.

Cui K, Chen W, Cao R, et al. 2022. Brain organoid-on-chip system to study the effects of breast cancer derived exosomes on the neurodevelopment of brain. Cell Regen, 11(1): 7.

Demers C J, Soundararajan P, Chennampally P, et al. 2016. Development-on-chip: *in vitro* neural tube patterning with a microfluidic device. Development, 143(11): 1884-1892.

Douville N J, Tung Y C, Li R, et al. 2010. Fabrication of two-layered channel system with embedded electrodes to measure resistance across epithelial and endothelial barriers. Anal Chem, 82(6): 2505-2511.

Dugan J M, Cartmell S H, Gough J E. 2014. Uniaxial cyclic strain of human adipose-derived mesenchymal stem cells and C2C12 myoblasts in coculture. J Tissue Eng, 5: 2041731414530138.

Edington C D, Chen W L K, Geishecker E, et al. 2018. Interconnected microphysiological systems for quantitative biology and pharmacology studies. Sci Rep, 8(1): 4530.

Eklund S E, Thompson R G, Snider R M, et al. 2009. Metabolic discrimination of select list agents by monitoring cellular responses in a multianalyte microphysiometer. Sensors (Basel), 9(3): 2117-2133.

Essaouiba A, Okitsu T, Jellali R, et al. 2020. Microwell-based pancreas-on-chip model enhances genes expression and functionality of rat islets of Langerhans. Mol Cell Endocrinol, 514: 110892.

Evans M J, Kaufman M H. 1981. Establishment in culture of pluripotential cells from mouse embryos. Nature, 292(5819): 154-156.

Griep L M, Wolbers F, de Wagenaar B, et al. 2013. BBB on chip: microfluidic platform to mechanically and biochemically modulate blood-brain barrier function. Biomed Microdevices, 15(1): 145-150.

Huh D, Matthews B D, Mammoto A, et al. 2010. Reconstituting organ-level lung functions on a chip. Science, 328(5986): 1662-1668.

Jang K J, Mehr A P, Hamilton G A, et al. 2013. Human kidney proximal tubule-on-a-chip for drug transport and nephrotoxicity assessment. Integr Biol (Camb), 5(9): 1119-1129.

Jia Z, Valiunas V, Lu Z, et al. 2011. Stimulating cardiac muscle by light: cardiac optogenetics by cell delivery. Circ Arrhythm Electrophysiol, 4(5): 753-760.

Kawada J, Kimura H, Akutsu H, et al. 2012. Spatiotemporally controlled delivery of soluble factors for stem cell differentiation. Lab on a Chip, 12(21): 4508-4515.

Kim H J, Huh D, Hamilton G, et al. 2012. Human gut-on-a-chip inhabited by microbial flora that experiences intestinal peristalsis-like motions and flow. Lab on a Chip, 12(12): 2165-2174.

Lee S H, Sung J H. 2017. Microtechnology-based multi-organ models. Bioengineering (Basel), 4(2):46.

Lee S H, Ha S K, Choi I, et al. 2016. Microtechnology-based organ systems and whole-body models for drug screening. Biotechnol J, 11(6): 746-756.

Liu M C, Shih H C, Wu J G, et al. 2013. Electrofluidic pressure sensor embedded microfluidic device: a study of endothelial cells under hydrostatic pressure and shear stress combinations. Lab on a Chip, 13(9): 1743-1753.

Luo Y, Zhang X, Li Y, et al. 2018. High-glucose 3D INS-1 cell model combined with a microfluidic circular concentration gradient generator for high throughput screening of drugs against type 2 diabetes. RSC Adv, 8(45): 25409-25416.

Lyu J, Chen L, Zhang J, et al. 2020. A microfluidics-derived growth factor gradient in a scaffold regulates stem cell activities for tendon-to-bone interface healing. Biomater Sci, 8(13): 3649-3663.

Maharjan S, Cecen B, Zhang Y S. 2020. 3D immunocompetent organ-on-a-chip models. Small Methods, 4(9):2000235.

Manfrin A, Tabata Y, Paquet E R, et al. 2019. Engineered signaling centers for the spatially controlled patterning of human pluripotent stem cells. Nat Methods, 16(7): 640-648.

Mao M, He J, Lu Y, et al. 2018. Leaf-templated, microwell-integrated microfluidic chips for high-throughput cell experiments. Biofabrication, 10(2): 025008.

McCain M L, Sheehy S P, Grosberg A, et al. 2013. Recapitulating maladaptive, multiscale remodeling of failing myocardium on a chip. Proc Natl Acad Sci U S A, 110(24): 9770-9775.

Moon du G, Christ G, Stitzel J D, et al. 2008. Cyclic mechanical preconditioning improves engineered muscle contraction. Tissue Eng Part A, 14(4): 473-482.

Mosadegh B, Saadi W, Wang S J, et al. 2008. Epidermal growth factor promotes breast cancer cell chemotaxis in CXCL12 gradients. Biotechnol Bioeng, 100(6): 1205-1213.

Moses S R, Adorno J J, Palmer A F, et al. 2021. Vessel-on-a-chip models for studying microvascular physiology, transport, and function *in vitro*. Am J Physiol Cell Physiol, 320(1): C92-C105.

Nguyen T A, Yin T I, Reyes D, et al. 2013. Microfluidic chip with integrated electrical cell-impedance sensing for monitoring single cancer cell migration in three-dimensional matrixes. Anal Chem, 85(22): 11068-11076.

Noor J, Chaudhry A, Batool S. 2023. Microfluidic technology, artificial intelligence, and biosensors as advanced technologies in cancer screening: a review article. Cureus, 15(5): e39634.

Oleaga C, Bernabini C, Smith A S, et al. 2016. Multi-Organ toxicity demonstration in a functional human *in vitro* system composed of four organs. Sci Rep, 6: 20030.

Park J Y, Mani S, Clair G, et al. 2022. A microphysiological model of human trophoblast invasion during implantation. Nature Communications, 13(1): 1252.

Pennisi C P, Olesen C G, de Zee M, et al. 2011. Uniaxial cyclic strain drives assembly and differentiation of skeletal myocytes. Tissue Eng Part A, 17(19-20): 2543-2550.

Rifes P, Isaksson M, Rathore G S, et al. 2020. Modeling neural tube development by differentiation of human embryonic stem cells in a microfluidic WNT gradient. Nature Biotechnology, 38(11): 1265-1273.

Schepers A, Li C, Chhabra A, et al. 2016. Engineering a perfusable 3D human liver platform from iPS cells. Lab on a Chip, 16(14): 2644-2653.

Shamloo A, Heilshorn S C. 2010. Matrix density mediates polarization and lumen formation of endothelial sprouts in VEGF gradients. Lab on a Chip, 10(22): 3061-3068.

Tao T, Wang Y, Chen W, et al. 2019. Engineering human islet organoids from iPSCs using an organ-on-chip platform. Lab on a Chip, 19(6): 948-958.

Van Os L, Engelhardt B, Guenat O T. 2023. Integration of immune cells in organs-on-chips: a tutorial. Front Bioeng Biotechnol, 11: 1191104.

Wang L, Liu W, Wang Y, et al. 2013. Construction of oxygen and chemical concentration gradients in a single microfluidic device for studying tumor cell-drug interactions in a dynamic hypoxia microenvironment. Lab on a Chip, 13(4): 695-705.

Wang L, Tao T, Su W, et al. 2017. A disease model of diabetic nephropathy in a glomerulus-on-a-chip microdevice. Lab on a Chip, 17(10): 1749-1760.

Wang Y Q, Wang H, Deng P W, et al. 2018. *In situ* differentiation and generation of functional liver organoids from human iPSCs in a 3D perfusable chip system. Lab on a Chip, 18(23): 3606-3616.

Wang Y, Wang H, Deng P, et al. 2020. Modeling human nonalcoholic fatty liver disease (NAFLD) with an organoids-on-a-chip system. ACS Biomater Sci Eng, 6(10): 5734-5743.

Wang Y, Wang L, Zhu Y, et al. 2018. Human brain organoid-on-a-chip to model prenatal nicotine exposure. Lab on a Chip, 18(6): 851-860.

Yang C G, Xu Z R, Lee A P, et al. 2013. A microfluidic concentration-gradient droplet array generator for the production of multi-color nanoparticles. Lab on a Chip, 13(14): 2815-2820.

Yilgor Huri P, Cook C A, Hutton D L, et al. 2013. Biophysical cues enhance myogenesis of human adipose derived stem/stromal cells. Biochem Biophys Res Commun, 438(1): 180-185.

Zhang W, Zhang Y S, Bakht S M, et al. 2016. Elastomeric free-form blood vessels for interconnecting organs on chip systems. Lab on a Chip, 16(9): 1579-1586.

Zhang Y S, Aleman J, Arneri A, et al. 2015. From cardiac tissue engineering to heart-on-a-chip: beating challenges. Biomed Mater, 10(3): 034006.

Zhang Y, Yang N, Xie L, et al. 2020. A new 3D cultured liver chip and real-time monitoring system based on microfluidic technology. Micromachines (Basel), 11(12):1118.

Zhu Y J, Wang L, Yu H, et al. 2017. *In situ* generation of human brain organoids on a micropillar array. Lab on a Chip, 17(17): 2941-2950.

第4章 动态细胞培养

细胞培养技术是体外组织器官模型功能实现的基础,也是器官芯片模型构建后保持其功能稳定的关键环节。细胞培养的质量直接决定了器官芯片对靶器官功能的还原度,是连接工程技术与生命科学的枢纽。

传统的细胞培养方法通常以培养皿或培养瓶作为载体,依据细胞的种类,可以选用细胞外基质(胶原、纤连蛋白等)对基底进行预包被,通过加入合适的培养基进行单层细胞贴壁或悬浮培养,为生物学实验提供了稳定可靠的细胞模型。但传统细胞培养多局限于单层静态环境,无法模拟体内复杂的动态微环境特征(如血流剪切力、组织间机械应力、梯度化生化因子分布)。器官芯片通过微流控技术与生物材料工程,实现了对物理、化学和生物微环境关键参数的精准控制,如流体剪切力、周期性拉伸、氧气梯度、代谢废物清除、营养供给动态平衡、多组织界面共培养等,这些参数的控制对于器官芯片功能的仿生与维持至关重要。以肠道芯片为例,通过模拟肠蠕动与黏液层动态分泌,显著提升了其对药物吸收和肠道屏障功能的预测准确性。对组织器官微环境的体外重塑使得器官芯片在重现器官级病理生理响应方面具有独特优势。

4.1 微尺度细胞培养原理

4.1.1 微尺度流体行为

微流体技术主要研究微米尺度(通常 10~1000 μm)下的流体行为,其核心理论涵盖流体力学、界面科学、传质传热及多物理场耦合等学科,是器官芯片的理论基础。微尺度下流体行为的复杂性和独特性显著区别于宏观系统,其核心机制源于尺寸效应与流体动力学特性的根本性改变。微流控系统的通道通常具有微米级宽度,这一特征尺度使得流体行为呈现三个显著特点:低雷诺数主导的层流特性、表面效应与几何约束的强化以及外场调控的多物理耦合(林炳承和秦建华,2006)。具体而言,由于微通道内雷诺数极低($Re \ll 1$),惯性力可以忽略不计,流动完全由黏性力主导,形成稳定的层流状态。层流中流体分层平行运动的特点,不仅避免了湍流的混沌特性,还使得物质运输主要依赖扩散作用,这为精确控制微流动提供了物理基础(Stone et al., 2004)(图4-1)。再者,微通道的狭窄空间(典型宽度 10~500 μm)显著增强了表面作用的权重,高比表面积使得固液界面效应（黏附、摩擦、表面粗糙度）主导了流体流动行为，弯曲/收缩结构则会引发局部流动分离和二次流（Zhang et al., 2010），并且特征尺度与分子平均自由程处于同一水平时，连续介质假设可能失效（Squires and Quake, 2005）。此外，电场、温度场等外场对微流动具有放大调控作用，例如电场诱导的电渗流/电泳（典型场强 1～1000 V/cm）、温度梯度引发的热毛细效应（$\Delta T \approx 1\sim 10$ K）、光/磁等物理场的协同操控等（Yoshida et al., 2008; Tabeling, 2005）。

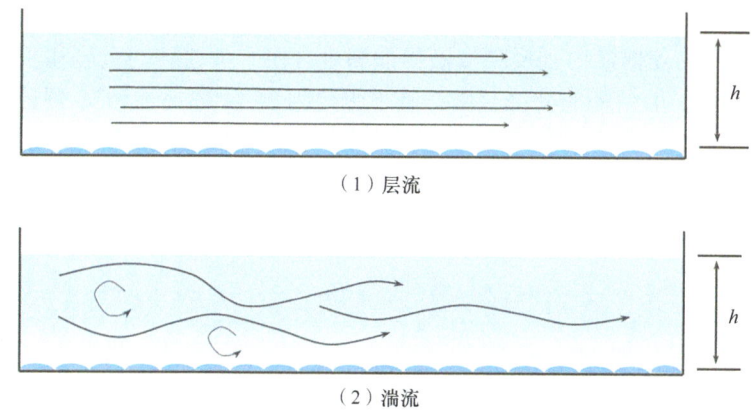

(1) 层流

(2) 湍流

图 4-1　微尺度下的层流与湍流

依据微流体理论，可以实现对器官芯片中流体行为的精确调控，从而拓展器官芯片在生物医学等领域的广泛应用。例如，根据多相流控方程，当毛细数（$Ca=\mu U/\gamma$）$\approx 3\sim 10$ 时，微流体可形成稳定液滴（Becker and Heim, 2006），可用于高通量筛选。此外，微尺度下的流体剪切力（$\tau \approx 0.1\sim 10$ Pa）也会对细胞的形态、增殖、分化、代谢及通信起到重要的作用。在人体内，生物流体如淋巴液、脑脊液等组织液和血浆作用于细胞表面，就会产生剪切力作用，被细胞膜表面的黏附蛋白、整合素与钙黏蛋白感知，通过力学信号传导，进而引起细胞内的一系列反应和变化。通过在体外模拟近生理的流体条件，可以更好地促进细胞和组织的发育，例如内皮细胞在流体剪切力作用下会产生基因和细胞骨架变化，从而诱导细胞的排布和血管的重构。流体剪切力还会影响细胞的关键功能，譬如肺泡上皮细胞会受到气流产生的剪切力作用，促进黏液的分泌和纤毛的摆动，增强肺泡屏障的功能；胎盘绒毛膜间隙的血流剪切力会促进滋养层细胞融合形成合胞体，并加速微绒毛的生长，增强胎盘屏障的转运和激素分泌功能。

4.1.2　有效培养时间

微尺度下的流体行为和力学特征与宏观条件下存在显著差异，导致部分常规细胞培养理论在微观条件下不再适用。针对此，Walker 和 Beebe 团队根据细胞培养体系的物理特征优化培养参数提出的有效培养体积（effective culture volume，ECV）概念，为理解微尺度培养微环境提供了理论基础（Walker et al.，2004）。该参数通过整合质量传输、扩散/对流效应及蛋白吸附等要素，表征细胞调控微环境的能力。然而在实践层面，ECV 难以直接指导微尺度培养参数的优化，特别是培养基更换频率和灌注速率这两个关键操作参数的确定需要新的理论框架。

在常规静态培养体系中，细胞培养表面积 A 与培养基体积 V 共同决定液柱高度 $h=V/A$。这一几何参数具有重要的物理意义：对于密闭微通道而言，h 对应通道高度；在传统培养器皿中则反映气液界面高度。由于微通道的宽度和长度远大于 h，h 成为决定扩散效率的特征长度。基于生化因子（如生长因子、葡萄糖）的消耗动力学，培养基更换频率（即有效培养时间 ECT，如图 4-2 所示）的确定涉及六个关键参数：底物初始浓度 C_0、细胞吸收率 K_m、扩散系数 D、细胞密度 σ、培养面积 A 和培养体积 V。通过引入 Damkohler 数 Da 建立参数关联（Zeng et al.，2006）：

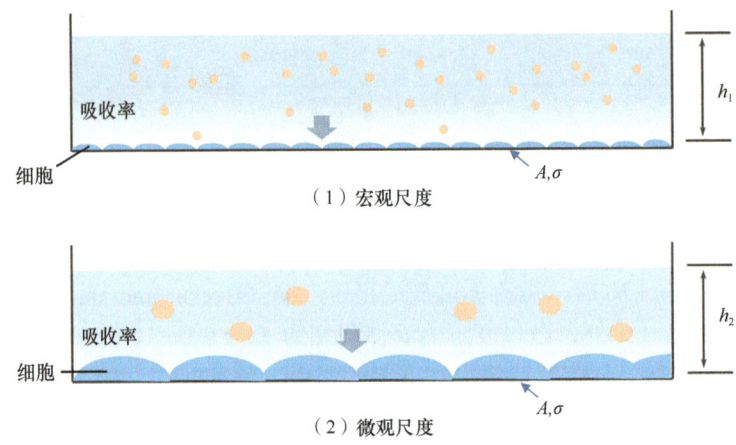

图 4-2 有效培养时间（ECT）

与静态微尺度培养相比，宏观静态培养具有较大的 h，因此 Damkohler 数也较大。由于底物吸收时间尺度在微尺度上占主导地位，因此必须根据培养基高度的变化尽快补充培养基

$$Da = \frac{K_m h \sigma}{D C_0} \qquad (4\text{-}1)$$

该无量纲数可重构为扩散时间 $\tau_d = \dfrac{h^2}{D}$ 与反应时间 $\tau_r = \dfrac{C_0 h}{K_m \sigma}$ 的比值：

$$Da = \left(\frac{h^2}{D}\right) \Big/ \left(\frac{C_0 h}{K_m \sigma}\right) \qquad (4\text{-}2)$$

在微尺度体系中，通道高度 h 缩减至常规培养的 1/10～1/5，导致 Da 降低约一个数量级。此时反应时间主导物质消耗速率，因为微通道内扩散效率显著提升

($\tau_d \propto h^2$),而反应时间与 h 呈线性关系($\tau_r \propto h$)。这种尺度效应决定了 ECT 与 h 的正比关系:h 为原来的 $1/n$,则 ECT 相应缩短 n 倍。

典型实例验证显示:常规培养($h \approx 1.2$ mm,10 mL/80 cm^2)48 h 换液周期,对应 h=200 μm 微通道的理论 ECT 为 8 h。该预测与内皮细胞微培养实验结果(8~12 小时换液)高度吻合,同时得到通道高度影响研究的佐证(Yu et al.,2005)。这种基于物理尺度的参数缩放方法,有效解决了微流控系统中静态培养的换液频率优化问题。

4.1.3 临界灌注率

ECT 仅限于指导微尺度下的静态培养,而临界灌注率(CPR,如图 4-3 所示)则主要应用于持续灌注体系,是指确保微流体培养中所有细胞得到充分灌注所需的培养基补充。通过建立物质补充与消耗的动态平衡方程,CPR 可表达为细胞代谢速率与系统几何参数的函数。这种理论框架不仅统一了不同规模培养系统的参数设计逻辑,更通过可量化的物理参数替代经验性试错优化,显著提升了微流控细胞培养的可控性和可重复性。

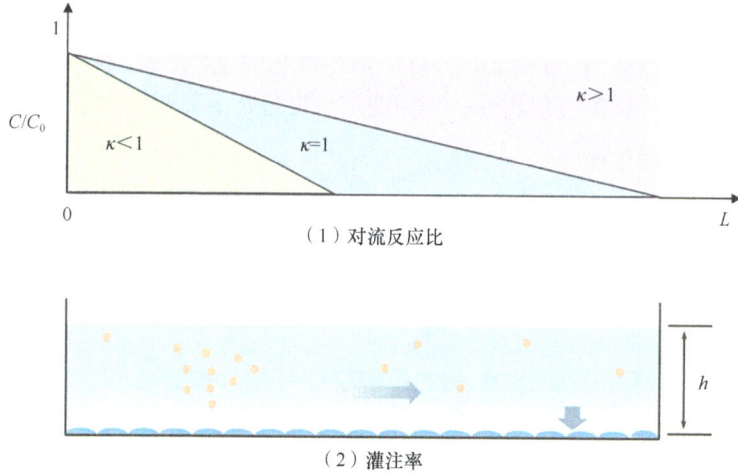

图 4-3 临界灌注率(CPR)

为确保微流体培养中的所有细胞都得到充分的灌注培养基补充,灌注率 U_m 必须足够大以取代耗尽的培养基(κ>1)。CPR 定义为 κ=1 时的灌注率。

遵循前文建立的参数缩放框架,CPR 的推导可进一步拓展该理论体系,为微流控灌注系统设计提供定量依据。在长度为 L、高度为 h 的直微通道中,恒定流速 U_m 产生的对流时间尺度(即培养基停留时间)可表示为

$$\tau_c \approx L/U_m \tag{4-3}$$

该参数反映流体携带底物从入口到出口所需的迁移时间。若假设底物吸收速

率 K_m 在培养区域 A 内保持恒定且与浓度无关，同时底物浓度沿通道长度呈线性梯度分布（入口 $C=C_0$，出口 $C=0$），则可构建表征对流与反应时间尺度比的无量纲参数：

$$\kappa = \left(\frac{L}{U_m}\right) / \left(\frac{C_0 h}{K_m \sigma}\right) = \frac{L K_m \sigma}{U_m C_0 h} \tag{4-4}$$

其中，$\tau_r = \dfrac{C_0 h}{K_m \sigma}$ 为前文定义的反应时间尺度。该参数与 Damkohler 数具有相似的物理内涵，但特别针对灌注体系中的对流-反应耦合过程。

当 $\kappa=1$ 时，系统达到动态平衡临界状态，即底物在流经整个通道长度 L 的过程中恰好被完全消耗（出口 $C=0$）。此时的流速即为临界灌注率：

$$\text{CPR} = U_m(\kappa=1) = \frac{L K_m \sigma}{C_0 h} = \frac{L}{\tau_r} \tag{4-5}$$

该表达式揭示两个关键设计原则：①CPR 与通道长度成正比，与反应时间成反比；②通过已知的宏观尺度 ECT（即 τ_r）可直接推算微通道 CPR，实现跨尺度的参数映射。

实际操作中需确保 $\kappa>1$，即对流时间主导系统动力学（$\tau_c<\tau_r$），使底物在完全消耗前持续补充。若 $\kappa<1$ 将导致通道末端出现营养耗竭区，此现象已通过荧光示踪实验获得验证（Kim et al., 2007）。值得注意的是，公式（4-5）建立的 CPR-L-τ_r 关联使系统设计具备可预测性：当微通道长度增加 n 倍时，维持相同培养条件需同步提升灌注率 n 倍。

CPR 与 ECT 共同构成了 ECV 理论的实践延伸工具。对于静态培养系统，通过 h 缩放确定 ECT；对于灌注系统，则通过 L/τ_r 关系确定 CPR。这种基于特征尺寸（h，L）和基础时间尺度（τ_r）的参数缩放方法，成功将宏观培养经验转化为可量化计算的微流控设计准则，显著降低了传统试错优化的资源消耗。

4.2　芯片流体驱动方式

在生物体内，流体动态微环境是维持生命活动的基础，尤其在血管系统中，血液的流动特性直接影响氧气、营养物质的输送，以及代谢废物的清除。器官芯片的核心功能依赖于精确的流体控制来仿生模拟体内生理或病理条件下的组织动态微环境。流体驱动方式的选择直接影响器官芯片的功能性、可靠性和应用场景。本节将从被动式驱动、主动式驱动两方面展开详细介绍。

4.2.1　被动式驱动

被动式驱动通过毛细力、重力、静水压差等自然力实现流体流动，无需外部能量输入，系统结构简单且成本低廉，但流量调控能力有限。其中，毛细力源于微通道内壁与流体的表面张力作用，常见于纸基或聚合物微流控芯片。其原理基于 Young-Laplace 方程[$\Delta P=\gamma(1/R_1+1/R_2)$]，通过微通道表面润湿性差异产生流动。例如，疏水-亲水图案化处理可定向引导流体，比如在纸基器官芯片中，多孔纤维结构通过毛细作用自动分配液体，适用于细胞迁移实验。其流速受材料亲水性、孔径大小和流体黏度影响，典型流速范围为 0.1～10 μL/min，该方式的局限性在于流速随液体蒸发或通道堵塞逐渐降低，难以维持长期稳定。

重力驱动主要通过储液池高度差（Δh）产生静水压（$\Delta P=\rho g\Delta h$），驱动流体单向流动，常用于多层器官芯片的垂直灌注。Herland 等（2020）设计的肝芯片通过重力驱动实现了肝细胞与内皮层的共培养，成功模拟了肝窦状隙的生理剪切力（约 0.02～0.1 dyn/cm^2）（1 dyn=10^{-5} N）。Günther 等（2022）构建了重力驱动的肠芯片模型，通过调节储液池高度可以模拟肠道蠕动剪切力（0.02～0.1 Pa）。该方式的缺点在于流速会随时间递减，需定期补充液位，若采用微阀阵列分段控制流量，则可以进一步提升时间分辨精度。

压力差驱动主要通过预加压储液腔或弹性膜形变产生压力梯度，或利用半透膜两侧溶质浓度差（如 NaCl 或葡萄糖）产生渗透压差（$\Pi=iMRT$），从而驱动芯片内的流体流动。例如，Huh 等（2010）构建的肺芯片模型利用弹性膜周期性形变驱动肺泡液流动，模拟了肺泡组织的呼吸运动。Pancaldi 等（2022）开发出渗透压驱动的心肌芯片，通过盐梯度实现了周期性的心肌细胞收缩刺激，成功模拟了心脏的搏动。该方式对芯片系统的精密度有较高要求，需精密加工以控制压力稳定性，但无需外部泵阀。

4.2.2 主动式驱动

主动式驱动依赖外部机械或气动装置，通过编程实现动态流量和剪切力控制，适用于复杂生理模型构建。其中，最为常见的是注射泵/蠕动泵驱动，注射泵通过步进电机推动活塞，精度可达±1%流量误差，适合长时间及低流速灌注，但脉冲流可能干扰细胞响应，需加装脉动阻尼器。蠕动泵主要通过周期性挤压柔性管道来输送流体，其优点在于无交叉污染、高精度控制、强适应性、易清洁和维护，缺点除了上述脉动流问题外，长期运行还易因软管疲劳产生流量漂移。

气动微阀通过气压驱动柔性膜变形来调节微流控通道的通断或流量，具有响应快速、集成度高、功耗低等优势，缺点在于系统内需要集成复杂的气路控制模块。以典型的 Quake 阀技术为例，通过气压控制多层软光刻技术制作的 PDMS 薄膜阀形变，实现微升级流量切换，响应时间低于 50 ms。Zhang 等（2024）开发的肠芯片模型通过气动微阀驱动可精确控制流体剪切力（1～10 dyn/cm^2），从而模拟频率为 0.1～1 Hz 的肠道蠕动。Fang 等（2021）通过开发气动逻辑电路，实现了肝脏芯片中药物代谢-毒性（ADMET）的时序控制。

此外，利用电、磁、声等物理场也可以实现微流体的驱动。采用压电陶瓷通过电压形变产生的脉冲流，可用于高频微流控（如 100 Hz 以上）。Sackmann 等（2012）利用压电泵驱动血脑屏障芯片，实现了纳米级药物递送。电渗流驱动主要通过在微通道两端施加电场（50～500 V/cm），通过双电层移动驱动流体。该方法适用于低离子强度溶液（如缓冲液），流速与电场强度呈线性关系。Chen 等（2008）利用电渗流驱动在神经元芯片中实现了神经递质的精准递送，分辨率达 pL/min 级。磁流体驱动指通过外部磁场操控磁性纳米颗粒或磁珠带动流体的方法，主要依赖于洛伦兹力（$F=J \times B$）驱动离子流体，其流速与电流密度 J 和磁场 B 成正比。该方法的优势在于无需机械部件，但需生物相容性磁性材料（如 $Fe_3O_4@SiO_2$），适合于密闭式器官芯片。McCoy 等（2025）开发了磁驱动的肝芯片模型，利用磁珠在线捕获肝细胞分泌的外泌体，回收效率达 90% 以上。声流体驱动主要通过叉指换能器产生的 MHz 级表面声波，利用声流效应诱导微涡流，可无接触操控细胞。Abdulla 等（2022）利用声流体驱动方法在肿瘤芯片中实现了循环肿瘤细胞（circulating tumor cell，CTC）的分离，分选纯度超过 85%。

4.3　常用细胞培养形式

人体内不同组织器官的结构和微环境存在显著差异，根据特定器官的结构功能特征以及具体应用需求的不同，器官芯片的细胞培养方式主要可分为组织界面培养和三维（3D）细胞球动态培养两大类。例如，肠芯片、肺芯片、胎盘芯片和血脑屏障芯片等大多采用组织界面细胞培养方式；肝芯片、脑芯片、心脏芯片等则采用 3D 细胞球动态培养方式。

4.3.1　组织界面培养

人体内的组织屏障是由多种结构和生理机制共同构成的防御系统，主要功能是保护机体免受病原体入侵、维持内环境稳定，并参与物质选择性交换。组织界面动态培养通过微流控技术模拟体内组织间的物理化学微环境（如流体剪切力、机械应力、浓度梯度等），构建具有多层细胞结构或跨组织界面的仿生模型。其核心在于通过动态流体驱动，实现细胞间物质交换与机械刺激的精准调控，从而模拟器官的生理或病理功能。

用于组织界面动态培养的器官芯片模型通常采用夹膜式设计，比如使用生物相容性良好的高聚物多孔膜（PET、PC 等）将芯片分隔为不同的腔室，通过在基质胶包被的多孔膜两侧接种组织特异性的上皮、内皮、基质及免疫等细胞类型，从而构建功能化的生理屏障模型。利用器官芯片技术可构建的生物组织屏障模型包括血脑屏障、肺泡屏障、肠屏障、胎盘屏障等。

组织界面动态培养的核心在于多层细胞共培养与界面设计，以及动态流体控制。以肺泡屏障模型为例，肺气血屏障主要包含肺泡上皮细胞和毛细血管内皮细胞，以及上皮细胞表面分泌的活性物质，具有典型的气-液界面特征。在细胞接种并贴壁成熟后，主要在内皮细胞侧灌注培养基，从而维持肺屏障的气-液界面功能特征，使模型更具有生理相关性。此外，通过在多孔膜平行方向两侧设置空腔，利用气压泵周期性控制腔室的收缩，造成薄膜的弹性形变，进而模拟呼吸运动中的动态力学变化。与其同理，肠芯片在界面设计时也可以结合机械拉伸力，从而模拟肠道的蠕动，有助于肠隐窝结构的形成并促进肠上皮细胞的分泌功能。此外，对于肠道而言，共生菌群是其生物屏障的重要组成部分，可以在肠上皮侧引入菌群共培养，更好地体现肠屏障的生理病理特征。流体驱动方面主要采用注射泵和蠕动泵，从而更精确地控制组织动态微环境，同时也有器官芯片公司开发出以产品应用为导向的流控系统，以便用户更方便地使用。

4.3.2 3D 细胞球动态培养

细胞球是一种形式较为简单的 3D 细胞培养模型，广泛应用于生物学研究。与传统的 2D 单层细胞培养相比，细胞球能更好地模拟体内组织的结构和功能，因此在肿瘤学、药物筛选、组织工程等领域具有重要价值。类器官是由干细胞或组织前体在体外自组装形成的 3D 细胞球结构，能够在一定程度上模拟来源组织和器官的发育过程及其关键结构和功能特征。常见的细胞球或类器官培养方法包括悬滴法和非黏附表面培养：悬滴法是指将细胞悬液滴在培养皿盖上，利用重力形成球体；非黏附表面培养则是在低黏附培养皿中培养，防止细胞贴壁，促进聚集。但上述静态培养方式，难以体现组织器官的动态微环境特征，并且会影响营养供给和细胞间交流互作，对细胞状态和功能产生不利影响。

3D 细胞球动态培养以细胞球或类器官为核心，结合器官芯片技术，通过动态流体灌注或重力驱动，提升细胞间相互作用与传质效率。其优势在于更接近体内组织的 3D 结构，适用于高通量药物筛选和毒性测试。芯片上的 3D 细胞球培养主要分为两种形式：一是将细胞与基质胶一起加入芯片中，使其原位成球并进行灌注培养；二是在静态条件下诱导细胞成球后，再将细胞球或类器官从基质胶中解离，而后连同新的基质胶一起加入芯片中进行动态培养。原位生成的方式操作更为简便，但对芯片的材质、黏附性以及微观形貌结构有一定要求，此外也可以采用悬滴式芯片，通过重力驱动形成细胞球，再结合微流控通道提供连续培养基供应，减少球体中心细胞坏死问题。

细胞外基质胶是 3D 细胞球培养所依赖的支架材料，通过基质材料交联后形成 3D 多孔网络，将细胞固定在基质内部，从而形成特定的 3D 微组织。将芯片的结构设计与基质胶的图案化相结合，可以实现高度时空可控的 3D 类器官芯片模型的构建。常用于 3D 细胞球培养的基质胶有胶原蛋白、层粘连蛋白、Matrigel 等天然基质，其具有良好的生物相容性、生物降解性和温和的交联条件等优势。部分特定应用需求下，也会采用 PEG 等人工合成基质，其最大的特点在于组分确定，并且易于修饰和改性。此外，基质胶的软硬度等机械性能也会对细胞的分化和功能产生影响，因此应依据具体的组织器官模型和应用需求，选择合适的基质胶材料和组分。

在类器官或细胞球培养中，通常对流体条件的控制精度没有过高的要求。流体不仅可通过提供剪切力促进干细胞分化，还在物质交换和细胞间相互作用中发挥关键作用。常用的流体驱动方式不仅有注射泵和蠕动泵，还可以通过精密摇床实现无泵驱动的动态流体灌注，从而简化体系的复杂度，使操作更加简便。

4.3.3 细胞共培养

多个器官的协同工作是维持人体正常功能的前提，尽管人体多数器官都相对独立存在，但是各个器官通过血液循环、淋巴液循环、组织液等途径时时刻刻进行相互作用，以维持人体稳态。许多生命过程依赖于全身器官，如内分泌系统、糖稳态调节等；许多病理过程，如糖尿病、病毒感染、退行性疾病也都与全身多数器官相关。而且摄入药物也依赖于肠、肝、肾等器官产生 ADME（吸收、分配、代谢、排泄）过程，因此研究器官之间的相互作用一直是体外模型领域，甚至是生物学领域关注的一大重点。现阶段器官芯片研究重心已逐步从重现单个器官的结构和功能特征，转为构建多器官芯片系统，在整体水平上反映人体器官关键功能以及器官间相互作用，这就为多种细胞的共培养提出了更高的挑战。

目前，多种细胞共培养的最大挑战是通用培养基的开发，其重要思路是综合考虑优化出适应多种细胞类型的组合式培养基，该培养基应尽量减少血清等复杂成分添加物的使用。可通过对多种待培养靶器官常用培养基的成分进行优化分析，去异求同，添加特定成分明确的添加物、生化因子等，实现通用型培养液的开发。另外，还可以借鉴微流控技术中分区共培养的技术经验，将不同器官芯片模块分别放置在不同的培养腔室中，每个腔室内加入靶器官个性化的培养基，再通过流体连接的方式实现微环境的互通，进行联合培养。

参 考 文 献

林炳承, 秦建华. 2006. 微流控芯片实验室. 北京: 科学出版社.

Abdulla A, Zhang T, Li S, et al. 2022. Integrated microfluidic single-cell immunoblotting chip enables high-throughput isolation, enrichment and direct protein analysis of circulating tumor cells. Microsyst Nanoeng, 8: 13.

Becker M, Heim C. 2006. Microfluidics: Principles and Applications. Weinheim: Wiley-VCH.

Chen Y, Guo C, Lim L, et al. 2008. Compact Microelectrode Array System: Tool for *in situ* Monitoring of Drug Effects on Neurotransmitter Release from Neural Cells. Analytical Chemistry, 80(4): 1133-1140.

Fang G, Lu H, Al-Nakashli R, et al. 2021. Enabling peristalsis of human colon tumor organoids on microfluidic chips. Biofabrication, 14(1). DOI:10.1088/1758-5090/ac2ef9.

Günther C, Winner B, Neurath M F, et al. 2022. Organoids in gastrointestinal diseases: from experimental models to clinical translation. Gut, 71(9): 1892-1908.

Herland A, Maoz B M, Das D, et al. 2020. Quantitative prediction of human pharmacokinetic responses to drugs via fluidically coupled vascularized organ chips. Nat. Biomed. Eng., 4(4): 421-436.

Huh D, Matthews B D, Mammoto A, et al. 2010. Reconstituting Organ-Level Lung Functions on a Chip. Science, 328(5986): 1662-1668.

Kim L, Toh Y C, Voldman J, et al. 2007. A practical guide to microfluidic perfusion culture of adherent mammalian cells. Lab on a Chip, 7(6): 681-694.

McCoy R, Wang K, Treiber J, et al. 2025. Mucus-on-a-chip: investigating the barrier properties of mucus with organic bioelectronics. J. Mater. Chem. B, 13(2): 577-587.

Pancaldi L, Noseda L, Dolev A, et al. 2022. Locomotion of Sensor-Integrated Soft Robotic Devices Inside Sub-Millimeter Arteries with Impaired Flow Conditions. Advanced Intelligent Systems, 4(5): 2100247.

Sackmann E K, Berthier E, Young E W, et al. 2012. Microfluidic kit-on-a-lid: a versatile platform for neutrophil chemotaxis assays. Blood, 120(14): e45-53.

Squires T M, Quake S R. 2005. Microfluidics: Fluid physics at the nanoliter scale. Reviews of Modern Physics, 77(3): 977-1026.

Stone H A, Stroock A D, Ajdari A. 2004. Engineering flows in small devices: microfluidics toward a lab-on-a-chip. Annual Review of Fluid Mechanics, 36: 381-411.

Tabeling P. 2005. Introduction to Microfluidics. Oxford: Oxford University Press.

Walker G M, Zeringue H C, Beebe D J. 2004. Microenvironment design considerations for cellular scale studies. Lab on a Chip, 4(2): 91-97.

Yoshida K, Nakano T, Okamoto K. 2008. Electrokinetic Flow in Microfluidics. Lab on a Chip, 8(2): 282-291.

Yu H M, Meyvantsson I, Shkel I A, et al. 2005. Diffusion dependent cell behavior in microenvironments. Lab on a Chip, 5(10): 1089-1095.

Zeng Y, Lee T S, Yu P, et al. 2006. Mass transport and shear stress in a microchannel bioreactor: numerical simulation and dynamic similarity. Journal of Biomechanical Engineering, 128(2): 185-193.

Zhang S Y, Ong W S Y, Subelzu N, et al. 2024. Validation of a Caco-2 microfluidic Chip model for predicting intestinal absorption of BCS Class I-IV drugs. Int J Pharm, 656: 124089.

Zhang Y, Li D, El-Ali J. 2010. Microfluidic Device Design and Fluid Mechanics. Journal of Micromechanics and Microengineering, 20(1): 015013.

第 5 章 器官芯片功能检测手段

器官芯片的核心价值在于其能够高度模拟人体器官的复杂结构和功能，从而提供更加准确和可靠的生物学信息。为了实现器官芯片功能的多维度、多模态检测分析，需要采用多种先进的检测技术，从分子、细胞、组织多层次研究器官功能、代谢活动，以及对外界刺激或药物的响应。这些检测手段不仅有助于揭示细胞间的相互作用、信号传导路径和组织动态变化，还能为药物筛选、毒性测试和个性化医疗提供关键数据支持。因此，选择合适的检测手段对于确保实验结果的可靠性和可重复性至关重要。本章内容将针对目前器官芯片中常用检测手段的特点及其适用的场景进行介绍。

5.1 成像分析

成像分析是最为直观的生物学表征手段之一，通过明场显微成像技术可以直接获取器官芯片上的细胞组织形貌和结构信息。此外，借助免疫荧光染色等方式，还可以在暗场下观测到细胞上标记蛋白的表达情况。除了光学显微镜外，电子显微镜也常用于器官芯片上微观结构的表征。其中，扫描电子显微镜（scanning electron microscope，SEM）主要用于观察细胞组织表面结构和立体形貌特征，透射电子显微镜（transmission electron microscope，TEM）则用于表征细胞内部的超微结构或细胞器的全貌。

5.1.1 光学显微成像

光学显微成像是最常用的器官芯片表征手段之一，利用商品化的光学显微镜，既可以对器官芯片直接进行明场观测，又能结合荧光检测系统和荧光染料对靶标蛋白进行表征。此外，借助共聚焦显微镜还可以实现对器官芯片的 z 轴扫描和 3D 重构，在搭配细胞培养舱的情况下也能完成对芯片上组织发育状况的实时监测。Guo 等（2021）采用共聚焦荧光显微镜对肠芯片模型进行了表征和 3D 重构，展示了肠屏障的细胞间紧密连接和肠绒毛结构，并展示了 SARS-CoV-2 病毒感染引起的屏障结构破坏。Tao 等（2019）通过荧光显微镜对芯片上的胰岛类器官进行了实时的钙离子成像分析，从而反映了动态和静态培养条件下胰岛类器官内钙信号变化的差异。

虽然商品化的显微镜具有非常完善的功能，但存在价格昂贵、便携性差等局限性。作为其替代品，光纤甚至智能手机也可以在器官芯片系统中行使光学成像的功能。Kimura 等（2008）将光纤集成在微流控芯片系统中，配合荧光染料用于对芯片上长时间灌流培养的肠组织的在线观测。Cho 等（2016）在肾芯片上集成了发光二极管、光纤和物镜，并以功能化的荧光纳米颗粒作为探针，采用智能手机进行成像分析，从而实现对毒素暴露下肾脏组织功能的在线监测。

5.1.2 电子显微成像

电子显微成像是利用电子束轰击来获取样品形貌或结构信息的破坏性表征方法，由于其特殊的样品前处理步骤和成像时对真空度的要求，该方法仅适用于器官芯片上样本的离线表征。最常用的电子显微成像技术有 SEM 和 TEM。SEM 的优点是景深长，获得的图片立体感强；TEM 的优势则在于分辨率更高。

Miura 等（2015）构建了胎盘屏障芯片模型，并通过 SEM 表征了不同流体作用下，滋养层表面微绒毛的长度和密度，并以此为基础探究了流体剪切力对胎盘微绒毛生长的影响。Guo 等（2018）利用 SEM 表征了不同基底膜材质构建的肠芯片模型上肠屏障结构的差异，证明了仿生的多孔硝酸纤维素膜更适用于肠上皮细胞的贴附和肠屏障的形成。Zhang 等（2021）在芯片上构建了人肺泡模型，采用 TEM 表征了肺泡上皮细胞表面的微绒毛结构和胞内板层体的超微结构，以及 SARS-CoV-2 感染后细胞内团聚的病毒颗粒，证实了新冠病毒对 II 型肺泡上皮细胞的感染能力。

5.2 生物传感

细胞培养环境中的标志物分子可用于反映细胞的代谢活性和生物学功能，传统的检测技术如高效液相色谱，由于所需样本量较大等因素，不适用于器官芯片上生物活性分子的检测。但借助微流控芯片技术本身易于集成化的优势，可以将传感器件与器官芯片整合在一起，从而实现对器官芯片上细胞生长状况的原位实时监测。依据传感信号的不同，器官芯片上的生物传感可以分为电化学传感和光学传感两大类，检测的靶标主要包括 O_2、pH 和代谢相关分子（葡萄糖、乳酸等）。

5.2.1 电化学传感

电化学传感器因其检测特异性强、灵敏度高的特点被广泛应用于生化传感领域。丝网印刷、化学气相沉积等技术的发展使得电极易于集成在微流控芯片上，从而让器官芯片与电化学传感的结合成为可能。电化学传感器的作用机制在于工作电极表面修饰物与待测分子的氧化还原反应所引起的离子或电子增减会导致溶液电学特性的变化。电化学传感器依据信号识别方式的不同可以分为电流、电位和电导传感器三种，三者均能将生物识别分子的反应转化为可量化的信号，从而实现对靶标物质的定量分析。

细胞代谢活性相关指标，如葡萄糖、O_2 和 pH 等是最为常见的传感检测指标。Moya 等（2018）利用喷墨打印技术在肝脏芯片系统中集成了电流传感器，能够监测 O_2 浓度沿通道的变化趋势，并反映肝脏的代谢状态。Misun 等（2016）在基于悬滴技术的多组织培养器官芯片上集成了 4 个氧化酶修饰的工作电极，以及铂对电极和 Ag/AgCl 参比电极，用于实时监测不同位点的人结肠癌组织的葡萄糖和乳酸分泌量，从而表征不同培养条件对肿瘤代谢的影响。

除此以外，电化学传感器还被用于检测关键的生物标志物，以此反映组织器官对外界刺激的响应情况。Shin 等（2016）在心脏类器官芯片上集成了核酸适配体功能化的电化学传感器，用于靶向识别并检测损伤心脏组织释放的肌酸激酶，从而表征心脏类器官的损伤水平及药物治疗效果。Ortega 等（2019）在用水凝胶材料制备的肌肉组织芯片中集成了氧化铟叉指阵列电极和功能化金电极，前者用于对肌肉组织施加电刺激，后者则用于在线监测刺激导致的 TNF-α 和 IL-6 水平变化。

5.2.2 光学传感

不同于电化学传感器中存在电极与细胞或培养基直接接触的问题，光学传感依赖于非接触式的电磁辐射，信号噪声低、持久性强，且时间分辨率高，非常适用于活细胞体系的传感和监测。应用于器官芯片领域的光学传感器可以分为荧光型和光谱型两大类，其中光谱型依据原理的不同又可分为紫外可见吸收光谱（UV-visible absorption spectrum，UV-Vis）、红外光谱（infrared spectrum，IR）和表面等离子体共振（surface plasmon resonance，SPR）等。

荧光型光学传感器主要用于对 O_2 浓度的检测，借此反映活细胞的代谢情况。Mousavi 等（2016）将钌基荧光染料作为氧探针修饰在器官芯片上，利用 O_2 分子对其荧光猝灭作用，配合光电检测器，实现对芯片通道中溶解氧的检测。Rennert 等（2015）采用相似的方法在肝脏类器官芯片的出入口处集成了两个荧光传感器，依靠 O_2 分子引发的动态荧光猝灭，实时监测培养基中溶解氧的水平，从而反映动态和静态培养条件下肝类器官的代谢水平差异。

光谱型传感器种类多样，在器官芯片领域也发挥着多种检测功能。Desrousseaux 等（2012）将肾屏障芯片通过流体控制系统与 UV-Vis 分光光度计联用，实现了对培养基中咖啡因和维生素 B_{12} 的在线检测。Loutherback 等（2015）在芯片上设置开放的检测窗口并覆盖上多孔金膜，实现了红外光谱仪与器官芯片的联用，并成功通过红外光谱完成了对芯片上细胞分泌糖蛋白组分的长时间监测。

Ortega 等（2021）在仿生胰岛芯片上集成了功能化金纳米线作为 SPR 传感元件，依据胰岛素吸附在传感元件表面引起的 SPR 光谱峰位移，来实现对胰岛素分泌情况的在线监测。

5.3 电学检测

电学检测法具有灵敏度高、易于集成化等优势。采用丝网印刷技术或 lift-off 工艺可以方便地将电极集成到器官芯片上，从而实现对芯片上电信号的实时监测。最常用于器官芯片的电学检测方法为跨膜电阻（transendothelial/transepithelial electrical resistance，TEER）和细胞阻抗传感（electric cell-substrate impedance sensing，ECIS）检测。其中，TEER 主要通过对屏障两侧的电极施加低频交流电压，并依据随后产生的电流值来定量评估组织屏障的完整性，以及细胞的离子运输和紧密连接功能。ECIS 主要通过对细胞培养表面的电极施加恒定的交流电流，依据绝缘细胞膜引起的电势变化，从而实时监测并量化细胞的黏附、扩散及细胞间紧密连接的强度。

5.3.1 跨膜电阻

TEER 常用于表征细胞间连接的形成以及生理屏障结构的完整性。虽然借助商品化的跨膜电阻测量仪和外置电极可以实现该功能，但这种方式也会影响芯片体系的便携性和集成度。通过丝网印刷技术将电极与芯片集成，可以实现细胞状态的在线实时监测。Yeste 等（2017）将薄膜电极集成在微流控芯片底部，并在其上构建了血-视网膜屏障模型。不同于传统的 TEER 测量方法，该体系中电极只分布在屏障的一侧，可以同时实现高时空分辨率成像和 TEER 实时监测。van der Helm 等（2019）在肠屏障模型两侧集成了金薄膜电极，利用 TEER 值的变化不仅可以表征屏障的紧密程度，也能够判断肠微绒毛结构的形成，采用的小面积电极对还可以避免不均匀的电位分布。

5.3.2 细胞阻抗传感

ECIS 与 TEER 相似，也是一种阻抗测量方法，可以测量生长在电极表面的细胞所产生的电位变化，并由此表征细胞-基底或细胞-细胞间相互作用的大小。Wu 等（2018）在集成了金电极阵列的芯片上进行 3D 肿瘤细胞球培养，利用 ECIS 实时监测细胞状态的变化，探究了肿瘤细胞在抗癌药物作用下的响应，并与 2D 培养模型进行了对照，证明 3D 肿瘤细胞球具有更强的抗药性。Khalid 等（2020）在肺芯片模型上集成了氧化铟锡薄膜电极，该电极能够在原位显微成像的同时监测电信号的变化，从而反映细胞毒性水平。此外，采用氧化铟锡作为电极材料可以避免产生细胞毒性，减小外界因素对实验结果的影响。

5.4 质谱检测

质谱（mass spectrum，MS）是一种无标记的多分析物高灵敏度检测技术，非常适用于对器官芯片上复杂且微量的组分进行定量分析。近年来，随着微流控芯片与质谱间接口设计的难题被逐渐解决，器官芯片与质谱联用为生物学研究提供了一个理想的平台。常用于芯片联用的质谱技术有电喷雾电离质谱（electrospray ionization mass spectrometer，ESI-MS）、纸喷雾电离质谱（paper spray ionization-mass spectrometer，PSI-MS）、电感耦合等离子体质谱法（inductively coupled plasma mass spectrometry，ICP-MS）及基质辅助激光解吸电离质谱法（matrix-assisted laser desorption/ionization-mass spectrometry，MALDI-MS）等。

由于目标化合物的电离大多发生在液相体系中，ESI 对于芯片与质谱联用而言是比较理想的选择。在该体系中，最大的挑战在于细胞培养基中高浓度的糖、盐和蛋白质会导致严重的离子抑制，因此需要在中间添加样品处理步骤，其中最常用的纯化方法是固相萃取（solid phase extraction，SPE）。Zhang 等（2015）在肝芯片下游整合了微型 SPE 色谱柱，使其能够收集培养基并去除其中的有机大分子，然后将其送入 ESI-MS 进行质谱分析，成功实现了肝脏对药物前体代谢作用的监测。但该体系中的 SPE 色谱柱脱机洗脱步骤会影响方法整体的时间分辨率。Marasco 等（2015）则采用了分离式的 SPE 色谱柱，利用一系列三通切换阀和双环路设计实现了连续的样品采集与 SPE 柱洗脱，能够实时监测可卡因对免疫细胞的影响。

PSI 是一种环境电离技术，能够将沉积在质谱仪器入口前的三角形纸张上的样品进行电离，其主要优点在于成本低、易于化学改性且无需额外的样品处理步骤。PSI-MS 与器官芯片的联用主要可分为两种。一种是直接将细胞接种在纸基上，用异丙醇裂解后进行质谱分析，这属于破坏式的终点检测方法。Chen 等（2015）在聚碳酸酯为基底的纸芯片上进行细胞接种，通过纸片的变形、堆叠和组装可实现细胞共培养和 3D 组织结构的构建。同时，研究者还利用 PSI-MS 对细胞药物代谢进行无标的快速分析。另一种是基于微透析的原理，对细胞培养基中的目标物质进行在线监测。Liu 等（2016）在微流控芯片上设计了微液滴采样系统，能够对细胞培养基进行微量取样，并通过 PSI-MS 进行检测，实现了对细胞在不同剂量药物作用下代谢水平的实时分析。

5.5 组学分析

组学分析是系统性研究生物体内某一类生物分子（如核酸、蛋白质、代谢物等）的完整集合及其相互作用的技术与科学，旨在从整体层面揭示生命过程的分子机制。其名称来源于"-omics"后缀，代表对某一层次生物系统的全面解析。组学的种类纷繁复杂，其中常用于器官芯片研究的有转录物组学、蛋白质组学及代谢物组学。

转录物组学主要是从整体 RNA 水平来研究基因表达的情况。现阶段转录物组学分析技术的发展已较为成熟，在器官芯片领域常用于生理机制的深入分析。Deng 等（2022）通过调控流体剪切作用和培养基组分，在芯片上构建了人源诱导多能干细胞（induced pluripotent stem cell，iPSC）来源的胎盘滋养层类器官模型，并利用转录物组分析方法探究了流体剪切力促进滋养层细胞分化的潜在机制。

蛋白质组学主要基于质谱分析技术来研究蛋白质表达水平及蛋白质之间的相互作用等，从而帮助科研人员更深入地认识细胞代谢、疾病发生等过程的内在机制。Wang 等（2020）在芯片上构建了肺泡仿生模型，并在肺泡上皮侧加入 SARS-CoV-2 进行病毒感染，通过蛋白质组分析方法揭示了线粒体为 SARS-CoV-2 感染宿主细胞的主要细胞器靶点。

代谢物组学研究方法与蛋白质组学相似，同样基于质谱分析技术，但研究对象主要针对于分子质量在 1000 Da 以内的代谢小分子，在疾病诊断和医疗研究方面具有广泛的应用。Danoy 等（2021）在芯片上构建了人源 iPSC 来源的肝脏仿生模型，并结合代谢物组学、蛋白质组学和转录物组学揭示了肝脏再生过程中涉及的复杂分子机制。

5.6 小　　结

综上所述，器官芯片作为一种新型的生物医学研究模型，常规的生物学检测手段均可用于芯片模型的功能分析。未来，随着细胞生物学、生物材料、医学和工程技术的进一步发展，器官芯片模型的构建将更加功能化和通量化，其产生的生物学信息也将更加庞大和复杂。这也为器官芯片的功能检测提出了更高的需求，在芯片上实现生物传感、生物成像等多种检测手段的整合与智能化的功能分析及预测，将会是器官芯片技术体系发展的重要方向之一。

参 考 文 献

Chen Q S, He Z Y, Liu W, et al. 2015. Engineering cell-compatible paper chips for cell culturing, drug screening, and mass spectrometric sensing. Advanced Healthcare Materials, 4(15): 2291-2296.

Cho S, Islas-Robles A, Nicolini A M, et al. 2016. *In situ*, dual-mode monitoring of organ-on-a-chip with smartphone-based fluorescence microscope. Biosensors and Bioelectronics, 86: 697-705.

Danoy M, Tauran Y, Poulain S, et al. 2021. Multi-omics analysis of hiPSCs-derived HLCs matured on-chip revealed patterns typical of liver regeneration. Biotechnology and Bioengineering,

118(10): 3716-3732.

Deng P W, Cui K L, Shi Y, et al. 2022. Fluidic flow enhances the differentiation of placental trophoblast-like 3D tissue from hiPSCs in a perfused macrofluidic device. Frontiers in Bioengineering and Biotechnology, 10: 907104.

Desrousseaux C, Prot J M, Dufresne M, et al. 2012. Evaluation of the mass transfers of caffeine and vitamin B12 in chloroacetaldehyde treated renal barrier model using a microfluidic biochip. Sensors and Actuators B: Chemical, 174: 465-472.

Guo Y Q, Li Z Y, Su W T, et al. 2018. A biomimetic human gut-on-a-chip for modeling drug metabolism in intestine. Artificial Organs, 42(12): 1196-1205.

Guo Y Q, Luo R H, Wang Y Q, et al. 2021. SARS-CoV-2 induced intestinal responses with a biomimetic human gut-on-chip. Science Bulletin, 66(8): 783-793.

Khalid M A U, Kim Y S, Ali M, et al. 2020. A lung cancer-on-chip platform with integrated biosensors for physiological monitoring and toxicity assessment. Biochemical Engineering Journal, 155: 107469.

Kimura H, Yamamoto T, Sakai H, et al. 2008. An integrated microfluidic system for long-term perfusion culture and on-line monitoring of intestinal tissue models. Lab on a Chip, 8(5): 741-746.

Liu W, Lin J M. 2016. Online monitoring of lactate efflux by multi-channel microfluidic chip-mass spectrometry for rapid drug evaluation. ACS Sensors, 1(4): 344-347.

Loutherback K, Chen L, Holman H Y N. 2015. Open-channel microfluidic membrane device for long-term FT-IR spectromicroscopy of live adherent cells. Analytical Chemistry, 87(9): 4601-4606.

Marasco C C, Enders J R, Seale K T, et al. 2015. Real-time cellular exometabolome analysis with a microfluidic-mass spectrometry platform. PLoS One, 10(2): e0117685.

Misun P M, Rothe J, Schmid Y R F, et al. 2016. Multi-analyte biosensor interface for real-time monitoring of 3D microtissue spheroids in hanging-drop networks. Microsystems & Nanoengineering, 2: 16022.

Miura S, Sato K, Kato-Negishi M, et al. 2015. Fluid shear triggers microvilli formation via mechanosensitive activation of TRPV6. Nature Communications, 6: 8871.

Mousavi Shaegh S A, De Ferrari F, Zhang Y S, et al. 2016. A microfluidic optical platform for real-time monitoring of pH and oxygen in microfluidic bioreactors and organ-on-chip devices. Biomicrofluidics, 10(4): 044111.

Moya A, Ortega-Ribera M, Guimerà X, et al. 2018. Online oxygen monitoring using integrated inkjet-printed sensors in a liver-on-a-chip system. Lab on a Chip, 18(14): 2023-2035.

Ortega M A, Fernández-Garibay X, Castaño A G, et al. 2019. Muscle-on-a-chip with an on-site multiplexed biosensing system for *in situ* monitoring of secreted IL-6 and TNF-α. Lab on a Chip, 19(15): 2568-2580.

Ortega M A, Rodríguez-Comas J, Yavas O, et al. 2021. *In situ* LSPR sensing of secreted insulin in organ-on-chip. Biosensors, 11(5): 138.

Rennert K, Steinborn S, Gröger M, et al. 2015. A microfluidically perfused three dimensional human liver model. Biomaterials, 71: 119-131.

Shin S R, Zhang Y S, Kim D J, et al. 2016. Aptamer-based microfluidic electrochemical biosensor for monitoring cell-secreted trace cardiac biomarkers. Analytical Chemistry, 88(20): 10019-10027.

Tao T T, Wang Y Q, Chen W W, et al. 2019. Engineering human islet organoids from iPSCs using an organ-on-chip platform. Lab on a Chip, 19(6): 948-958.

van der Helm M W, Henry O Y F, Bein A, et al. 2019. Non-invasive sensing of transepithelial barrier function and tissue differentiation in organs-on-chips using impedance spectroscopy. Lab on a Chip, 19(3): 452-463.

Wang P, Luo R H, Zhang M, et al. 2020. A cross-talk between epithelium and endothelium mediates human alveolar–capillary injury during SARS-CoV-2 infection. Cell Death & Disease, 11(12): 1042.

Wu Q, Wei X W, Pan Y X, et al. 2018. Bionic 3D spheroids biosensor chips for high-throughput and dynamic drug screening. Biomedical Microdevices, 20(4): 82.

Yeste J, García-Ramírez M, Illa X, et al. 2017. A compartmentalized microfluidic chip with crisscross microgrooves and electrophysiological electrodes for modeling the blood-retinal barrier. Lab on a Chip, 18(1): 95-105.

Zhang J, Wu J, Li H F, et al. 2015. An *in vitro* liver model on microfluidic device for analysis of capecitabine metabolite using mass spectrometer as detector. Biosensors and Bioelectronics, 68: 322-328.

Zhang M, Wang P, Luo R H, et al. 2021. Biomimetic human disease model of SARS-CoV-2-induced lung injury and immune responses on organ chip system. Advanced Science (Weinh), 8(3): 2002928.

第 6 章 器官芯片与神经系统研究

6.1 神经系统概述

神经系统是生命活动的核心调控系统,通过复杂的信号传递网络协调身体各器官的功能,实现对外界环境的感知与适应。神经系统主要由中枢神经系统(central nervous system, CNS)(包括脑和脊髓)与周围神经系统两大部分组成,二者协同工作,确保感知、运动、思维和内脏功能的正常运行。脑是人体最复杂的器官,由端脑、间脑、脑干和小脑组成。脑细胞主要包括神经元和神经胶质细胞。神经元之间通过突触建立联系,形成错综复杂的神经环路,主要负责处理和储存与脑功能相关的信息。神经胶质细胞主要起支持作用,包括参与神经元营养供应和新陈代谢、形成神经元轴突外的髓鞘、参与免疫监视和神经炎症反应等。

人脑是一个高度血管化的器官,脑内存在一套位于脑实质与血液循环系统之间高度选择性的屏障系统——血脑屏障(blood-brain barrier, BBB)。BBB 由脑微血管内皮细胞、基底膜、周细胞和星形胶质细胞构成。BBB 可以选择性控制营养物质进入脑实质组织、代谢废物排出脑实质组织,同时能够防止外源有害物质或病原体入侵脑,维持大脑生理稳态(图 6-1)。BBB 是神经血管单元(neurovascular unit, NVU)的一部分。该单元由神经元、血管内皮细胞、血管周围的平滑肌细胞和周细胞等、星形胶质细胞、少突胶质细胞、小胶质细胞及基底膜等组成。这些细胞作为一个动态单元,共同发挥作用,严格调节脑血流、血管功能、神经免疫反应和废物清除等过程。NVU 结构是实现神经血管耦合和 BBB 等许多脑血管特有功能的基础。神经系统功能异常通常会引发神经系统疾病,

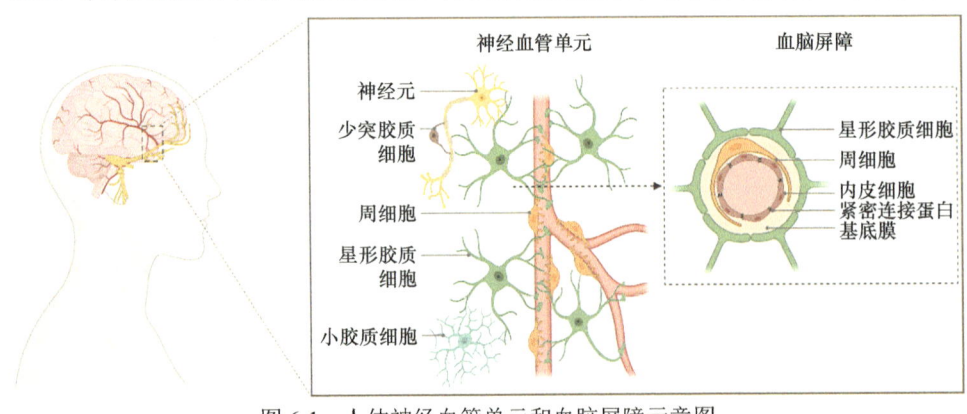

图 6-1　人体神经血管单元和血脑屏障示意图

如神经退行性疾病（阿尔茨海默病、帕金森病、肌萎缩侧索硬化等）、脑卒中、脑炎、脑膜炎等。

神经系统的生理、病理研究具有高度复杂性、动态可塑性及多尺度调控特性，因而成为最具挑战性的研究领域之一。传统研究模型在模拟人类神经生理与病理过程时存在显著局限性，由于人体与动物在遗传背景和神经系统生理构造方面差异较大，动物模型很难真实模拟人体神经系统疾病的病理反应，尤其涉及复杂的细胞间相互作用，以及 CNS 与外周器官的交互机制等方面，无法复现神经环路与系统效应。因此，神经科学领域迫切需要开发与人体高度相关的仿生脑器官模型。器官芯片通过仿生设计和跨学科整合，能够构建仿生脑微环境及神经回路，模拟多细胞间的相互作用和病理过程，从而为神经系统研究提供一个更贴近人体的实验平台。

6.2 神经系统器官芯片模型

伴随器官芯片技术的发展，构建具有复杂结构和功能的器官芯片，对于探究人体神经发育过程和神经系统疾病的致病机理，以及开展新药研发等具有重要意义。目前已经构建出多种类型的器官芯片用于神经系统研究，包括 BBB 芯片、NVU 芯片、视网膜芯片等。这些芯片模型被广泛应用于神经科学的各个领域，例如，通过微尺度芯片通道设计导向神经元轴突的生长；通过界面结构探究神经元-胶质细胞相互作用；通过夹膜芯片模拟 BBB 结构，并用于神经系统疾病中 BBB 损伤研究。同时，得益于近年来干细胞技术的快速发展，研究人员已经将干细胞技术结合到神经系统器官芯片研究中，例如，利用干细胞诱导的脑微血管内皮细胞、星形胶质细胞和神经元，成功构建出生理功能更加完善的 NVU 模型。

6.2.1 血脑屏障（BBB）芯片

BBB 是一种特殊的脑微血管系统，它严格调节血液循环系统和 CNS 之间的营养物质、代谢物和离子的转移，以维持大脑的稳态平衡。BBB 的高选择性能够保护大脑免受血液中潜在的有毒物质和病原体的危害，并使大脑中的废物得以清除，从而起到对 CNS 的一线保护作用。此外，BBB 的高选择性也是 CNS 疾病（如神经退行性疾病、脑血管疾病和脑肿瘤）治疗过程中药物递送的主要障碍。建立 BBB 芯片旨在通过微流控技术体外模拟血脑屏障的生理结构和功能特性。BBB 芯片主要由星形胶质细胞、小胶质细胞、周细胞和微血管脑内皮细胞相互连接而构成。BBB 芯片已被证明可以重建类似人类体内的通透性屏障，这对于筛选治疗 CNS 疾病的药物至关重要。该芯片还被用来模拟神经炎症，以及药物、纳米载体、肿瘤细胞外小泡等在 BBB 上的传递。

BBB 芯片可仿生建立完整的内皮细胞间紧密连接和缝隙连接，模拟体内 BBB 的主要功能（图 6-2）。其主要构建方式有夹膜设计和并行通道设计两种。Booth 等（2012）开发了一种三层结构的夹膜芯片装置，其中垂直交叉的上下层通道由 10 μm 厚的多孔聚碳酸酯薄膜隔开。血管内皮细胞和星形胶质细胞分别接种于上下层通道，并在薄膜的上下表面形成连续的细胞层。通过在芯片中集成氯化银电极，可实现对 BBB 的 TEER 动态监测。在 BBB 芯片的并行设计中，多采用并行的微通道或微柱将细胞培养区分隔开，并需要与细胞外基质（extracellular matrix，ECM）等基质凝胶结合使用。作者研究团队开发了一种高通量动态 3D 的 BBB 芯片模型，用于肿瘤脑转移和药效评价研究（Xu et al.，2016）。在该芯片中，基质通道通过栅栏结构与血管侧通道相连接。利用微通道间的高度差对流体表面张力的影响，可使 3D 基质停留在基质室和培养室交界处，形成规整的基质胶表面。最后，通过共培养星形胶质细胞和血管内皮细胞可形成仿生的 BBB 结构。

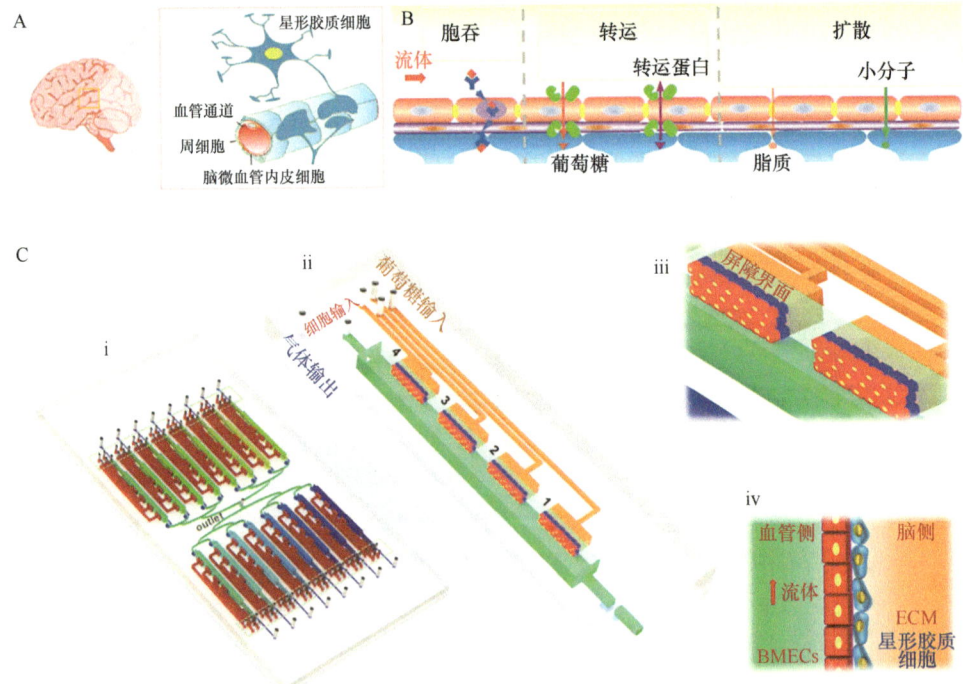

图 6-2　血脑屏障芯片示意图（Xu et al.，2016）

评价 BBB 模型的屏障生理功能，最常用到的评估指标是 TEER 值。因此，可以将电极集成到微流体设备中，以连续测量屏障的 TEER 值，这是一种在不造成细胞和屏障损伤的情况下，可靠地评估内皮屏障的形成、完整性和通透性的手段。同时，可以对内皮细胞所表达的几种紧密连接蛋白进行染色，从而鉴定内皮细胞的形态和分布，并对内皮屏障的完整性进行评估。BBB 可以通过溶质运输维持其动态平衡。跨 BBB 的运输主要有两条途径：细胞旁运输和跨细胞运输。由于内皮细胞之间的间隙较小，与其他内皮屏障相比，BBB 的细胞旁运输过程会受到阻碍。一些小分子，如渗透性或生物活性物质，会被动地穿过 BBB。BBB 细胞旁运输受限，会导致其依赖跨细胞运输模式来维持脑内平衡。因此，通过检测 BBB 芯片的溶质运输来对其功能进行鉴定也是必要的。

随着干细胞技术的快速发展，利用干细胞可以诱导各种不同类型的细胞。Park 等（2019）利用诱导多能干细胞（iPSC）衍生的人脑微血管内皮、人原代脑星形胶质细胞和周细胞共同构建了一款 BBB 芯片。该芯片可以在至少一周时间内再现人体 BBB 的高水平屏障功能。内皮表达高水平的紧密连接蛋白和功能性外排泵，并表现出先前在体内观察到的肽和抗体的选择性胞吞作用。在另一项研究中，Vatine 等（2019）利用 iPSC 衍生的脑微血管内皮细胞和神经元，连同人原代脑星形胶质细胞和周细胞构建了一个完整的 BBB 芯片。该芯片展示出与生理相关的跨内皮电阻值，并能准确预测药理学的血脑通透性。在灌注全血时，研究人员发现芯片上的内皮细胞能够有效保护神经元免受血浆诱导的毒性影响。研究人员进一步利用来自神经系统疾病患者的 iPSC 诱导脑微血管内皮细胞，发现可以预测疾病特异性转运蛋白缺乏和屏障完整性破坏。这些研究为后续开展与 BBB 损伤相关的脑疾病个性化医疗奠定了基础。

6.2.2 神经血管单元（NVU）芯片

NVU 是大脑的基本功能结构单元，由脑血管和邻近的神经组织构成。这个概念强调了神经元、神经胶质细胞和脑血管之间相互联系、相互影响的重要性，并要求将上述三者放在一个微小的三维环境中进行研究。NVU 概念的提出为系统研究神经元-胶质细胞-血管的动态相互作用机制提供了理论框架，尤其为揭示脑损伤后神经保护与血管重塑的协同机制，以及开发多靶点联合治疗策略奠定了研究基础。

近年来，许多 NVU 芯片已经被开发出来，并用于研究某些病原体和药物如何穿透人体 BBB 以及破坏神经元的动态平衡（图 6-3）。这些 NVU 芯片包含神经元、周细胞、星形胶质细胞，以及与星形胶质细胞相连的脑内皮细胞。在最近的一项研究中，人类 NVU 芯片被用来模拟新生隐球菌的脑部感染。该芯片包含一个灌流通道，内皮细胞与邻近的周细胞相连，周细胞上覆有 ECM 凝胶，凝胶中包含来自人类神经干细胞原位分化的星形胶质细胞和神经元。研究结果表明，真菌细胞团穿透BBB而不改变紧密连接，这显示了一种跨细胞介导的机制，并为开发新的治疗方法提供了一定理论基础（Kim et al.，2021）。此外，Jeong 等（2021）利用占位法构建了一种包括多种细胞类型的 NVU 芯片，其中包含脑血管腔样结构，并实现了脑血管内皮细胞、星形胶质细胞、周细胞、神经元、小胶质细胞和少突胶质细胞的 3D 共培养，显示出器官芯片的高度仿生性能。Maoz 等（2018）则通过将三个夹膜芯片进行串联，仿生构建 NVU 模型，分别模拟物质在 BBB 中的内流、脑实质作用以及在 BBB 的外流。在该工作中，研究者利用串联芯片研究了甲基苯丙胺（冰毒）对多种脑细胞功能的影响，并通过代谢组学分析揭示了微血管和神经元之间的代谢关联。

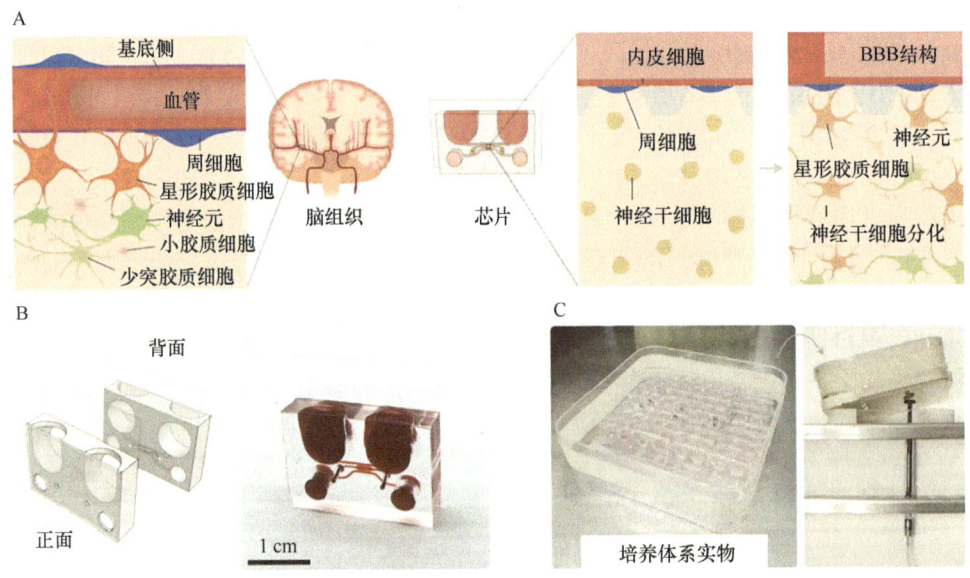

图 6-3　神经血管单元芯片（Kim et al.，2021）

A. 人脑神经血管单元示意图和神经血管单元芯片示意图；B. 神经血管单元芯片的设计示意图和照片；C. 在垂直堆叠于定制容器里的神经血管单元芯片中产生重力驱动流的实验装置

在 CNS 中，多种不同类型的神经细胞相互联系形成神经网络，了解多种神经细胞的生理行为、细胞间互作及其在疾病发生中的作用，对于脑疾病研究至关重要。传统共培养体系中神经细胞间往往存在不可控的无序连接，极大地限制了研究人员对于神经系统疾病机制的研究。利用器官芯片技术构建脑模型，可以在芯片上将不同类型神经细胞进行分区共培养，并引导不同的细胞之间形成有序的细胞间连接，包括神经元与神经元之间、神经元与胶质细胞之间的连接。通过模拟脑内多种细胞类型共同组成的脑微环境及细胞网络体系，可以在分子水平、细胞水平及组织水平上开展神经生理病理机制研究。分区培养模型通常可用于研究生物分子、机械刺激和电刺激对神经细胞的影响。同时，多细胞共培养芯片可用于研究神经细胞之间的相互作用。例如，通过构建脑芯片模拟突触网络内多种细胞的相互作用，可研究神经元和胶质细胞之间的相互关系。Park 等（2012）设计了一种神经元-胶质细胞共培养系统，不同细胞培养室之间通过微通道连通，在芯片的特定区域分泌的细胞因子或处理过的化学物质可以扩散到其他区域，对其他区域不同类型的细胞产生影响。研究发现，星形胶质细胞倾向于在轴突下方生长，并对已建立的轴突造成物理性损伤；而少突胶质细胞往往与相邻轴突方向对齐，未见对轴突的损伤。Lyu 等（2021）构建了一种基于微流控芯片的 3D NVU 芯片，该芯片包含人脑微血管内皮细胞、周细胞、星形胶质细胞、小胶质细胞和神经元，可以在体外很好地复现人体 NVU 的结构功能。基于该模型，研究人员进行了缺血性脑卒中病理模拟，并开展了干细胞治疗的研究。

6.2.3 神经组织芯片

除 BBB 芯片和 NVU 芯片外，用于神经元培养的神经芯片也是神经科学中经常采用的芯片类型。该芯片基于微加工技术，在芯片上加工出直径小于 10 μm 的微通道，允许神经元轴突的生长，但限制神经元胞体进入，从而实现了神经元轴突的规则生长和排布（Taylor et al.，2005）。此外，通过在芯片特定区域添加少突胶质细胞或星形胶质细胞，可促进神经元的生长和功能的提升。该模型通常用于记录神经元的电生理信号，或用于研究神经元轴突内的物质运输。例如，Huang 等（2022）设计的芯片可观察轴突损伤后线粒体运输和能量代谢的动态变化，结合活细胞成像技术（如利用荧光探针 GO-ATeam2 检测 ATP 水平），可以实时追踪轴突损伤后的退化与再生过程。Gribi 等（2018）开发了一种神经芯片，可对数十根髓鞘纤维的动作电位进行快速细胞外记录和轴突追踪。Sharma 等（2019）开发了一种由人类周围神经组织构成的体外仿生模型，该模型能够生长约 5 mm 神经元，可用于研究人类原代施万细胞对 hiPSC 衍生神经元的髓鞘化及神经传导速度的影响，这在以前任何基于人体细胞的体外系统中都是无法实现的。

近年来，研究人员将生物材料与器官芯片相结合，以开发功能更为完善的神经组织芯片模型。研究人员发现，通过生物活性材料（如去细胞化细胞外基质、合成水凝胶）可以调控轴突生长的微环境，进而影响神经元的形态和功能。例如，壳聚糖微球结合 Matrigel 可模拟神经管发育的信号梯度，促进轴突的区域特异性生长和髓鞘形成（Han et al.，2025）。Huval 等（2015）利用水凝胶支架和大鼠胚胎背根神经节的外植体，构建了一种利用空间控制的微工程感觉神经纤维束，并用于细胞内和细胞外电生理信号的记录与研究。Khoshakhlagh 等（2018）提出了一种新型微工程三维水凝胶平台，用于培养髓鞘化胚胎周围神经组织，并以此作为电生理学和组织学分析的有效体外模型，有望用于临床前药物研究。

6.2.4 视网膜芯片

视网膜是眼睛中最复杂且至关重要的部分，它们拥有复杂的生理微环境和精密的解剖结构，以实现视觉功能。视网膜位于眼球的最内层，负责将光信号转化为神经信号并传递至大脑形成视觉图像。视网膜的主要功能是将光线聚焦到视网膜上的光感受器，光感受器将光刺激转化为神经冲动，并将这些信号传递到大脑，从而形成视觉图像。因此，视网膜因其光敏性等特性，成为探索 CNS 的关键组成部分和理想窗口。根据视网膜的功能和解剖结构，可将其分为两个不同的层次：视网膜色素上皮（retinal pigment epithelium，RPE）层和神经视网膜（neural retina，NR）层。它们按照精确的层次结构排列（图 6-4），通过突触层连接，将光信号转化为神经冲动。为了在体外模拟视网膜的复杂生理结构和功能，近年来，研究人员构建了各种类型的视网膜芯片和视网膜类器官。

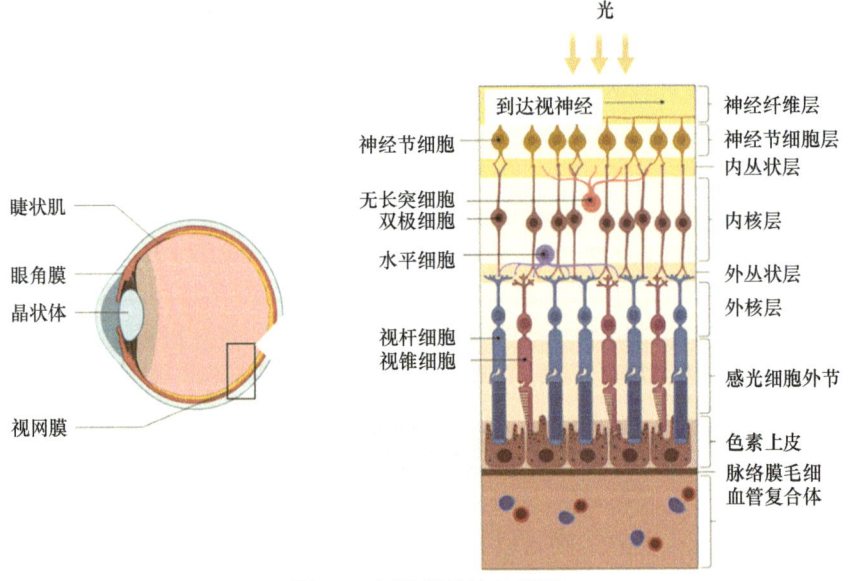

图 6-4　视网膜结构示意图

视网膜芯片是将视网膜细胞或类器官嵌入微流控芯片中，通常包括多个微腔和流道，用于控制培养条件和监测细胞功能。构建方法包括使用生物兼容材料如 PDMS 制造芯片，以及在芯片中集成传感器和电极阵列以实时监测视网膜细胞的生理活动。Ragelle 等（2020）开发了一个人类视网膜微血管芯片模型，用于毒性和药代动力学测试。该模型基于高通量平台，用于体外 3D 功能血管建模，能够模拟由视网膜微血管细胞形成的紧密内皮层，并在连续的培养介质灌注下复现。该微设备用于模拟和量化药物暴露下的小分子运输及屏障破坏。视网膜芯片技术进展为眼科疾病的研究和治疗提供了强有力的工具。

脉络膜新生血管性疾病（CNV）是一类比较常见的视网膜疾病，是致盲的主要原因之一。CNV 会导致视网膜外层血屏障功能的局部破坏，最终引发多种威胁视力的视网膜疾病，如年龄相关性黄斑变性和糖尿病性黄斑水肿。2018 年，Chung 等人构建了一种眼芯片模型，该模型可以在体外模拟视网膜色素上皮-脉络膜复合体。该模型由视网膜色素上皮单层和邻近的可灌注血管网络组成，具有外血-视网膜屏障的功能。此外，该模型成功地模拟 CNV 的发病机制，特别是在形态发生方面，即从预先存在的脉络膜血管中穿透血管新生芽，导致视网膜色素上皮破裂。体外研究也复现了贝伐单抗对 CNV 的治疗作用（Ko et al.，2019）。除了 CNV，视网膜微血管的堵塞也可能导致出血及其他视网膜疾病，如视网膜脱离。Fleck 等（2018）构建了微流体的视网膜模型，能够控制和重现视网膜微血管的堵塞现象，并评估导致堵塞事件发生的动力学机制。除了视网膜微血管疾病，视网膜芯片还被设计用于研究其他视网膜疾病的生理和病理机制。青光眼通常由眼内压异常升高引起，表现为视网膜神经节细胞的逐渐退化。通过控制连接到腔室的液体储液器的液体水平，可以复制原发性视网膜神经节细胞在异常高压下的病理相关反应，包括轴突及其他神经突起的长度、分支复杂性和细胞活力的减少（Wu et al.，2019）。

此外，视网膜芯片模型还被应用于相关疾病的治疗研究。眼内注射多种药物是眼科治疗眼内炎、年龄相关性黄斑变性、囊性黄斑水肿和糖尿病视网膜病变的一种有效且广泛采用的方法。其主要优点之一是能够最大化眼内局部药物浓度，实现长期效果，同时避免系统给药可能带来的毒性。药物通过注射进入玻璃体腔，允许其在玻璃体液中自由扩散，然后到达眼睛后段的药物靶点。微流控芯片支持视网膜类器官的长期培养，使其成为眼内注射建模的理想平台。Achberger 等（2021）构建了视网膜芯片，以验证腺相关病毒（adeno-associated virus，AAV）载体用于视网膜基因治疗的有效性。在研究中，具有血管样灌注通道和功能性外部 BRB 的视网膜器官芯片模型被发现具有多种复合应用途径，同时 AAV 载体被添加到类器官的水凝胶上，以模拟临床实践中的眼内注射。采用多种 AAV 载体血清型来研究其对视网膜组织的基因转导效率和细胞嗜性。

视网膜芯片技术为眼科疾病的研究和治疗提供了强有力的工具。未来的研究应集中于提升视网膜类器官的功能模拟能力、完善其与血管系统的整合，并探索其在临床应用中的潜力。

6.3 主要应用示例

6.3.1 神经退行性疾病

阿尔茨海默病（Alzheimer's disease，AD）是老年人群中最常见的神经退行性疾病之一，也是最常见的痴呆类型，主要表现为认知和记忆功能不断恶化、失语、失用、失认和执行功能障碍等。AD 的主要病理特征是在细胞外可检测到 Aβ 蛋白沉积形成的老年斑，以及在细胞内由磷酸化的 tau 蛋白聚集形成的神经纤维缠结（Shin et al., 2019）。AD 发病病因复杂，涉及脑内多种类型细胞和外周免疫细胞。因细胞体系过于简单，传统的 2D 细胞模型在模拟 AD 疾病过程中复杂的细胞间相互作用方面存在很大局限。而脑类器官因为缺失免疫系统和发育不成熟，在 AD 病理模拟方面也存在若干问题。针对以上问题，器官芯片为 AD 研究提供了很好的替代模型选择。Shin 等（2019）利用携带家族性 AD 突变的 hBMEC 和 ReNcell VM 人类神经前体细胞建立了 BBB 芯片模型。由此产生的 AD 模型显示出在 AD 患者中常见的、显著的 BBB 改变，活性氧、基质金属蛋白酶-2 和 Aβ 沉积增加，紧密连接和黏附连接蛋白水平降低，BBB 通透性增加。此外，基于 BBB 芯片的 AD 模型显示了凝血酶对神经元的细胞毒性作用，通过药物恢复 BBB 完整性后，可阻止凝血酶进入 BBB，从而抵消凝血酶的影响。Park 等（2018）构建了一款包含神经元、星形胶质细胞和小胶质细胞的 3D 微流控脑芯片模型。该模型可以模拟 AD 的关键病理特征，包括 β-淀粉样蛋白聚集、磷酸化 tau 蛋白积累、神经炎症反应和小胶质细胞向发病区域的募集反应。他们利用该模型，系统地研究揭示了小胶质细胞介导的炎症反应在 AD 中的作用和胶质细胞-神经元互作机制。

除了 AD 之外，帕金森病（Parkinson's disease，PD）是发病率第二高的神经退行性疾病。帕金森病是一种以 α-突触核蛋白（α-synuclein，α-Syn）异常聚集、多巴胺能神经元丢失和神经胶质细胞增殖为特征的脑黑质疾病。PD 患者的 BBB 功能存在障碍，但导致 BBB 内皮细胞功能障碍的机制尚不清楚。目前，基于器官芯片技术的 NVU 芯片被用于研究 PD 的病理变化，其中包含 iPSC 衍生的多巴胺能神经元、星形胶质细胞、小胶质细胞、周细胞和 iPSC 衍生的微血管脑内皮细胞。转录分析表明，与传统培养系统相比，NVU 芯片上的基因表达水平与成人黑质中的基因表达水平更接近。此外，NVU 芯片暴露于 α-Syn 纤维，会导致磷酸化 α-Syn 的逐渐积累。这种表型伴随着活性氧产生增加、线粒体功能障碍、细胞死亡和神经炎症（Ingber, 2022），这些都是 PD 的关键特征。利用 NVU 芯片，研究者不仅重现了 PD 的病理特征，而且发现用自噬诱导剂海藻糖处理，可以控制 α-Syn 的积累量，部分恢复受损 BBB 的通透性。这表明了治疗 PD 所涉及的 BBB 损伤的前瞻性治疗方法。此外，该芯片可能有助于确定和评估该疾病的相关生物标志物。NVU 芯片为研究 CNS 疾病的具体疾病机制提供了一个理想的模型。

6.3.2 神经系统罕见病

神经系统罕见病是一类发病率低于 1/2000 的神经系统疾病，涉及中枢或周围神经系统，病因包括遗传、感染、免疫、代谢异常等。这类疾病发病率低，且通常缺乏有效模拟疾病症状的动物模型。器官芯片技术的快速发展，为攻克这类疾病带来了曙光。

肌萎缩侧索硬化（amyotrophic lateral sclerosis，ALS），俗称"渐冻人症"，是一种罕见的进行性神经退行性疾病，全球发病率约为 1.59/（10 万人·年），中国标化发病率为 1.62/（10 万人·年）。患者发病后常因肌肉萎缩无力，最终在发病 2～4 年内因呼吸衰竭而去世。目前 ALS 的治疗药物非常有限，且无法逆转其发病和病情进展。ALS 病因尚未明确，病理研究显示疾病主要累及大脑皮质、脑干和脊髓运动神经元。近年来，研究人员利用器官芯片技术，构建包含运动神经元和肌肉细胞的神经肌肉接头（运动单元）模型，并应用于 ALS 研究。Kamm 团队于 2016 年用微流控芯片技术首次在体外构建了鼠的肌肉神经接头的 3D 模型。他们将神经元和肌肉纤维分置于芯片上相邻的两个隔室内，神经元会逐渐延展出长长的神经突，最终与绕在两个柔性柱子上的肌肉纤维连接，形成神经肌肉接头（Uzel et al.，2016）。Kamm 团队于 2018 年用人源的细胞替换小鼠细胞，构建了包含三维骨骼肌束和 ALS 患者 iPSC 诱导来源的运动神经元球体的 3D 运动单元芯片模型（Osaki et al.，2018）。通过光遗传技术，该模型可以实现运动神经元对骨骼肌收缩的控制。研究发现，与非 ALS 运动单元芯片相比，ALS 运动单元芯片的肌肉收缩减少、肌肉细胞凋亡增加，同时出现明显的运动神经元退化。药物测试发现，雷帕霉素和博舒替尼联合用药治疗 ALS 具有很大潜力。

此外，慢性自身免疫性脱髓鞘神经病也是一组罕见的神经肌肉复杂疾病，其病因尚不明确。这类疾病发病率低，目前缺乏有效模拟疾病症状的动物模型，因此无法利用动物模型来评估潜在疗法的效用。2022 年，Hesperos 公司和 Sanofi 公司合作开展了一项研究，利用人 iPSC 诱导分化的神经元和人施万细胞，构建了模拟两种罕见自身免疫性脱髓鞘神经病的器官芯片模型。该模型重现了自身抗体攻击髓鞘，产生神经元电生理信号转导异常的病理现象。研究人员测试了抗体药物 TNT-005，发现其可以有效恢复疾病模型的神经功能。这些数据为 Sanofi 公司使用靶向补体 C1 蛋白的获批疗法 sutimlimab 治疗这两种脱髓鞘疾病奠定了基础。这也是依靠器官芯片试验数据获得美国食品药品监督管理局批准的临床前研究的一个典型案例。

6.3.3 脑卒中

脑卒中又称中风，是全球第二大致死原因，也是成人致残的首要原因。中风分为缺血性和出血性两类，其中缺血性中风占比 80%。缺血性中风的病因主要是血栓阻塞了血管，导致脑供血不足和脑组织坏死。到目前为止，对于脑卒中的致病机理研究仍然非常有限，治疗手段也比较短缺。严重制约脑卒中研究的一个重要问题是，临床前研究缺乏真实模拟人脑组织缺血后病理反应的疾病模型。

器官芯片技术可模拟脑组织的动态微环境，包括血流、缺氧、细胞间相互作用等关键病理特征。例如，Lyu 等（2021）构建了一种基于微流控芯片的 3D NVU 芯片，用于研究缺糖缺氧条件下 NVU 的病理损伤过程。此模型克服了传统动物模型（如小鼠）与人脑结构和功能差异的局限性，更贴近人类疾病特征。此外，研究人员利用该模型评估了不同类型干细胞对于脑卒中治疗的效果。BBB 的破坏是缺血性脑卒中一个关键的病理特征。Wei 等（2023）构建了一种无泵、开放的微流控 BBB 模型，通过集成透明电极，可实现对 BBB 的高分辨率实时监测。研究发现，缺糖缺氧可诱导脑微血管内皮细胞肌动蛋白结构的快速重塑和形态学改变，最终导致 BBB 破坏。该研究有助于研究人员了解缺血性脑卒中发病早期 BBB 的损伤机理。

6.3.4 感染性疾病

脑感染疾病严重危害人类健康，甚至威胁人的生命。部分脑感染疾病会导致患者终生的神经系统后遗症。目前，已知能引发脑感染的病原体包括真菌、细菌和病毒等，但这些感染性疾病的体外模型有限。BBB 是一种高度限制性的保护性屏障，能在很大程度上阻止外源性异物或病原体通过血液途径入侵大脑实质组织。但在特定病理情况下，如免疫功能低下、外周器官感染等，部分病原体仍能通过 BBB 入侵脑实质组织。研究病原体通过 BBB 入侵脑实质组织的途径或脑感染性疾病引发 BBB 损伤的机理，具有重要的科学意义。

Kim 等（2021）构建了一种重力驱动 NVU 芯片，该芯片包含脑微血管内皮细胞、星形胶质细胞和神经元等细胞类型。他们利用该模型测试了隐球菌（引起真菌性脑膜炎的最常见病原体）的嗜神经性及其穿透 BBB 的能力。研究发现，隐球菌形成细胞簇穿透 BBB 而不改变其紧密连接，提示病原体可能通过胞吞介导的机制入侵实质组织。Rauti 等（2023）利用 NVU 芯片进行了大肠杆菌感染实验，发现感染导致 BBB 屏障功能显著破坏，并引发强烈的炎症反应。COVID-19 是近年来暴发的最严重的全球性疫情，导致大量人口感染和死亡。因此，有许多研究人员利用器官芯片进行了 SARS-CoV-2 感染研究。SARS-CoV-2 病毒利用其刺突蛋白附着在细胞膜的血管紧张素转换酶 2（ACE2）受体上，入侵并感染宿主细胞。Buzhdygan 等（2021）使用原代脑内皮细胞构建了 3D 的 BBB 芯片。基于该模型的研究表明，Spike 蛋白处理导致脑内皮细胞炎症反应和黏附分子的表达上调，同时引起葡聚糖的屏障通透性增加，从而导致了 BBB 的破坏。尽管该模型的结构简单且缺乏脑实质细胞，但其作为新冠病毒感染的体外研究平台，提供了关于这种全球重大疾病的重要信息。临床研究显示，虽然 SARS-CoV-2 主要感染和攻击呼吸系统，但大量患者存在不同程度的神经系统并发症。针对这一问题，作者团队构建了包含肺芯片和 BBB 芯片的肺-脑模型系统，首次在体外多器官层面探究 SARS-CoV-2 肺感染导致神经系统损伤的生物学机理。研究发现，SARS-CoV-2 可以在不直接入侵脑实质组织的情况下，通过过度炎症反应导致神经系统损伤（Wang et al.，2024）。

6.3.5 药物评估

当前，开发针对 CNS 疾病药物的成功率低，其所面临的一大挑战就是绝大部分大分子药物无法穿越 BBB，仅分子质量小于 400 Da 的脂溶性分子可通过被动运输穿越 BBB。因此，在药物开发的早期阶段，预测药物分子的 BBB 渗透性对于提高药物开发的速度、降低开发成本和提高开发成功率至关重要。此外，考虑到 CNS 的重要性，药物的生理毒性也是开发过程中需要重点考察的部分。神经系统器官芯片能够重现生理和病理条件下的 BBB 屏障功能，并用于评估药物的 BBB 渗透性及预测人体药物反应，有望作为一个相对高通量和可重复的药物测试平台推动相关药物开发的进展（Kawakita et al.，2022）。

相较于传统动物模型而言，器官芯片的实验成本更低，更易于获得药物递送的实时、动态的研究数据。Yang 等（2024）利用人源细胞系构建了基于经典结构的双通道夹膜芯片，通过细胞接种，在原位形成了 BBB 模型，并用于评估药物的 BBB 渗透性研究。在该工作中，研究者通过质谱分析检测了 10 种药物分子的 BBB 渗透性，并进一步分析了各药物在 BBB 芯片上渗透的动力学参数 K_p，从而建立了 K_p 和表观通透系数（apparent permeability coefficient，P_{app}）之间的相关性。Park 等（2019）利用缺氧条件诱导 iPSC 分化构建了所谓"增强型"的 BBB 芯片，该芯片表现出增强和持续的 BBB 屏障功能，并可重现可逆性 BBB 开放等临床相关的 BBB 反应。利用该条件，研究者实现了治疗性抗体药物对 BBB 的穿透，在体外条件下评估了 BBB 穿梭分子的穿透能力。相比于体内模型，对于药物作用过程的动态检测分析也是 BBB 芯片的重要特点，Palma-Florez 等（2023）设计了一个整合有 TEER 测量系统的 BBB 芯片装置，并利用该装置测试了功能化金纳米棒 GNR-PEG-Ang2/D1 的细胞毒性和 BBB 渗透性等。经过持续 24 h 对药物渗透过程的监测和分析,研究者观察到药物的BBB渗透性和无毒作用,并证实了内吞作用是其穿透BBB的主要机制。

6.4 小　　结

神经系统是人体最复杂的系统之一,拥有多种细胞类型和复杂的细胞间联系,这些细胞类型和错综复杂的细胞间联系构成了神经系统功能的基础。受研究技术的限制,传统的二维细胞培养模式在模拟神经系统各器官生理构造和生理微环境方面存在很大的局限性。得益于器官芯片技术的发展,各种神经系统的多种器官芯片在近十年被开发出来,并被应用于神经生物学基础研究和神经系统疾病研究。这些器官芯片模型的应用拓宽了人类对人脑、BBB和视网膜等生理/病理结构及功能的认知,加深了对于神经系统相关疾病发病机理的了解,促进了潜在的药物开发和临床应用。

然而,目前神经系统器官芯片平台也面临着一些挑战,如通量低、结构单一。与人体复杂的神经系统结构相比,现有神经系统芯片仍有提升空间。未来神经系统芯片将向更复杂的神经结构重建发起挑战,如特定脑区神经模型、跨脑区神经联系、神经系统与外周器官的互作模型等研究方向。今后可通过引入新兴的生物学技术,如干细胞技术、基因编辑、3D生物打印等,进一步完善神经系统器官芯片的功能和生理相关性,并拓展其在更多类型神经系统疾病研究中的应用。

参 考 文 献

Achberger K, Cipriano M, Düchs M J, et al. 2021. Human stem cell-based retina on chip as new translational model for validation of AAV retinal gene therapy vectors. Stem Cell Reports, 16(9): 2242-2256.

Booth R, Kim H. 2012. Characterization of a microfluidic *in vitro* model of the blood-brain barrier (μBBB). Lab on a Chip, 12(10): 1784-1792.

Buzhdygan T P, Rodrigues C R, McGary H M, et al. 2021. The psychoactive drug of abuse mephedrone differentially disrupts blood-brain barrier properties. Journal of Neuroinflammation, 18(1): 63.

Chung M, Lee S, Lee B J, et al. 2018. Wet-AMD on a chip: modeling outer blood-retinal barrier *in vitro*. Advanced Healthcare Materials, 7(2): 1700028.

Fleck O, Savin T. 2018. A physical approach to model occlusions in the retinal microvasculature. Eye, 32, 189-194.

Gribi S, du Bois de Dunilac S, Ghezzi D, et al. 2018. A microfabricated nerve-on-a-chip platform for rapid assessment of neural conduction in explanted peripheral nerve fibers. Nature Communications, 9(1): 4403.

Han R, Luo L, Wei C, et al. 2025. Stiffness-tunable biomaterials provide a good extracellular matrix environment for axon growth and regeneration. Neural Regeneration Research, 20(5):1364-1376.

Huang N, Sheng Z H. 2022. Microfluidic devices as model platforms of CNS injury-ischemia to study axonal regeneration by regulating mitochondrial transport and bioenergetic metabolism. Cell Regeneration, 11(1):33.

Huval R M, Miller O H, Curley J L, et al. 2015. Microengineered peripheral nerve-on-a-chip for preclinical physiological testing. Lab on a Chip, 15(10): 2221-2232.

Ingber D E. 2022. Human organs-on-chips for disease modelling, drug development and personalized medicine. Nature Reviews Genetics, 23(8): 467-491.

Jeong S, Seo J H, Garud K S, et al. 2021. Numerical approach-based simulation to predict cerebrovascular shear stress in a blood-brain barrier organ-on-a-chip. Biosensors and Bioelectronics, 183: 113197.

Kawakita S, Mandal K, Mou L, et al. 2022. Organ-on-a-chip models of the blood–brain barrier: recent advances and future prospects. Small, 18(39): e2201401.

Khoshakhlagh P, Sivakumar A, Pace L A, et al. 2018. Methods for fabrication and evaluation of a 3D microengineered model of myelinated peripheral nerve. Journal of Neural Engineering, 15(6): 064001.

Kim J, Lee K T, Lee J S, et al. 2021. Fungal brain infection modelled in a human-neurovascular-unit-on-a-chip with a functional blood-brain barrier. Nature Biomedical Engineering, 5(8): 830-846.

Ko J, Lee Y, Lee S, et al. 2019. Human ocular angiogenesis-inspired vascular models on an injection-molded microfluidic chip. Advanced Healthcare Materials, 8(15): e1900328.

Lyu Z L, Park J, Kim K M, et al. 2021. A neurovascular-unit-on-a-chip for the evaluation of the restorative potential of stem cell therapies for ischaemic stroke. Nature Biomedical Engineering, 5(8): 847-863.

Maoz B M, Herland A, FitzGerald E A, et al. 2018. A linked organ-on-chip model of the human neurovascular unit reveals the metabolic coupling of endothelial and neuronal cells. Nature Biotechnology, 36(9): 865-874.

Osaki T, Uzel S G M, Kamm R D. 2018. Microphysiological 3D model of amyotrophic lateral sclerosis (ALS) from human iPS-derived muscle cells and optogenetic motor neurons. Science Advances, 4(10):eaat5847.

Palma-Florez S, López-Canosa A, Moralez-Zavala F, et al. 2023. BBB-on-a-chip with integrated micro-TEER for permeability evaluation of multi-functionalized gold nanorods against Alzheimer's disease. Journal of Nanobiotechnology, 21(1): 115.

Park J, Koito H, Li J, et al. 2012. Multi-compartment neuron-glia co-culture platform for localized CNS axon-glia interaction study. Lab on a Chip, 12(18):3296-3304.

Park J, Wetzel I, Marriott I, et al. 2018. A 3D human triculture system modeling neurodegeneration and neuroinflammation in Alzheimer's disease. Nature Neuroscience, 21(7):941-951.

Park T E, Mustafaoglu N, Herland A, et al. 2019. Hypoxia-enhanced blood-brain barrier chip recapitulates human barrier function and shuttling of drugs and antibodies. Nature Communications, 10(1): 2621.

Ragelle H, Dernick K, Khemais S, et al. 2020. Human retinal microvasculature-on-a-chip for drug discovery. Advanced Healthcare Materials, 9(21): e2001531.

Rauti R, Navok S, Biran D, et al. 2023. Insight on bacterial newborn meningitis using a neurovascular-unit-on-a-chip. Microbiology Spectrum, 11(3): e0123323.

Rumsey J W, Lorance C, Jackson M, et al. 2022. Classical complement pathway inhibition in a "human-on-a-chip" model of autoimmune demyelinating neuropathies. Advanced Therapeutics, 5(6): 2200030.

Sharma A D, McCoy L, Jacobs E, et al. 2019. Engineering a 3D functional human peripheral nerve *in vitro* using the nerve-on-a-chip platform. Scientific Reports, 9(1): 8921.

Shin Y, Choi S H, Kim E, et al. 2019. Blood-brain barrier dysfunction in a 3D *in vitro* model of Alzheimer's disease. Advanced Science (Weinh), 6(20): 1900962.

Taylor A M, Blurton-Jones M, Rhee S W, et al. 2005. A microfluidic culture platform for CNS axonal injury, regeneration and transport. Nature Methods, 2(8):599-605.

Uzel S G, Platt R J, Subramanian V, et al. 2016. Microfluidic device for the formation of optically excitable, three-dimensional, compartmentalized motor units. Science Advances, 2(8):e1501429.

Vatine G D, Barrile R, Workman M J, et al. 2019. Human iPSC-derived blood-brain barrier chips enable disease modeling and personalized medicine applications. Cell Stem Cell, 24(6): 995-1005.e1006.

Wang P, Jin L, Zhang M, et al. 2024. Blood-brain barrier injury and neuroinflammation induced by SARS-CoV-2 in a lung-brain microphysiological system. Nature Biomedical Engineering, 8(8):1053-1068.

Wei W, Cardes F, Hierlemann A, et al. 2023. 3D *in vitro* blood-brain-barrier model for investigating barrier insults. Advanced Science, 10(11):e2205752.

Wu J, Mak H K, Chan Y K, et al. 2019. An *in vitro* pressure model towards studying the response of primary retinal ganglion cells to elevated hydrostatic pressures. Scientific Reports, 9(1): 9057.

Xu H, Li Z Y, Yu Y, et al. 2016. A dynamic *in vivo*-like organotypic blood-brain barrier model to probe metastatic brain tumors. Scientific Reports, 6: 36670.

Yang J Y, Shin D S, Jeong M, et al. 2024. Evaluation of drug blood-brain-barrier permeability using a microfluidic chip. Pharmaceutics, 16(5): 574.

第 7 章　器官芯片与呼吸系统研究

7.1　呼吸系统概述

呼吸系统是人体的重要生理系统之一，主要负责气体交换，为机体提供必需的氧气并排出代谢产生的二氧化碳。呼吸系统由呼吸道和肺组成。其中，呼吸道包括鼻腔、咽、喉、气管和各级支气管，它们不仅是气体进出的通道，还具有对吸入气体进行加温、加湿、过滤和清洁的作用。肺是呼吸系统的主要器官，由大量的肺泡组成，肺泡与毛细血管网紧密相邻，是气体交换的主要场所（图7-1）。此外，呼吸系统还具有重要的防御功能。呼吸道黏膜表面覆盖着黏液层，能够黏附吸入的灰尘、细菌等有害物质，并通过纤毛摆动将其排出体外。同时，呼吸系统中分布着大量的免疫细胞，能够识别并清除侵入的有害微生物，保护机体免受感染。由于肺部是环境污染物与病原体侵入人体的主要门户，持续暴露于含多样有害因素的外界环境，极易诱发肺炎、哮喘、慢性阻塞性肺疾病等多种慢性呼吸道疾患。

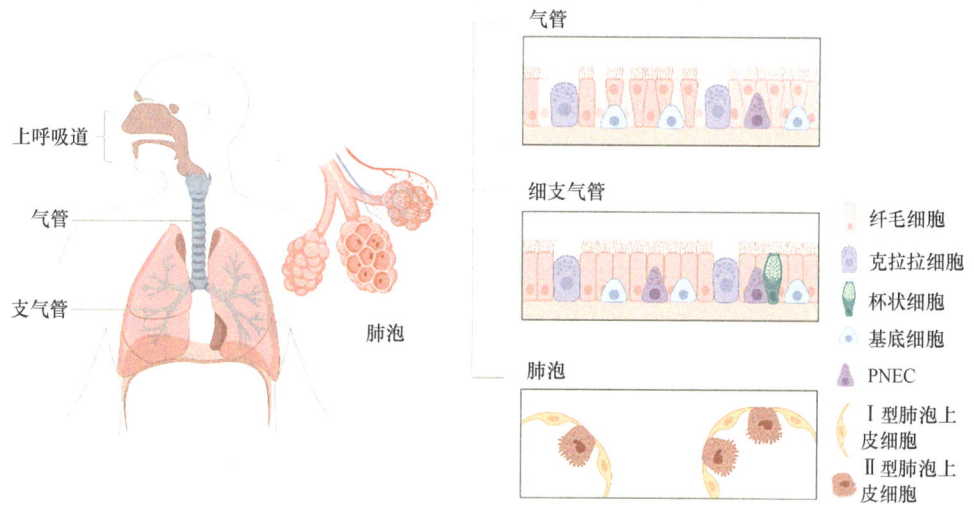

图 7-1　人体呼吸系统组成示意图

人体呼吸系统不仅涉及多级气道结构、多样的细胞类型和复杂的细胞外基质成分，还包括动态的气体交换过程和精密的免疫防御机制。由于人体呼吸系统的复杂性，当前对多种呼吸系统疾病的认识仍然相当有限，多种重大肺疾病仍缺少有效治疗手段。目前，肺疾病的研究手段多依赖传统的细胞模型和动物模型，然而这些模型往往难以准确反映人肺对外界环境刺激的真实响应。具体来说，平面静态培养的细胞模型因过于简化，无法充分模拟人体气道和肺组织的复杂微环境特征，包括细胞间的相互作用、三维结构及动态变化等因素。而动物模型则存在种属差异，疾病特征和药物干预响应可能与人体存在不同，预测效果往往十分有限，严重限制了呼吸系统疾病机制解析和药物开发的进程。因此，建立更具仿生性能的体外模型，对于呼吸系统疾病解析及相关药物研发具有重要价值。

7.2 呼吸系统器官芯片类型

呼吸系统器官芯片的研究重点是通过模拟气液界面、流体流动、机械牵张、多细胞互作等构建肺组织生理微环境，实现具有生理相关性的呼吸组织结构和功能仿生。"肺芯片"作为该领域最早研发出的器官芯片模型，以前所未有的方式体外仿生构建出一种"可呼吸"的人体肺脏结构，在体外模拟了肺的肺泡-毛细血管界面。用于呼吸系统研究的器官芯片主要分为气道芯片与肺泡芯片两种类型，气道芯片以小气道芯片为主。小气道与肺泡在细胞类型、组织功能、微环境特征及疾病研究等方面存在诸多差异，下文将分别介绍两种芯片。

7.2.1 气道芯片

呼吸道是人体抵御微生物、环境污染物等外界刺激的第一道防线。通常将下呼吸道内径小于 2 mm 的小细支气管称为小气道。小气道由于缺少软骨支持，气体流速慢、阻力小、易阻塞，是肺部疾病常见的发生部位，也是气道芯片的主要类型。人的气道上皮层往往由纤毛细胞、分泌黏液的杯状细胞、分泌表面活性物质的基底细胞和肺神经内分泌细胞组成，细胞间形成连接紧密的物理屏障（Hiemstra et al., 2015）。构建小气道芯片的重点在于模拟呼吸作用的牵张力刺激和小气道的组织环境，通常在芯片的气体通道培养气道上皮细胞（包括纤毛细胞、杯状细胞等），并利用气液界面促进小气道上皮细胞的完全分化；在芯片的血管通道培养血管内皮细胞，也可在芯片体系中加入免疫细胞，研究气道疾病发生中的免疫调控。小气道芯片的主要特征是能够模拟小气道的复杂微环境组成，其功能鉴定多集中于气道上皮不同细胞类型的形态和功能表征，包括纤毛细胞的纤毛运动（Sone et al., 2021）、杯状细胞的黏液分泌功能，以及气道上皮与血管内皮细胞功能蛋白表达等功能的鉴定。小气道芯片主要应用于哮喘等气道疾病的研究及干预评价。

气道芯片的细胞来源主要包括原代细胞、细胞系及干细胞衍生细胞。原代支气管上皮细胞是气道芯片的主要细胞来源之一，通常通过支气管镜技术从健康个体或特定疾病患者的气道中获取。原代培养的人支气管上皮细胞在培养过程中，能够较好地保持其原有的生理特性且具有良好的增殖和分化潜能，可出现与体内相似的柱状、假分层、黏液上皮层分化，并具有纤毛运动和黏液分泌功能（Benam et al., 2016, 2017）。例如，Plebani 等（2022）从囊性纤维化（cystic fibrosis, CF）患者的气道中提取原代支气管上皮细胞，构建的气道芯片不仅能再现 CF 的病理特征，也为研究该疾病的发病机制和潜在治疗方案提供了重要的实验模型。另外，也有大量文献使用上皮细胞系，如 Calu-3 细胞（Humayun et al., 2018）或 BEAS-2B 细胞来构建气道芯片。随着干细胞技术的发展，干细胞及肺类器官为肺芯片构建提供了另一种细胞来源。气道的基底细胞具有较强的增殖能力，并可诱导分化为多种类型的气道上皮细胞，在气道芯片构建中具有较大应用空间。有研究采用人多能干细胞诱导分化获得的多纤毛气道细胞来构建气道芯片，并用于研究原发性纤毛运动障碍（Sone et al., 2021）。

7.2.2 肺泡芯片

呼吸系统通过呼吸运动实现肺与外界的气体交换，吸气时胸廓扩张，肺泡压力降低而吸入空气；呼气时胸廓缩小，肺泡压力升高而排出气体。氧气通过肺泡壁和毛细血管壁进入血液，与红细胞中的血红蛋白结合，运输到各个器官。同时，细胞代谢产生的二氧化碳通过血液运输到肺泡，经呼气排出体外。肺泡是肺的基本功能单位，其主要功能是气体交换。肺泡的主要细胞成分包括肺上皮细胞、肺成纤维细胞、肺微血管内皮细胞及肺泡巨噬细胞等。这些细胞与细胞外基质、微血管血液流动的剪切应力及呼吸循环运动的拉伸应力等共同构成复杂的肺泡组织微环境。

构建肺泡芯片主要通过芯片结构设计，实现肺泡上皮细胞和血管内皮细胞等多种细胞的分区共培养，并可模拟体内血液流动和呼吸运动力学刺激，在体外仿生构建肺泡微环境及气液界面的屏障和气体交换功能。肺泡芯片的构建一般包括多种细胞类型，如肺泡上皮细胞、肺微血管内皮细胞和肺泡巨噬细胞等（Punde et al., 2015; Matthay et al., 2002）。人体内肺泡上皮细胞层主要包含 I 型和 II 型肺泡上皮细胞。I 型肺泡上皮细胞主要提供肺泡屏障，是气体交换的主要部位（Fehrenbach et al., 2001; Weibel et al., 2015）。肺发育或肺泡上皮受损时，II 型肺泡上皮细胞不仅可作为 I 型肺泡上皮细胞的祖细胞，同时也是合成、储存肺表面活性物质的重要细胞（Griese, 1999）。由于原代细胞难以在体外持续增殖，人肺泡 II 型上皮细胞（A549）、人肺腺癌细胞（NCI H441）等均被用于肺泡芯片的构建研究。

肺气血屏障主要由肺泡表面液体层、肺泡上皮细胞层、细胞外基质和毛细血管内皮细胞层构成。现有肺芯片体系以夹膜形式为主,大多分为上、下两层结构。其中一侧为肺侧通道,另一侧为血管侧通道。研究中多在多孔薄膜或基质胶的两侧分别接种人肺泡上皮细胞和人肺微血管内皮细胞,以模拟肺泡屏障的细胞组成和功能。例如,哈佛大学 Ingber 团队开发了一种"可呼吸"芯片,在体外复刻了肺泡-毛细血管界面。该器官芯片包含两个紧密相连的微通道,并被一层细胞外基质修饰的多孔薄膜隔开(Huh et al., 2010)(图 7-2)。人肺泡上皮细胞和血管内皮细胞被分别培养在该薄膜的两侧,当细胞生长至融合时,将气体通过人肺泡上皮细胞侧的微通道,形成与真实肺泡环境相似的气液界面。更为重要的是,通过对微通道两侧的腔室循环施加负压,柔性 PDMS 膜就会被往复拉伸,模拟生理呼吸过程中肺泡收缩和舒张对细胞造成的机械应力。与纯液体环境下培养的细胞相比,这种气液界面下的细胞层展现出了更好的表面活性水平和更强的分子屏障功能。Stucki 等(2015)也利用肺芯片模拟了肺的呼吸运动。所构建的模型包含一个半开放的细胞培养室和一个底部隔间,同样通过 PDMS 膜的周期性拉伸来模拟肺组织的呼吸运动。肺泡芯片的屏障功能鉴定多集中于上皮细胞和血管内皮细胞

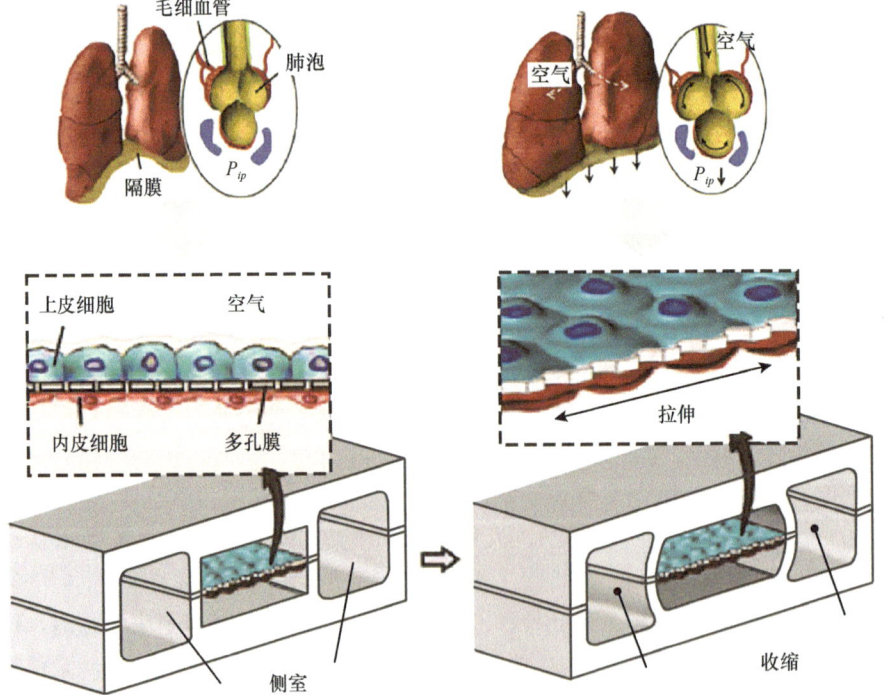

图 7-2　肺芯片模拟人呼吸运动的设计原理(Huh et al., 2010)

肺芯片包含多条 PDMS 微通道,可在多孔的柔性 PDMS 膜上形成肺泡-毛细血管屏障。通过向侧通道施加负压,引起 PDMS 膜形变,使肺泡-毛细血管屏障受到机械拉伸,模拟呼吸运动时肺泡的周期性扩张。肺吸气过程中,膈肌收缩导致胸膜腔压力降低,引起肺泡的周期性扩张和塌陷

的紧密连接蛋白等细胞黏附蛋白表达、屏障通透性、跨膜电阻检测等多个方面。周期性呼吸运动的模拟也是肺芯片的重要功能特征，多项研究工作系统评价了周期性机械拉伸对肺部炎症反应、流感病毒感染等疾病病理过程的影响。

7.3 主要应用领域

7.3.1 慢性阻塞性肺疾病

慢性阻塞性肺疾病(慢阻肺)是一种具有气流阻塞特征的慢性支气管炎和(或)肺气肿，可进一步发展为肺心病和呼吸衰竭的常见慢性疾病。Benam 等（2016）建立了一种可模拟肺小气道的气道芯片，包含分化的黏液纤毛细支气管上皮细胞和流体环境下培养的微血管内皮细胞。研究者利用该芯片模拟了炎症反应对小气道功能的影响。研究发现，上皮细胞暴露于白细胞介素-13（IL-13）后，哮喘患者来源的上皮细胞出现杯状细胞增生、细胞因子分泌增多等病理表现；而来自慢性阻塞性肺疾病患者的上皮细胞则出现了选择性细胞因子分泌增高、中性粒细胞招募增加等病理表现。该芯片模型可以很好地模拟人类肺部炎症反应，再现血管内皮和上皮细胞在细胞因子分泌中的协同作用，对于发现加速疾病进展的生物标志物和抗炎药物评价具有重要应用潜力。

7.3.2 肺纤维化

肺纤维化是一种难治疗、死亡率高的肺疾病的终末期改变，病理特点表现为肺泡上皮损伤和增殖、成纤维细胞增殖分化、大量细胞外基质（extracellular matrix，ECM）沉积并伴有炎症损伤和组织结构破坏。目前，肺纤维化疾病的机制仍不清楚，治疗方案非常有限，常用的动物模型和二维细胞模型预测能力有限，制约了相关研究和药物研发的进程。近年来，部分工作利用肺器官芯片技术开展肺纤维化研究。例如，He 等（2017）开发了一种三维细胞共培养芯片，可实现上皮细胞、纤维母细胞和巨噬细胞的三维共培养，并利用博来霉素诱导芯片模型出现纤维细胞和炎症细胞迁移，以及上皮细胞凋亡或形态改变等纤维化病理特征。CF 是一种由编码囊性纤维化跨膜传导调节因子基因突变引起的遗传性疾病，可导致气道黏膜纤毛清除受损、炎症、感染和呼吸功能不全。Ingber 团队利用患者原代支气管上皮细胞、血管内皮细胞、白细胞和铜绿假单胞菌构建了一种囊性纤维化芯片模型，再现了 CF 发展中黏液积聚、纤毛密度和摆动频率增加、IL-8 分泌、白细胞与血管内皮细胞黏附增强等疾病特征（Plebani et al.，2022），为疾病研究、药物测试和个性化医疗提供了一种有价值的临床前评价平台。

7.3.3 支气管哮喘

支气管哮喘是一种常见的慢性炎症性气道疾病，其临床表现为气道反复发作的喘息、气急、胸闷或咳嗽等症状。其主要病理特征包括气道黏膜的慢性炎症浸润、气道上皮细胞的损伤与修复、黏液过度分泌导致的气道阻塞、平滑肌增生和肥厚引起的气道狭窄，以及气道高反应性导致的过度收缩等。Ingber 团队将接近临床剂量的白细胞介素-2（IL-2）灌注到肺芯片的内皮通道中，发现 IL-2 可引起内皮细胞通透性增加，从而模拟了炎症刺激导致的肺间质水肿（Huh et al., 2012）。此外，Nawroth 等（2020）利用人黏液纤毛气道上皮芯片模型，模拟了由人类鼻病毒 16 型（HRV16）引起的哮喘加重情况。该芯片体系能够重现哮喘气道上皮的病毒感染及中性粒细胞的跨上皮迁移过程，并被用于评估免疫调节治疗的有效性。研究发现，IL-13 刺激诱导的 Th2 型微环境导致了哮喘气道特征的出现，其中包括杯状细胞增生和纤毛活动频率降低等一系列病理特征，但并未改变鼻病毒的感染性，为深入理解病毒诱导的哮喘加重机制提供了创新性的技术平台。

7.3.4 呼吸道感染

呼吸道感染一直是全球公共卫生的重要挑战，其中流感病毒、新冠病毒、肺炎克雷伯菌和结核菌等病原体引发的感染尤为严重。这些病原体的复杂性和变异性给传统的研究方法及治疗手段带来了巨大挑战。器官芯片作为一种创新的研究工具，能够高度模拟真实的肺部环境，在呼吸道感染性疾病的研究中具有重要应用潜力。该技术通过模拟肺组织微环境，可重现病原体与宿主的复杂相互作用，包括病毒感染过程、细胞因子的产生以及炎性细胞的反应等，为深入解析疾病机制提供了创新性平台（Wang et al., 2022）。更重要的是，肺芯片技术在药物测试和筛选方面展现出显著优势，能够快速发现有效的药物组合，并揭示药物的作用机制。此外，面对病原体变异和耐药性的严峻挑战，肺芯片能够模拟病原体在宿主内的复制过程，更准确地预测和评估新变异株的出现及其特性，从而为疫苗研发及干预手段评估提供创新手段。

流感病毒是引起流行性感冒的主要病原体，感染后可出现高热、头痛、咳嗽等症状，严重时甚至可能引发肺炎、心肌炎等并发症，临床危害极大。流感病毒在传播过程中极易突变，其高度的变异性使相关疫苗研发面临巨大挑战（DuPai et al., 2019；Brown et al., 2020）。Ingber 团队将多个肺芯片进行串联，利用在多个肺芯片之间依次传递包含病毒的液滴，模拟了流感病毒在人传人过程中的基因进化过程（Si et al., 2021a）。结果显示，流感病毒接种于气道通道内，上皮细胞和血管内皮细胞发生纤毛丢失、屏障功能破坏和细胞因子分泌等功能障碍。呼吸系统器官芯片也可以重现典型的病毒-宿主反应，感染后可出现炎性细胞募集和迁移、宿主细胞清除病毒等一系列病理过程。研究发现，在抗病毒药物持续作用下，流感病毒在多次传播后出现了临床常见的耐药突变及其他新的突变。以上研究提示，呼吸系统器官芯片体系为研究病原体-宿主互作机制提供了一种理想的技术平台（Tang et al.，2020）。

新冠疫情大暴发是近年来全球面临的严重公共卫生挑战。新冠病毒主要通过飞沫传播，感染后可能导致轻重不同的症状，从咳嗽、发热到严重的呼吸困难、多器官衰竭等。Si 等（2021b）利用原代支气管上皮和肺血管内皮细胞构建了肺芯片，并用于 SARS-CoV-2 感染研究。研究发现病毒可引起肺芯片细胞感染和细胞因子产生。使用芯片模型进行药物测试发现，抗凝药物与抗病毒药物联合使用可提高治疗效果，而接近临床剂量的抗疟疾药物氯喹和羟氯喹并未表现出明显的治疗作用，与此类药物在临床实验中无显著疗效的现象相匹配。作者团队建立了一种包含多种人源细胞、机械流体和组织界面等复杂因素的功能性肺芯片，并进一步利用活病毒开展芯片上的攻毒试验（图 7-3）。研究发现新冠病毒感染可引起屏障功能障碍、免疫细胞黏附增加等一系列改变，并可通过激活免疫细胞促进炎症因子释放，加重血管内皮细胞损伤，体现出该模型在进行快速药物评价方面的重要潜力（Zhang et al.，2021）。在此基础上，作者团队开发了一种肺-脑多器官芯片系统，将肺芯片与血脑屏障芯片进行功能关联，探索新冠病毒感染肺脏后对血脑屏障功能的影响（Wang et al.，2024）。研究发现，新冠病毒肺感染可间接引起血脑屏障损伤和神经炎症等一系列病理改变，体现出器官芯片技术在多器官累及的重大感染性疾病研究、药物测试方面的应用潜力。

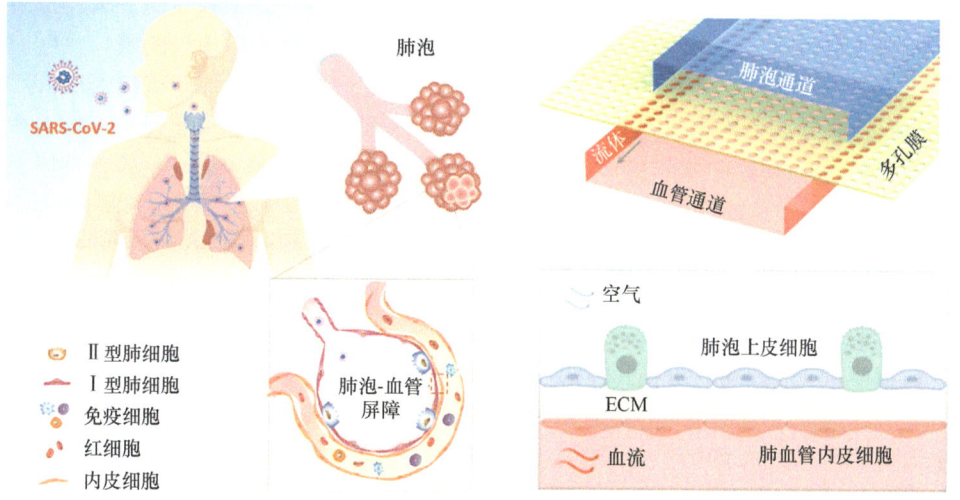

图 7-3 利用仿生肺泡芯片研究 SARS-CoV-2 感染示意图（Zhang et al.，2021）

肺炎克雷伯菌是一种常见的细菌性肺炎病原体，感染后可引起高热、咳嗽、咳痰等症状，严重时可能导致肺脓肿、呼吸衰竭等。结核菌则是引起结核病的病原体，它主要通过飞沫传播，感染后可能导致慢性咳嗽、咳痰、低热等症状。结核病的治疗周期长，且存在耐药性问题，给患者的身体健康和生活质量带来严重影响。Thacke等（2020）建立了一种肺芯片模型，采用延时成像技术模拟了宿主细胞与结核分枝杆菌在气液界面的相互作用动态过程，并探讨了肺表面活性物质在早期感染中的作用。研究发现，表面活性物质缺乏可导致巨噬细胞和肺泡上皮细胞内细菌快速、失控生长，而在正常的表面活性物质水平下，细胞内则存在大量非生长期细菌。补充外源性表面活性物质能够部分抑制细菌扩增。此外，TissUse公司计划利用 HUMIMIC 芯片开发人肺-肝-淋巴结共培养芯片，用于监测结核分枝杆菌感染的特定疾病表型，并用于筛查疫苗候选药物。肺芯片技术为研究和模拟呼吸道细菌感染（如肺炎克雷伯菌和结核菌的感染机制），以及探索新的治疗方法和药物提供了有力工具。

7.3.5　环境污染物暴露评估

环境污染物如 $PM_{2.5}$、纳米颗粒和石棉等，因其微小的体积和广泛的分布，易于在肺部沉积，并通过与肺细胞的复杂相互作用，触发炎症反应、细胞损伤甚至基因突变，长期暴露可引发肺炎和肺纤维化等呼吸系统疾病。目前，肺芯片已被尝试用于有机污染物化合物、颗粒物和金属离子等环境污染物的毒理学预测与机制研究。Zhang 等（2018a）利用可产生化学梯度的肺芯片体系，研究了苯并芘引发的肺部炎症和细胞毒性作用。Li 等（2018）利用纤维蛋白凝胶实现了人肺成纤维细胞三维培养，并基于该培养体系发现纳米颗粒物与富含蛋白质的液体接触时形成"蛋白冠"样结构，不仅可降低纳米颗粒物对细胞的毒性，还可促进成纤维细胞增殖，具有引起肺纤维化的潜能。作者团队利用多通道芯片实现了人肺上皮细胞和人血管内皮细胞的 3D 共培养，并应用于纳米颗粒和 $PM_{2.5}$ 暴露毒性研究（Zhang et al.，2018b；Xu et al.，2020）。研究显示，纳米颗粒暴露可引起肺泡上皮细胞和血管内皮细胞形态发生变化、活性氧产生增加、细胞凋亡及免疫细胞黏附等一系列问题，为环境污染物肺毒性评估提供了良好的芯片平台。

卷烟烟气作为环境污染物的重要来源之一，其毒理学研究对于防控烟草危害具有重要意义。Zhang 等（2018a）利用高通量肺芯片体系，研究了卷烟烟气有害组分引起的支气管上皮细胞损伤。研究发现，烟气暴露可引起上皮细胞萎缩、细胞骨架解体、ROS 增加、炎症因子释放增加等改变。Hou 等（2019）的肺芯片研究表明，烟气暴露可引起肺气血屏障破坏和上皮间质转化，并发现 STAT3 是烟气暴露肺损伤的关键靶点。Ingber 研究团队设计制作了一种小气道芯片，可模拟呼吸运动引起的肺泡弹性形变，并可用于卷烟烟气暴露研究，研究中发现烟气暴露可引起肺细胞发生氧化应激反应及纤毛细胞功能障碍（Benam et al.，2016）。

7.3.6 呼吸系统药物评估

药物评价与筛选是肺芯片应用的重要研究领域之一，已被应用于药物分布研究，以及抗血栓药物和抗炎药物的药效评价。肺芯片不仅能够模拟肺部的生理和病理状态，还能作为有效的药物筛选工具，快速评估药物的疗效和安全性，为后续的药物开发和临床应用提供了科学依据。例如，Frost 等（2020）构建了小气道芯片，通过与喷射喷雾器连接，测试了化合物通过气道上皮-内皮屏障的能力。这项研究不仅评估了药物在气道中的吸收和分布，还揭示了气道上皮与内皮细胞之间的相互作用对药物转运的影响，为呼吸系统药物的开发提供了重要的实验依据。Jain 等（2018）利用人肺泡上皮原代细胞构建了肺泡芯片，并在血管侧通道中加入全血灌流，研究了脂多糖对肺泡上皮细胞的影响。研究发现，脂多糖能够激活肺泡上皮细胞，进而间接刺激血管内皮细胞，引发血管通道的血栓形成。这一发现为理解肺部炎症反应及其对血栓形成的影响提供了新的视角。在此基础上，进一步利用肺血栓芯片模型开展了抗血栓药物的快速筛选，评估了不同药物在抑制血栓形成方面的效果，尤其是在模拟肺部病理状态下的药物反应。此外，肺芯片技术的应用还扩展到了对抗炎药物的评估。通过在芯片中构建炎症模型，研究人员能够评估抗炎药物对肺泡上皮细胞和内皮细胞的保护作用。该方法不仅提高了药物筛选的效率，也为新药的开发提供了更为精准的靶点。

7.4 小　　结

综上所述，肺芯片可在体外复现人体肺部的组织微环境，模拟肺疾病的主要病理生理特征及疾病演变机制，已经在呼吸系统疾病模型构建及药物评价中展现了应用潜力。发展至今，肺芯片细胞来源日益广泛，已覆盖多种肺细胞类别，芯片性能逐步提升。目前，肺芯片已被广泛应用于肺炎、哮喘、肺纤维化等多种肺部疾病和药物的评价研究，表现出卓越的仿生特性、疾病模拟准确性及药物反应预测能力，为深入探索肺病机理和药物筛选提供了全新的科研平台。

展望未来，肺芯片技术的革新将依赖于多学科知识的深度融合。随着与干细胞、类器官技术的进一步结合，肺芯片技术将进一步提高对呼吸系统复杂生理环境的仿真度，包括肺部的气流动态、气血交换及免疫应答等关键生理过程，从而显著提升模型的生理相关性和预测准确性。组学研究和大数据分析将极大地丰富肺芯片可获取的生物学信息量，可以更全面、更深入地探索肺部疾病的分子机制；高灵敏生物传感技术将大幅提高肺芯片检测分析的准确性和效率。随着肺芯片技术的不断突破及其与多领域技术的融合发展，器官芯片将成为推动肺疾病发病机理研究、新药开发和精准医学研究的重要科学工具。

参 考 文 献

Benam K H, Mazur M, Choe Y, et al. 2017. Human lung small airway-on-a-chip protocol. Methods in Molecular Biology, 1612: 345-365.

Benam K H, Novak R, Nawroth J, et al. 2016. Matched-comparative modeling of normal and diseased human airway responses using a microengineered breathing lung chip. Cell Systems, 3(5): 456-466.e4.

Brown J C, Barclay W S, Galiano M, et al. 2020. Passage of influenza A/H3N2 viruses in human airway cells removes artefactual variants associated with neuraminidase-mediated binding. The Journal of General Virology, 101(5): 456-466.

DuPai C D, McWhite C D, Smith C B, et al. 2019. Influenza passaging annotations: what they tell us and why we should listen. Virus Evolution, 5(1): vez016.

Fehrenbach H. 2001. Alveolar epithelial type II cell: defender of the alveolus revisited. Respiratory Research, 2(1): 33-46.

Foster K A, Oster C G, Mayer M M, et al. 1998. Characterization of the A549 cell line as a type II pulmonary epithelial cell model for drug metabolism. Experimental Cell Research, 243(2): 359-366.

Frost T S, Jiang L A, Zohar Y. 2020. Pharmacokinetic analysis of epithelial/endothelial cell barriers in microfluidic bilayer devices with an air-liquid interface. Micromachines, 11(5): 536.

Griese M. 1999. Pulmonary surfactant in health and human lung diseases: state of the art. European Respiratory Journal, 13(6): 1455-1476.

He J R, Chen W X, Deng S J, et al. 2017. Modeling alveolar injury using microfluidic co-cultures for monitoring bleomycin-induced epithelial/fibroblastic cross-talk disorder. RSC Advances, 7(68): 42738-42749.

Hiemstra P S, McCray P B, Bals R. 2015. The innate immune function of airway epithelial cells in inflammatory lung disease. The European Respiratory Journal, 45(4): 1150-1162.

Hou W, Hu S, Li C, et al. 2019. Cigarette Smoke Induced Lung Barrier Dysfunction, EMT and Tissue Remodeling: A Possible Link between COPD and Lung Cancer. BioMed Research International, 2019: 2025636.

Huh D, Matthews B D, Mammoto A, et al. 2010. Reconstituting organ-level lung functions on a chip. Science, 328(5986): 1662-1668.

Huh D, Leslie D C, Matthews B D, et al. 2012. A human disease model of drug toxicity-induced pulmonary edema in a lung-on-a-chip microdevice. Science Translational Medicine, 4: 159.

Humayun M, Chow C W, Young E W K. 2018. Microfluidic lung airway-on-a-chip with arrayable suspended gels for studying epithelial and smooth muscle cell interactions. Lab on a Chip, 18(9): 1298-1309.

Jain A, Barrile R, Van der meer AD, et al. 2018. Primary human lung alveolus on a chip model of intravascular thrombosis for assessment of therapeutics. Clinical Pharmacology and Therapeutics, 103:332-340.

Li Y, Wang P C, Hu C L, et al. 2018. Protein corona of airborne nanoscale $PM_{2.5}$ induces aberrant proliferation of human lung fibroblasts based on a 3D organotypic culture. Scientific Reports, 8(1): 1939.

Matthay M A, Folkesson H G, Clerici C. 2002. Lung epithelial fluid transport and the resolution of pulmonary edema. Physiological Reviews, 82(3): 569-600.

Nawroth J C, Lucchesi C, Cheng D, et al. 2020. A microengineered airway lung chip models key features of viral-induced exacerbation of asthma. American Journal of Respiratory Cell and Molecular Biology, 63(5): 591-600.

Plebani R, Potla R, Soong M, et al. 2022. Modeling pulmonary cystic fibrosis in a human lung airway-on-a-chip. Journal of Cystic Fibrosis, 21(4): 606-615.

Punde T H, Wu W H, Lien P C, et al. 2015. A biologically inspired lung-on-a-chip device for the study of protein-induced lung inflammation. Integrative Biology: Quantitative Biosciences from Nano to Macro, 7(2): 162-169.

Si L L, Bai H Q, Rodas M, et al. 2021b. A human-airway-on-a-chip for the rapid identification of candidate antiviral therapeutics and prophylactics. Nature Biomedical Engineering, 5(8): 815-829.

Si L L, Bai H Q, Oh C Y, et al. 2021a. Clinically relevant influenza virus evolution reconstituted in a human lung airway-on-a-chip. Microbiology Spectrum, 9(2): e0025721.

Sone N, Konishi S, Igura K, et al. 2021. Multicellular modeling of ciliopathy by combining iPS cells and microfluidic airway-on-a-chip technology. Science Translational Medicine, 13(601): eabb1298.

Stucki A O, Stucki J D, Hall S R R, et al. 2015. A lung-on-a-chip array with an integrated bio-inspired respiration mechanism. Lab on a Chip, 15(5): 1302-1310.

Sung S, Park Y, Jo J R, et al. 2011. Overexpression of cyclooxygenase-2 in NCI-H292 human alveolar epithelial carcinoma cells: Roles of p38 MAPK, ERK-1/2, and PI3K/PKB signaling proteins. Journal of Cellular Biochemistry, 112(10): 3015-3024.

Tang H Q, Abouleila Y, Si L L, et al. 2020. Human organs-on-chips for virology. Trends in Microbiology, 28(11): 934-946.

Thacker V V, Dhar N, Sharma K, et al. 2020. A lung-on-chip model of early *Mycobacterium tuberculosis* infection reveals an essential role for alveolar epithelial cells in controlling bacterial growth. eLife, 9: e59961.

Wang P, Jin L, Zhang M, et al. 2024. Blood-brain barrier injury and neuroinflammation induced by SARS-CoV-2 in a lung-brain microphysiological system. Nature Biomedical Engineering, 8(8): 1053-1068.

Wang Y Q, Wang P, Qin J H. 2022. Human organoids and organs-on-chips for addressing COVID-19 challenges. Advanced Science, 2105187.

Weibel E R. 2015. On the tricks alveolar epithelial cells play to make a good lung. American Journal of Respiratory and Critical Care Medicine, 191(5): 504-513.

Xu C, Zhang M, Chen W W, et al. 2020. Assessment of air pollutant $PM_{2.5}$ pulmonary exposure using a 3D lung-on-chip model. ACS Biomaterials Science & Engineering, 6(5): 3081-3090.

Yang X Y, Li K Y, Zhang X, et al. 2018. Nanofiber membrane supported lung-on-a-chip microdevice for anti-cancer drug testing. Lab on a Chip, 18(3): 486-495.

Zhang F, Tian C, Liu W M, et al. 2018a. Determination of benzopyrene-induced lung inflammatory and cytotoxic injury in a chemical gradient-integrated microfluidic bronchial epithelium system. ACS Sensors, 3(12): 2716-2725.

Zhang M, Wang P, Luo R H, et al. 2021. Biomimetic human disease model of SARS-CoV-2-induced lung injury and immune responses on organ chip system. Advanced Science, 8(3): 2002928.

Zhang M, Xu C, Jiang L, et al. 2018b. A 3D human lung-on-a-chip model for nanotoxicity testing. Toxicology Research, 7(6): 1048-1060.

第8章 器官芯片与消化系统研究

8.1 消化系统概述

消化系统是人体消化食物和吸收营养物质、排泄代谢废物的主要场所，由消化道和消化腺两大部分组成。消化道是食物摄取和转运的主要部位，包括口腔、食管、胃、小肠与大肠，其中小肠是消化与吸收的主要场所。消化腺分泌各种消化液以帮助分解和吸收食物，主要包括唾液腺、肝脏和胰腺，它们均借助导管，将分泌的多种消化液排入消化管内，帮助食物分解和代谢，其中，肝脏是人体内最大的消化腺。在消化系统中，每一种器官都具有其独特的结构和功能：胃以机械性消化与化学性消化相结合的方式消化食物；小肠的机械蠕动能够促进食物的分解和转运，同时小肠上皮细胞形成的屏障结构是营养物质吸收的主要部位；肝脏中肝实质细胞分泌胆汁，经由胆管结构外排进入胆囊，用于脂质的消化。消化系统是一个复杂而精细的生理系统，其功能紊乱会导致胃肠道疾病、营养不良相关疾病、肝胆疾病等。

消化系统的研究因其复杂的多器官协同、动态机械环境、微生物群互作及代谢整合等特性，使得传统研究模型难以精准模拟人类消化过程的生理与病理状态。例如，啮齿类动物肠道长度/体重比、胆汁酸组成与人类显著不同，影响药物吸收与毒性评估；动物肠道菌群构成与人类不同（如小鼠缺乏特定拟杆菌属细菌），导致菌群-宿主互作研究结果难以转化。此外，静态二维培养无法模拟肠道蠕动、流体剪切力及三维结构（如绒毛/隐窝形态），导致肠上皮细胞极性丧失、黏液分泌减少及屏障功能异常，且缺乏多细胞互作。而器官芯片通过整合人类细胞、动态力学环境、微生物群及多器官互作，突破了传统模型在结构简化、种属差异及系统复杂性模拟方面的局限，为消化系统研究提供了高度仿生且可控的有力工具（秦建华，2017）。

8.1.1 肠芯片

1. 肠结构与功能

人体的肠道系统主要包括小肠和大肠两部分，它们相互协作，负责消化食物、吸收养分，并保护我们免受有害细菌和毒素的侵害。肠道绒毛是肠道屏障的关键结构，绒毛上部由吸收细胞、杯状细胞、帕内特细胞（Paneth cell，也称潘氏细胞）和内分泌细胞组成，绒毛根部（又称"肠隐窝"）由干细胞组成（图8-1）。肠微绒毛大大增加了肠黏膜面积，使人类能够更有效地吸收蛋白质、脂肪和碳水化合物等营养物质。肠道系统的功能不仅仅局限于消化和吸收，还与身体的免疫系统紧密相连（James et al.，2020；Izcue et al.，2009），共同维持肠道环境的平衡（Bäckhed et al.，2005；Sommer et al.，2013）。肠道微生物群落在维持宿主健康、免疫调节以及营养代谢等方面发挥着重要作用。此外，肠道系统也与内分泌系统密不可分。肠道和大脑通过各种代谢和信号转导途径联系在一起，形成了所谓的"肠-脑轴"。肠道微生物群以及分布于肠壁的细胞，借助释放多种信号分子（如激素和神经递质）的方式，实现与内分泌系统之间的有效沟通（Cani et al.，2016；Chakrabarti et al.，2022）。

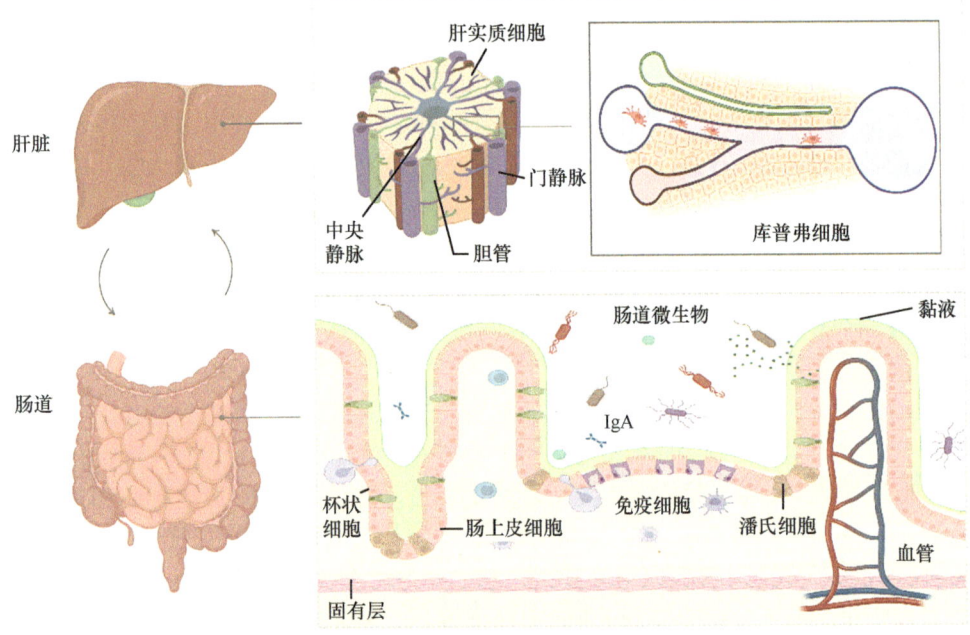

图 8-1　肝和肠道的结构示意图

肝脏的基本单位是肝小叶（上），主要包括中央静脉、门静脉、胆小管等结构；肠道微环境（下）包括肠道上皮细胞、血管内皮细胞、肠道菌群及免疫细胞等组分

2. 肠芯片构建与鉴定

近年来，研究人员建立了多种符合肠道形貌的肠芯片模型，通过控制流体流动及其他物理机械因素，模拟肠道微环境，更准确地反映肠道生态系统的生物学功能和生理反应。目前报道的肠芯片中包含了肠道多种细胞类型（如肠道上皮细胞和血管内皮细胞）、流体流动、机械牵张力、肠道菌群和免疫组分等重要因素，相比于传统肠道模型更加接近体内的肠道微环境，可以更准确地反映肠道生态系统的基本生物学功能和生理反应，为研究人类肠道生理学、病理学和药理学提供了新的视角和平台。

肠芯片的设计通常包含两个由多孔膜隔开的微流体通道。一个通道代表肠道腔，其内接种肠上皮细胞；另一个通道代表血管，其内接种血管内皮细胞（图8-2）。肠上皮和内皮细胞共同组成的组织界面再现了肠腔内的微生物、消化液和营养物质与血液循环之间的关键屏障。除了微结构上的设计外，肠芯片还采用了其他微工程方法模拟体内肠道微环境的生物力学和生化刺激。2012年，Ingber团队建立了一种仿生的肠芯片，该芯片包含上下两个微流体通道，被ECM包被的多孔膜分隔开。将人肠道上皮细胞Caco-2在多孔膜上层培养，通过施加流体刺激和循环机械应变力模拟体内肠道的蠕动，促进Caco-2细胞分化并形成类似肠绒毛的结构，从而模拟小肠的复杂结构和生理特征（Kim et al.，2012）。相比于静态培养条件，肠芯片形成了更加完整的肠屏障。除界面式设计外，研究人员还开发了类似肠屏障的管状结构设计，通过在微流控通道中灌注ECM来培养上皮细胞，建立了无膜的肠芯片体系（Trietsch et al.，2017）。此外，为进一步模拟肠屏障的生化微环境，支撑与肠道微生物菌群的共培养条件，研究人员引入厌氧室和氮气以调控肠上皮屏障上的氧气梯度，从而维持肠道内的低氧条件。总体而言，通过生物模拟条件下的微流体培养，研究人员可以开发更好地模拟活体肠道的动态生理过程的体外模型。此外，肠芯片制作材料的选择需要具备生物相容性、光学透明性和适当的气体渗透性。PDMS因其精确成型和良好的渗透性，是常用的芯片材料之一。但它会吸收药物或小分子等疏水物质，在药物测试或转运等定量研究中可能造成一定误差，限制了其应用。因此，研究人员也在探索其他材料如聚苯乙烯、聚碳酸酯和聚甲基丙烯酸甲酯等的应用（Shah et al.，2016；Maurer et al.，2019；Sidar et al.，2019）。

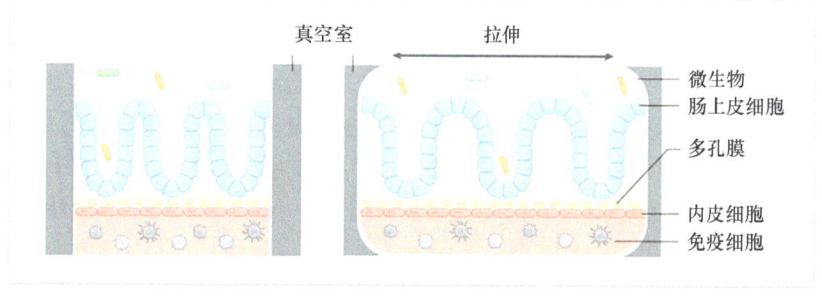

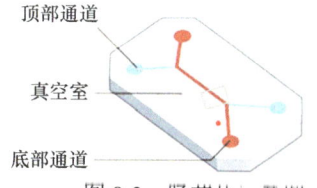

图8-2　肠芯片示意图

构建肠芯片的细胞来源通常包括原代细胞、细胞系和干细胞衍生的肠类器官等。例如，源自结肠癌或腺癌等的人肠道上皮细胞系 Caco-2 和 HT-29，能够表达成熟的肠道细胞特征，如肠吸收细胞或杯状细胞特征（Martínez-Maqueda et al., 2015）。目前，Caco-2 和 HT-29 细胞的共培养体系被广泛应用于各种研究，包括微生物黏附、肠道吸收、结肠通透性和肠屏障完整性等。然而，肿瘤细胞系通常具有异常的基因型和表型，难以模拟肠道系统的复杂性，如潘氏细胞和一些转运体（Kleiveland, 2015）。成体干细胞和多功能诱导干细胞来源的肠道类器官具备关键的细胞类型，如肠上皮细胞、Tuft 细胞、杯状细胞和潘氏细胞（O'Connell et al., 2021；Takahashi et al., 2021），具有内分泌和旁分泌、分子转运、收缩和吸收等功能，可作为肠芯片模型的重要细胞来源。此外，人外周血单核细胞（PBMC）、来自人（THP-1）或小鼠（RAW 246.7）的巨噬细胞系等主要免疫细胞常用于构建肠芯片共培养模型，模拟肠道炎症疾病。

肠芯片应具备体内肠的吸收与屏障功能。在体内，肠绒毛能够极大地提高肠道的表面积，几乎所有的吸收功能都依赖于肠绒毛。使用显微镜观察培养过程中的肠芯片，通常在施加流体剪切力数天后可观察到深色的弧形、管状或圆圈状的肠绒毛褶皱结构。对细胞进行扫描电子显微镜表征，还可观察到微绒毛结构。同时，用于肠道应用的肠芯片应检测到吸收型肠上皮细胞中的标志基因 *ALPI*、杯状细胞中的标志基因 *MUC2* 的表达。

肠屏障是肠道内外环境之间的重要界面，它对于维持肠道内稳态、防止病原体侵入、保护肠道免受毒素和有害物质的侵害具有重要作用。定量测定肠屏障的渗透性是评估屏障状态的必要条件。常用的检测方法包括屏障渗透性和 TEER 的测量。前者可用于确定测试化合物的表观渗透系数（P_{app}）（如预测药物吸收），后者提供经上皮离子传输的信息（如评估屏障完整性）。渗透性测定通常是在肠屏障的顶部或底部添加示踪分子，并在屏障相反侧进行扩散测量。最常用的示踪化合物是荧光染料标记的分子，如 FITC-Dextran（3～5 kDa）（Baxter et al., 2017；Zhao et al., 2022）。这些分子可用于定量测定经上皮的双向运输，以区分主动和被动运输机制（Artursson et al., 2001；Hubatsch et al., 2007）。因此，渗透性测试是屏障评估和药物渗透预测的有效工具。TEER 可以进行实时、非侵入性的监测，以评估屏障完整性（Benson et al., 2013）。研究人员提出了特定的策略和电极配置，将 TEER 测量电极集成到芯片中，以实现对组织屏障的实时监测（Henry et al., 2017；Yeste et al., 2016）。

8.1.2 肝芯片

1. 肝脏的结构与功能

肝脏是人体内最复杂的器官之一，具备独特的结构和多种重要功能，包括血清白蛋白的合成、能量代谢、药物转化、解毒和胆汁合成。肝脏包含多种细胞类型，如肝实质细胞和非实质细胞（胆管细胞、肝窦内皮细胞、库普弗细胞和肝星状细胞）。肝脏的基本结构和功能单元是肝小叶，其形状为多角形，由中央静脉、肝板、肝血窦和胆小管组成（图8-1）。肝窦内的血液来自门静脉和肝小动脉。肝窦内皮细胞并不形成紧密连接，允许大孔径物质通过窦周隙进入肝细胞。肝星状细胞位于窦周隙中，储存大部分维生素A，并能合成和分泌胶原蛋白等基质成分，参与肝脏结构的调节和修复，对肝损伤和纤维化有关键作用。肝腺泡是肝脏的一个功能单位，通常分为中央静脉区、周围区和过渡区。中央静脉区位于中央，接收来自肝窦的血液；周围区环绕中央静脉，接收门静脉和肝动脉的血液；过渡区介于两者之间。由于肝细胞对氧气的高需求，沿肝腺泡产生从高（15%～18%）到低（5%～6%）的氧梯度。

肝脏的主要细胞类型是肝实质细胞（占肝脏体积的70%）和胆管细胞（占3%～5%），它们均源自同一双潜能祖细胞（肝母细胞）。这两种细胞对维持正常肝功能至关重要，是体外肝模型的重要组成部分。肝脏中的库普弗细胞（常驻巨噬细胞）分布在肝窦中，每100个肝细胞有20～40个库普弗细胞，参与维持生理状态和疾病进展。肝脏负责多种生物合成途径，包括糖异生、尿素形成和血浆白蛋白生成。肝细胞还具有CYP450酶活性，这些酶改变内生物和外来物质（如药物、胆汁酸、代谢物）的化学结构。此外，肝脏还调控人体的先天免疫和适应性免疫过程。

2. 肝芯片构建与鉴定

体外肝脏模型在肝脏再生医学、疾病研究和药物测试等领域具有重要意义。目前，肝模型的构建主要依赖于动物模型和体外细胞实验。然而，动物模型与人类之间的物种差异，以及传统二维细胞培养模型的简化特性，导致临床试验的高失败率。器官芯片通过模拟组织微环境，有望解决这些问题，建立更加接近人体生理状态的体外肝模型。肝芯片不仅有助于理解复杂肝疾病的病理过程和发病机制，还能评估药物的吸收、分布、代谢、排泄和毒性（陈汐玥，2024）。近年来，已建立了多种肝芯片模型，如肝小叶芯片、肝窦芯片等。设计肝小叶芯片和肝窦芯片模型结构时，通常通过光刻技术设计不同的细胞培养腔室，将这些腔室用微小通道连接或通过多孔膜隔开，并利用微流体灌注培养模拟肝血流微环境。这些模型成功模拟了肝脏的结构和功能特点，比如能够模拟肝脏的关键代谢功能、肝窦/肝小叶结构等复杂微环境，在肝脏再生医学、疾病研究和药物测试等领域展现了重要应用价值。

体外肝芯片模型主要使用人原代肝细胞、永生化肝细胞系或肿瘤细胞系。尽管肿瘤细胞系如HepG2和Huh7广泛应用，但它们通常表现出异常的基因谱和肝特异功能。原代肝细胞具有良好的肝功能，但来源有限，且在体外难以长期存活和增殖，容易去分化。相比之下，PSC 被认为是构建体外人肝脏模型的有价值来源。PSC 可以在特定条件下定向分化为肝细胞，并在体外保持肝细胞的基本功能和代谢特征。例如，Banaeiyan 等（2017）利用 iPSC 衍生的肝细胞构建的肝小叶模型，显示出比 HepG2 细胞更高的肝脏代谢标志物（如白蛋白、尿素和胆汁分泌）表达和更多胆小管网络的生成。

以干细胞衍生的肝类器官为细胞来源的体外肝类器官芯片模型作为一种新型体外肝模型，为肝脏发育学研究、病理生理学、药物开发和再生医学等领域提供了新的平台（王亚清，2023）。这些肝类器官的来源包括 $Lgr5^+$ 成体干细胞和 PSC。$Lgr5^+$ 细胞能够增殖并分化为含有胆管细胞和肝细胞的肝类器官。目前，已经成功建立了来自人和啮齿类动物的干细胞来源的肝类器官（Huch et al.，2013，2015；Nantasanti et al.，2015；Kruitwagen et al.，2017）。Takebe 等（2013）报道将 iPSC 来源的肝前体细胞与人间充质干细胞和人脐静脉内皮细胞共培养，形成具有血管网的肝类器官，能与宿主血管连接并促进肝细胞功能的成熟。

体外肝芯片需要具备肝脏的基本代谢和分泌功能，以满足生物医学应用的需求。肝脏主要分泌的白蛋白具有解毒和维持渗透压的功能，因此，肝芯片应具备一定的白蛋白分泌功能，以模拟血液中病原、药物与蛋白质的结合。此外，CYP450 家族酶广泛参与物质代谢，是肝脏代谢的关键，肝芯片应具备 CYP450 酶活性，可以通过酶底物清除率或蛋白质表征进行检测。除了这些基本功能，胆管芯片还应根据其生理功能对胆汁分泌和胆汁排泄功能进行相应的表征，以反映肝脏的异质性。

3. 肝小叶芯片

肝小叶是肝脏的基本结构和功能单位。为在体外模拟肝小叶的微结构，研究人员开发了特定微尺度的器官芯片系统，以优化肝细胞培养条件并进行多种细胞类型的共培养。例如，Rennert 等（2015）创建了一种可灌注的夹膜芯片，将内皮细胞、巨噬细胞和肝星状细胞与肝细胞共培养，在动态条件下模拟肝微生理环境。研究发现，灌注培养能够促进肝微绒毛结构的形成，并显著增强肝细胞功能。该芯片还集成了生物传感器，用于实时检测细胞耗氧量。此外，Ho 等（2013）通过介电泳产生的放射状电场梯度，诱导肝细胞和内皮细胞沿电场方向有序排列，从而模拟肝小叶结构。这种细胞图案化方法显著提高了 CYP1A1 酶的活性，增强了肝细胞功能，有利于药物代谢。由于肝脏代谢功能受肝窦血流影响，结合流体通道设计可以有效提升肝模型的功能和可重复性。适当的流体通道设计能够在施加最小剪切力的情况下，实现肝细胞的稳定流体灌注。最近，肝小叶芯片设计也融入了其血液循环的生理特征，包括肝动脉和门静脉的双重血液流入以及中央静脉的血液流出。例如，Banaeiyan 等（2017）利用器官芯片培养 HepG2 细胞和 iPSC 来源的肝细胞，成功模拟了生理状态下的肝小叶、肝窦和门静脉结构。六边形结构和流体通道再现了肝脏血液循环的对流-扩散过程，优化的细胞密度增强了细胞-细胞及细胞-ECM 的相互作用。

4. 肝窦芯片

肝窦是一个复杂的结构，由孔状排列的内皮细胞、窦周隙和肝细胞组成。构建肝窦芯片的方法与肝小叶芯片相似，通常通过光刻技术设计不同的细胞培养腔室，这些腔室通过微小通道连接或通过多孔膜隔开，并利用微流体灌注培养模拟肝窦血流微环境。例如，Du 等（2017）通过分层接种肝细胞和内皮细胞，再灌注肝星状细胞和库普弗细胞，成功构建了肝窦芯片。研究显示，流体剪切力能促进肝细胞功能成熟标志物的表达，如肝细胞生长因子和 CYP450 代谢酶。Lee 等（2007）设计了一种含有内皮样屏障结构的微流控通道肝芯片，用于培养原代大鼠和人肝细胞，模拟肝窦的超微结构。芯片中的间隙微结构通过外侧通道进行培养基灌注，模拟内皮屏障，防止流体直接流向肝细胞，同时促进营养物质和氧气的交换。Prodanov 等（2016）设计了一种双层肝芯片系统，上层含多孔膜，上面接种内皮细胞 EA.hy926 和库普弗细胞 U937，底部通道接种原代人肝细胞，同时将星状细胞 LX-2 与胶原混合接种在膜下层，模拟窦周隙。这种设计有效模拟了肝细胞与非实质细胞的相互作用，结果表明，动态培养的肝细胞与静态培养的肝细胞相比，可持续产生较高的白蛋白和尿素，而 CYP3A4 活性无显著差异。此外，Rennert 等（2015）开发了一种可灌注的夹膜芯片，将内皮细胞、巨噬细胞和肝星状细胞与肝细胞共培养，在动态条件下模拟肝窦组织。研究显示，灌注培养可以促进肝微绒毛结构的形成，并显著增强肝细胞功能。该芯片还集成了生物传感器，用于实时检测细胞耗氧量。另一种肝窦芯片的构建方法是使用微柱和表面张力在细胞外基质凝胶中创建细胞通道。当含细胞的凝胶注入时，表面张力将凝胶固定在柱之间。通过凝胶两侧的通道灌注流体，可以进行多种细胞类型的共培养。例如，研究人员建立了一个包含 5 个平行通道的肝芯片模型，其中一个通道用于血液灌注，3 个通道用于培养人脐静脉内皮细胞、LX-2 和 HepG2 细胞，还有一个用于胆汁灌流。该模型展示了比传统平面细胞培养模型更优的肝脏活性，适用于胆汁酸代谢研究、药物毒性筛选和疾病建模等应用。

8.2 主要应用示例

8.2.1 肠药物吸收

肠道在药物吸收和代谢方面扮演着重要角色。首过代谢，即药物在系统循环之前的代谢，构成了药物生物利用度的主要限制因素。近期研究表明，不仅肝脏，肠道在其中也发挥了重要作用（Thummel，2007；Thelen et al.，2009）。由于多种因素，动物模型难以准确预测药物生物利用度（Martignoni et al.，2006；Komura et al.，2011）。体外肠道药物吸收模型通常使用 Caco-2 细胞系。Guo 等（2018）构建了一个可灌注的肠芯片，并评估了异环磷酰胺和维拉帕米两种药物的生物利用度（图 8-3），为体外药物吸收研究及临床前药物开发提供了生物活性高、成本低的灵活的体外平台。最近，研究者已开发出一些肠道芯片模型用于药物代谢的研究，这些模型可作为低成本的体外平台，用于监测药物代谢过程。Kasendra 等（2018）通过在原代人类十二指肠芯片模型的基础上进行调整，建立了药物代谢模型。该模型呈现出极化的细胞结构、肠道屏障功能、特殊细胞亚群，以及主要肠道药物转运体的表达、定位和功能。与 Caco-2 细胞相比，该模型显示出更好的 CYP3A4 表达和诱导能力。

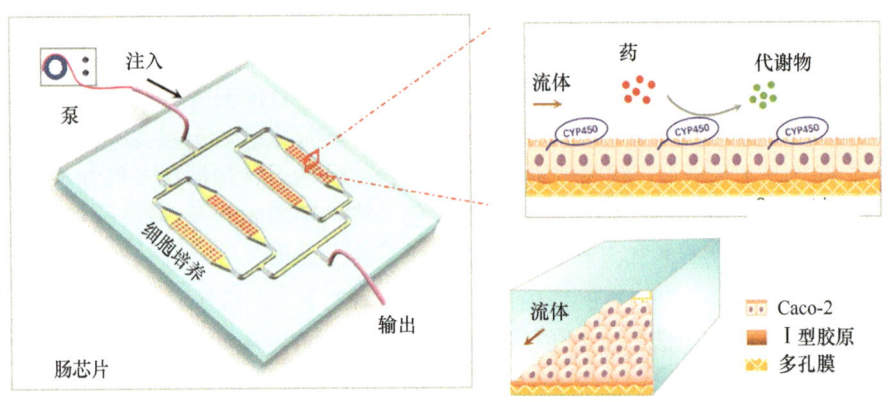

图 8-3　肠芯片设计与药物代谢研究（Guo et al.，2018）

肠道微生物群是由定植于宿主胃肠道内的细菌、古菌、真菌、病毒及原生生物等共同构成的复杂生态系统，其总生物量可达 10^{14} 个，基因数量超过宿主基因组 100 倍。这一动态群落通过与宿主的共进化形成双向互作网络，不仅参与营养代谢、免疫调控等基础生理过程，更被视为调控宿主健康与疾病状态的"第二基因组"。现有研究表明，肠道菌群与肿瘤的发生有错综复杂的关系，且肠道菌群也能明显影响部分口服药物的疗效，但其关系未能完全阐明。采用传统静态 2D 培养模型，由于加入的菌群会迅速过度生长并破坏人体细胞，因此无法以平衡的方式长时间共培养。Ingber 团队设计制备了一种厌氧肠芯片，在厌氧室中建立跨肠上皮屏障和内皮屏障的氧梯度，实现了肠上皮细胞 Caco-2 与人粪便来源的好氧和厌氧人体肠道菌群的共培养（Kim et al.，2012）。与常氧条件相比，低氧梯度环境更有利于维持菌群多样性，从而提高肠屏障的功能并维持宿主-肠道菌群相互作用的稳态。法国巴斯德研究所的 Grassart 等（2019）使用肠道器官芯片研究了流动和蠕动是否会影响志贺氏菌在 3D 结肠上皮中的感染性，结果显示，在机械力的影响下，感染率显著增加，少量志贺氏菌足以从顶部入侵肠道细胞，导致屏障完整性丧失，从而影响志贺氏菌入侵的模式。志贺氏菌快速定植于上皮细胞的隐窝状内陷，证明了 3D 微观结构的重要作用。

8.2.2 炎症性肠病

炎症性肠病（inflammatory bowel disease，IBD）是一种病因不明的结肠或胃肠道的非特异性慢性炎症性疾病，包括溃疡性结肠炎和克罗恩病。IBD 的发病机理尚不明确，可能涉及多种因素（如基因、环境、肠道微生物及宿主免疫系统）。为了研究 IBD 的发病机理，在体外模拟 IBD 发病的肠道微环境，纳入相关的细胞和非细胞成分是非常重要的。早在 2016 年，Kim 等人开发了小肠细菌过度生长和炎症的疾病模型，分析了益生菌和致病菌、脂多糖（LPS）、免疫细胞、炎症细胞因子、血管内皮细胞和机械力如何单独或共同导致肠道炎症、绒毛损伤和上皮屏障功能受损，还探索了是否可以在芯片上复制临床益生菌和抗生素疗法的保护作用。Nguyen 等（2024）提出了一种新的、多单位的肠道芯片系统——MultiU-Int，它能够研究不同免疫细胞群和炎症刺激在 IBD 启动过程中的作用。该芯片模型具有多个空间分离的基底隔间，不同的免疫细胞类型或细胞因子刺激可以独立添加或应用。通过英夫利昔单抗治疗炎症模型，证明了该系统作为药物开发的体外工具以及剖析基本疾病机制的潜在用途。此外，筛选具有特定功能的益生菌对于改进 IBD 治疗策略至关重要。Wu 等（2024）构建了一个 16 通道肠道芯片系统，为多种益生菌筛选应用提供可扩展且适应性强的肠道微环境。该芯片结合了无监督的 ML（machine learning）算法来筛选益生菌治疗 IBD 的有效性，为研究益生菌-益生菌或益生菌-益生元之间的相互作用机制和治疗评估提供了一个高效、准确和高通量的筛选平台。

8.2.3 脂肪肝

脂肪肝也称脂肪性肝病，是由遗传易感性、环境因素和代谢应激等多种原因引起的，以肝细胞脂肪变为基本病理特征的疾病。它可以分为酒精性肝病（alcoholic liver disease，ALD）、非酒精性脂肪性肝病（non-alcoholic fatty liver disease，NAFLD）以及特殊类型脂肪肝，其中以非酒精性脂肪性肝病最常见。ALD 和 NAFLD 两者虽然病因不同，但都会引发肝脏的脂肪沉积，两者在病理生理上还存在一些共同的机制，如脂肪毒性、线粒体功能障碍、炎症及纤维化进展等，这些环节在两种脂肪肝的发病过程中都可能起到重要作用。

ALD 和 NAFLD 的病理机制复杂，从脂肪变性转变为脂肪性肝炎的分子途径仍有待充分阐明。Lee 等（2008）构建了 ALD 芯片模型，在灌流条件下模拟了酒精导致的肝组织结构变化和功能损伤，并监测星状细胞对损伤肝组织的修复过程。Kostrzewski 等（2017）建立了 3D 原代肝组织芯片，在游离脂肪酸（free fatty acid，FFA）暴露下模拟非酒精性脂肪性肝病的发展过程，显示脂肪过度积累后，肝细胞的代谢功能受损，以及 CYP3A4 和 CYP2C9 酶活性降低。Hendriks 等（2023）建立了 NASH 类器官模型，用于模拟 NAFLD 的三种触发因素，包括游离脂肪酸负荷、个体间遗传变异及单基因脂质疾病，为深入解析疾病机制和药物评估提供了新的思路。

肝类器官芯片可进一步用于疾病模型建立、药物筛选、毒性测试和组织重建等。目前，研究者已基于类器官建立了多种体外肝病模型，包括肝脏纤维化模型（Kaftanovskaya et al.，2019）、肝脏遗传性疾病（如 Alpha 1-抗胰蛋白酶缺乏症和 Alagille 综合征）模型（Huch et al.，2015；Gómez-Mariano et al.，2020），以及乙肝病毒（hepatitis B virus，HBV）感染性肝炎模型（Nie et al.，2018；Gural et al.，2018）。另外，作者团队建立了基于器官芯片的工程化肝类器官模型，进一步模拟了 NAFLD 的发生发展过程。在游离脂肪酸暴露条件下，芯片上的肝类器官表现出一系列 NAFLD 相关的关键病理特征（Wang et al.，2020），包括脂滴形成、甘油三酯积累和肝纤维化等，这对于更好地理解 NAFLD 的发生机制及药物开发具有重要意义（图 8-4）。这些疾病模型的建立为肝疾病机理研究、个性化治疗和药物开发提供了有潜力、有价值的平台。

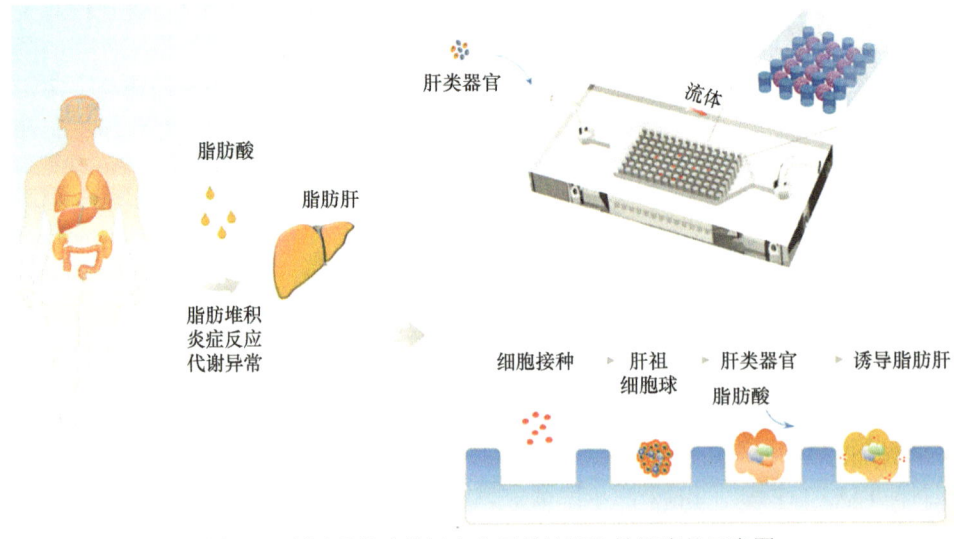

图 8-4　利用肝芯片模拟人非酒精性脂肪性肝病的示意图

8.2.4 病毒性肝炎

近年来,肝芯片在病毒感染研究和病毒生长周期模拟等领域得到了广泛应用。乙型肝炎病毒（HBV）和丙型肝炎病毒（hepatitis C virus，HCV）是肝硬化及肝癌的主要病因之一。病毒性肝炎严重威胁着人类健康,世界上 1/3 以上的人口接触过乙型肝炎病毒,目前仍没有特效疗法减轻该病毒的慢性感染。乙型和丙型肝炎病毒具有在肝细胞内感染和复制的能力,不会引起显著的细胞溶解。这些病毒可以在宿主细胞、肝细胞中复制,而不会引起细胞凋亡或坏死,这使得它们可以有效地进行免疫系统逃逸。

肝芯片可用于病毒感染研究,模拟病毒生长周期（Ortega-Prieto et al.，2019，2018）。Ortega-Prieto 等（2018）利用含微孔阵列的可灌注芯片,将原代肝细胞与库普弗细胞共培养长达 40 天以上,并进行 HBV 的长期感染。研究发现,HBV 感染后,肝组织的先天免疫和细胞因子反应与在 HBV 感染患者中观察到的相似,并且共培养体系能够识别免疫效应器的细胞来源,从而为研究宿主-病原体相互作用及深入理解病毒致病机理提供了一个有价值的平台。Cao 等（2021）利用 hiPSC 衍生的多细胞类器官建立了 HBV 感染模型,对于深入探索病毒感染机制及评估药物效果具有重要意义。HBV 感染后,肝细胞在短时间内就会丧失分化并发生表型变化,因此检测这种感染具有挑战性（Shi et al.，2009；Iannacone et al.，2022）。为了确定肝细胞在 HBV 感染中的作用,研究者设计了一种微芯片,将肝细胞与库普弗细胞共培养,并与传统的单培养进行比较。整个 HBV 生命周期的所有步骤都在这种 HBV-on-a-chip 系统上建模,在 40 天的细胞培养周期中保持细胞表型、形态和极化。结果表明,3D 培养芯片支持肝细胞表达固有免疫应答,并为研究致病的肝脏机制提供了可能。虽然库普弗细胞最初在基线时对 HBV 没有反应,但在 LPS 的二次刺激后,HBV 复制被积极抑制。该平台可为开发用于研究肝脏疾病、肝脏生理学和药物发现的预测工具铺平道路。

8.2.5 药物肝毒性评价

临床试验药物失败的主要原因是现有临床前模型预测能力较差,而肝芯片模型能够较为可靠地预测人类药物的疗效及安全性。肝芯片具有仿生 3D 组织结构和多细胞相互作用,相比于传统培养模型能够更准确地模拟药物或化合物在体内的传递和转运,不仅可以评估药物对靶标的作用,还能够预测药物可能产生的不良反应和毒性效应。通过在肝芯片中模拟药物对肝细胞的影响,可以更早地发现潜在的安全问题,减少动物试验和临床试验中不必要的风险。肝芯片作为一种与人体高度生理相关的器官模型,为实现药物的高通量筛选、药物毒性精准预测,以及复杂的药物肝毒性机制研究提供了良好的工具和平台（Li et al., 2019; Broutier et al., 2017）。

肝小叶芯片可用于分析体外药物反应（Ma et al., 2016）。在该模型中，细胞暴露于对乙酰氨基酚、异烟肼和利福平中，研究者通过测量 CYP1A1/2 和 UGT 活性以评估细胞的酶促反应。在建立剂量反应药物谱后，可在所有培养方法中检测到对乙酰氨基酚（20 mmol/L）、异烟肼（30 mmol/L）和利福平（1 mmol/L）的肝毒性反应。与高浓度药物下的 2D 和 3D 静态培养相比，在肝小叶芯片中培养的细胞显示出较低的细胞活力，表现出更高的药物敏感性。Lee-Montiel 等（2017）建立了人肝腺泡芯片，模拟体内肝脏中的氧分区这一区域特异性功能。通过流体控制氧含量（3%～13%）模拟肝脏中低氧和高氧区域的微环境，证明了不同区域对乙酰氨基酚毒性的响应不同。该系统为研究分区依赖性的肝功能、药物代谢和疾病模拟提供了良好的平台。Jang 等（2019）建立了不同物种来源的肝芯片模型，检测了药物诱导肝毒性的不同响应，揭示了人体与动物实验中检测到的肝毒性的相关性，从而更好地确定用药安全性。该芯片由大鼠、犬或人的肝细胞、内皮细胞、库普弗细胞和星形细胞组成，能够识别物种间药物代谢和毒性的差异，快速有效地进行药物肝毒性筛选，从而显著降低新药问世的时间和成本。

基于肝芯片的疾病模型也可用于测量各种药物对 NAFLD 进展或预防的影响。例如，二甲双胍和吡格列酮等抗脂肪变性化合物已被成功用于评估在芯片上培养的肝细胞中脂肪蓄积的减少（Hassan et al., 2020）。结果显示，吡格列酮可以通过改变脂质代谢和诱导脂蛋白脂酶的表达来减少甘油三酯的积累，二甲双胍可以减少细胞对培养基中 FFA 的消耗。这些芯片上的 NAFLD 模型有望开发出可靠的工具，用于研究 NAFLD 的发病机制，并在未来模拟脂肪变性的细胞和分子机制。此外，药物引起的肝毒性是导致肝脏疾病的主要因素之一。目前药物毒理学研究主要依赖于 2D 细胞培养体系和动物模型，难以准确地预测药物在人体内的不良反应。芯片上的肝类器官作为一种与人体高度生理相关的器官模型，可以实现药物的高通量筛选并能更精确地进行药物毒性预测，为其提供了良好的工具和平台（Li et al., 2019; Broutier et al., 2017）。

8.2.6 肝脏再生

肝脏疾病严重危害人类健康，是高致死病因之一。肝移植是治疗肝衰竭的有效手段，而工程化的肝组织可以在患者恢复期或在诊断和移植的过渡期提供有价值的功能支持，解决了肝移植面临的许多问题，如供体缺乏（李继承，2018）。No da 等（2014）用凹陷小坑结构的芯片构建了三种细胞共培养的微肝球体，并用壳聚糖-海藻酸钠聚合物包埋形成可进行体内移植的微肝组织。用 PDMS 蜂巢微孔结构阵列形成的肝细胞和内皮细胞的聚集体可用于构建血管化的肝组织（Pang et al., 2012）。原代肝组织来源的 iPSC 或 ESC 都可以作为肝组织工程的细胞来源进行体外肝组织构建。Du 等（2014）将 iPSC 来源的肝细胞和内皮细胞包埋入多组分水凝胶纤维内形成功能性肝组织，创建的微环境有利于维持细胞生长和组织功能。移植小鼠体内后，肝组织可与宿主血管网络进行连接，形成功能成熟的血管化肝组织。Song 等（2015）将 iPSC 诱导的肝细胞与基质细胞共培养，包埋入具有生物兼容性的微胶囊中，并移植到具有免疫活性的小鼠体内，可检测到小鼠血清中含有较高水平的人白蛋白和 α1-抗胰蛋白酶，证明移植后的肝细胞具有较好的细胞活性和组织功能。这些方法在基于干细胞的移植治疗方面具有潜在的应用价值。

动物模型虽常用于肝脏再生研究，但由于物种差异等原因，我们对人肝脏再生过程、机制及细胞间相互作用仍了解较少，器官芯片的出现为该方向的研究提供了全新的更有力的工具。非实质细胞是肝脏再生过程中涉及信号转导、细胞因子和生长因子合成及分泌的关键细胞，在肝脏再生过程中起着复杂的调节作用（Tan et al., 2016；Cosgrove et al., 2008）。Chhabra 等（2022）利用构建的血管化肝组织微流体装置，在组织层面模拟了人肝损伤及肝再生过程，发现并验证了诱导人肝再生的因素。该系统通过控制流体剪切力模拟血流变化，发现剪切力可促进血管生成以及内皮细胞再生相关因子的分泌，包括前列腺素 PGE2。同时，流体剪切力还可通过旁分泌作用于肝细胞，介导其进入增殖细胞周期，促进肝再生。

8.3　小　　结

消化系统是人体进行物质输送、能量摄入以及隔绝病原体入侵的重要场所，对维持机体稳态平衡有着至关重要的作用。然而，由于技术限制，传统二维模型难以概括消化系统独特的生理结构特征和复杂的化学、机械微环境。随着技术的进步和器官芯片的不断发展，以肠芯片、肝芯片为代表的消化系统器官芯片被开发出来，逐步在药物开发、毒性测试、疾病建模和个性化医疗中发挥越来越重要的作用。这些器官芯片通过模拟消化系统的三维结构、细胞间相互作用以及动态微环境，为研究消化系统疾病机制和药物筛选提供了更接近人体生理条件的实验平台。

尽管目前的肠芯片、肝芯片中已经引入了多种不同的细胞类型，但仍无法完全概述整个器官的复杂性。为了进一步提升器官芯片仿生功能，多器官联用、芯片上菌群共培养以及标准化的技术突破将为构建更加仿生的消化系统芯片提供解决方案。例如，通过构建多器官芯片系统，可以模拟消化系统与其他器官（如肝、胰岛）的相互作用，从而更全面地评估系统疾病下的器官间互作。此外，引入肠道微生物群共培养技术，能够更好地模拟肠道微生态及其对宿主健康的影响。未来，随着技术不断突破传统界限，消化系统芯片的研究与应用也将更加广泛和深入，目前，除肠、肝外的消化器官的芯片（如胃芯片、胆管芯片）仍在不断被开发，已有模型的复杂性也越来越接近人体，这将助力个性化医学和系统生物学的发展，推动精准医疗和疾病治疗的创新。

参 考 文 献

陈汐玥, 王亚清, 包芳, 等. 2024. 肝器官芯片在生物医学研究中的应用进展. 合成生物学, 5(4):813-830.

李继承, 曾园山. 2018. 组织学与胚胎学（第9版）. 北京:人民卫生出版社.

秦建华, 张敏, 于浩, 等. 2017. 人体器官芯片. 中国科学院院刊, 32(12):1281-1289.

王亚清, 陶婷婷, 秦建华. 2023. 类器官芯片. 中国科学: 生命科学, 53(2): 211-220.

Artursson P, Palm K, Luthman K. 2001. Caco-2 monolayers in experimental and theoretical predictions of drug transport. Advanced Drug Delivery Reviews, 46(1-3): 27-43.

Bäckhed F, Ley R E, Sonnenburg J L, et al. 2005. Host-bacterial mutualism in the human intestine. Science, 307(5717): 1915-1920.

Banaeiyan A A, Theobald J, Paukštyte J, et al. 2017. Design and fabrication of a scalable liver-lobule-on-a-chip microphysiological platform. Biofabrication, 9(1): 015014.

Baxter M F A, Merino-Guzman R, Latorre J D, et al. 2017. Optimizing fluorescein isothiocyanate dextran measurement as a biomarker in a 24-h feed restriction model to induce gut permeability in broiler chickens. Frontiers in Veterinary Science, 4: 56.

Benson K, Cramer S, Galla H J. 2013. Impedance-based cell monitoring: barrier properties and beyond. Fluids and Barriers of the CNS, 10(1): 5.

Broutier L, Mastrogiovanni G, Verstegen M M, et al. 2017. Human primary liver cancer-derived organoid cultures for disease modeling and drug screening. Nature Medicine, 23(12): 1424-1435.

Cani P D, Knauf C. 2016. How gut microbes talk to organs: The role of endocrine and nervous routes. Molecular Metabolism, 5(9): 743-752.

Cao D, Ge J Y, Wang Y, et al. 2021. Hepatitis B virus infection modeling using multi-cellular organoids derived from human induced pluripotent stem cells. World Journal of Gastroenterology, 27(29): 4784-4801.

Chakrabarti A, Geurts L, Hoyles L, et al. 2022. The microbiota-gut-brain axis: pathways to better brain health. Perspectives on what we know, what we need to investigate and how to put knowledge into practice. Cellular and Molecular Life Sciences: CMLS, 79(2): 80.

Chhabra A, Song H G, Grzelak K A, et al. 2022. A vascularized model of the human liver mimics regenerative responses. Proceedings of the National Academy of Sciences of the United States of America, 119(28): e2115867119.

Cosgrove B D, Cheng C, Pritchard J R, et al. 2008. An inducible autocrine cascade regulates rat hepatocyte proliferation and apoptosis responses to tumor necrosis factor-alpha. Hepatology, 48(1): 276-288.

Du C, Narayanan K, Leong M F, et al. 2014. Induced pluripotent stem cell-derived hepatocytes and endothelial cells in multi-component hydrogel fibers for liver tissue engineering. Biomaterials,

35(23): 6006-6014.

Du Y, Li N, Yang H, et al. 2017. Mimicking liver sinusoidal structures and functions using a 3D-configured microfluidic chip. Lab on a Chip, 17(5): 782-794.

Gómez-Mariano G, Matamala N, Martínez S, et al. 2020. Liver organoids reproduce alpha-1 antitrypsin deficiency-related liver disease. Hepatology International, 14(1): 127-137.

Grassart A, Malardé V, Gobaa S, et al. 2019. Bioengineered human organ-on-chip reveals intestinal microenvironment and mechanical forces impacting *Shigella* infection. Cell Host & Microbe, 26(3): 435-444.e4.

Guo Y Q, Li Z Y, Su W T, et al. 2018. A biomimetic human gut-on-a-chip for modeling drug metabolism in intestine. Artificial Organs, 42(12): 1196-1205.

Gural N, Mancio-Silva L, He J, et al. 2018. Engineered livers for infectious diseases. Cellular and Molecular Gastroenterology and Hepatology, 5(2): 131-144.

Hassan S, Sebastian S, Maharjan S, et al. 2020. Liver-on-a-chip models of fatty liver disease. Hepatology, 71(2): 733-740.

Helander H F, Fändriks L. 2014. Surface area of the digestive tract - revisited. Scandinavian Journal of Gastroenterology, 49(6): 681-689.

Hendriks D, Brouwers J F, Hamer K, et al. 2023. Engineered human hepatocyte organoids enable CRISPR-based target discovery and drug screening for steatosis. Nature Biotechnology, 41(11): 1567-1581.

Henry O Y F, Villenave R, Cronce M J, et al. 2017. Organs-on-chips with integrated electrodes for trans-epithelial electrical resistance (TEER) measurements of human epithelial barrier function. Lab on a Chip, 17(13): 2264-2271.

Ho C T, Lin R Z, Chen R J, et al. 2013. Liver-cell patterning lab chip: mimicking the morphology of liver lobule tissue. Lab on a Chip, 13(18): 3578-3587.

Hubatsch I, Ragnarsson E G E, Artursson P. 2007. Determination of drug permeability and prediction of drug absorption in Caco-2 monolayers. Nature Protocols, 2(9): 2111-2119.

Huch M, Dorrell C, Boj S F, et al. 2013. *In vitro* expansion of single Lgr5$^+$ liver stem cells induced by Wnt-driven regeneration. Nature, 494(7436): 247-250.

Huch M, Gehart H, van Boxtel R, et al. 2015. Long-term culture of genome-stable bipotent stem cells from adult human liver. Cell, 160(1-2): 299-312.

Iannacone M, Guidotti L G. 2022. Immunobiology and pathogenesis of hepatitis B virus infection. Nature Reviews Immunology, 22(1): 19-32.

Izcue A, Coombes J L, Powrie F. 2009. Regulatory lymphocytes and intestinal inflammation. Annual Review of Immunology, 27: 313-338.

James K R, Gomes T, Elmentaite R, et al. 2020. Distinct microbial and immune niches of the human colon. Nature Immunology, 21(3): 343-353.

Jang K J, Otieno M A, Ronxhi J, et al. 2019. Reproducing human and cross-species drug toxicities using a liver-chip. Science Translational Medicine, 11(517): eaax5516.

Jung S M, Kim S. 2022. *In vitro* models of the small intestine for studying intestinal diseases. Frontiers in Microbiology, 12: 767038.

Kaftanovskaya E M, Ng H H, Soula M, et al. 2019. Therapeutic effects of a small molecule agonist of the relaxin receptor ML290 in liver fibrosis. The FASEB Journal, 33(11): 12435-12446.

Kaplan G G. 2015. The global burden of IBD: from 2015 to 2025. Nature Reviews Gastroenterology & Hepatology, 12(12): 720-727.

Kasendra M, Luc R, Yin J Y, et al. 2020. Duodenum Intestine-Chip for preclinical drug assessment in a human relevant model. eLife, 9: e50135.

Kasendra M, Tovaglieri A, Sontheimer-Phelps A, et al. 2018. Development of a primary human Small Intestine-on-a-Chip using biopsy-derived organoids. Scientific Reports, 8: 2871.

Kim H J, Huh D, Hamilton G, et al. 2012. Human gut-on-a-chip inhabited by microbial flora that experiences intestinal peristalsis-like motions and flow. Lab on a Chip, 12(12): 2165-2174.

Kim H J, Li H, Collins J J, et al. 2016. Contributions of microbiome and mechanical deformation to intestinal bacterial overgrowth and inflammation in a human gut-on-a-chip. Proceedings of the National Academy of Sciences of the United States of America, 113(1): E7-E15.

Kleiveland C R. 2015. Co-cultivation of Caco-2 and HT-29MTX//Verhoeckx K, Cotter P, López-Expósito I, et al. (eds.) The Impact of Food Bioactives on Health: *in vitro* and *ex vivo* Models. Cham: Springer International Publishing: 135-140.

Komura H, Iwaki M. 2011. *In vitro* and *in vivo* small intestinal metabolism of CYP3A and UGT substrates in preclinical animals species and humans: species differences. Drug Metabolism Reviews, 43(4): 476-498.

Kostrzewski T, Cornforth T, Snow S A, et al. 2017. Three-dimensional perfused human *in vitro* model of non-alcoholic fatty liver disease. World Journal of Gastroenterology, 23(2): 204-215.

Kruitwagen H S, Oosterhoff L A, Vernooij I G W H, et al. 2017. Long-term adult feline liver organoid cultures for disease modeling of hepatic steatosis. Stem Cell Reports, 8(4): 822-830.

Lee A H, Scapa E F, Cohen D E, et al. 2008. Regulation of hepatic lipogenesis by the transcription factor XBP1. Science, 320(5882): 1492-1496.

Lee P J, Hung P J, Lee L P. 2007. An artificial liver sinusoid with a microfluidic endothelial-like barrier for primary hepatocyte culture. Biotechnology and Bioengineering, 97(5): 1340-1346.

Lee-Montiel F T, George S M, Gough A H, et al. 2017. Control of oxygen tension recapitulates zone-specific functions in human liver microphysiology systems. Experimental Biology and Medicine, 242(16): 1617-1632.

Li L, Knutsdottir H, Hui K, et al. 2019. Human primary liver cancer organoids reveal intratumor and interpatient drug response heterogeneity. JCI Insight, 4(2): e121490.

Ma C, Zhao L, Zhou E M, et al. 2016. On-chip construction of liver lobule-like microtissue and its application for adverse drug reaction assay. Analytical Chemistry, 88(3): 1719-1727.

Martignoni M, Groothuis G M M, de Kanter R. 2006. Species differences between mouse, rat, dog, monkey and human CYP-mediated drug metabolism, inhibition and induction. Expert Opinion on Drug Metabolism & Toxicology, 2(6): 875-894.

Martínez-Maqueda D, Miralles B, Recio I. 2015. HT29 cell line// Verhoeckx K, Cotter P, López-Expósito I, et al. (eds.) The Impact of Food Bioactives on Health. Cham: Springer International Publishing: 113-124.

Maurer M, Gresnigt M S, Last A, et al. 2019. A three-dimensional immunocompetent intestine-on-chip model as *in vitro* platform for functional and microbial interaction studies. Biomaterials, 220: 119396.

Nantasanti S, Spee B, Kruitwagen H S, et al. 2015. Disease modeling and gene therapy of copper storage disease in canine hepatic organoids. Stem Cell Reports, 5(5): 895-907.

Nguyen O T P, Misun P M, Hierlemann A, et al. 2024. A versatile intestine-on-chip system for deciphering the immunopathogenesis of inflammatory bowel disease. Advanced Healthcare Materials, 13(7): 2302454.

Nie Y Z, Zheng Y W, Miyakawa K, et al. 2018. Recapitulation of hepatitis B virus-host interactions in liver organoids from human induced pluripotent stem cells. EBioMedicine, 35: 114-123.

No da Y, Jeong G S, Lee S H. 2014. Immune-protected xenogeneic bioartificial livers with liver-specific microarchitecture and hydrogel-encapsulated cells. Biomaterials, 35(32): 8983-8991.

O'Connell L, Winter D C, Aherne C M. 2021. The role of organoids as a novel platform for modeling of inflammatory bowel disease. Frontiers in Pediatrics, 9: 624045.

Ortega-Prieto A M, Cherry C, Gunn H, et al. 2019. *In vivo* model systems for hepatitis B virus research. ACS Infectious Diseases, 5(5): 688-702.

Ortega-Prieto A M, Skelton J K, Wai S N, et al. 2018. 3D microfluidic liver cultures as a physiological preclinical tool for hepatitis B virus infection. Nature Communications, 9(1): 682.

Pang Y, Montagne K, Shinohara M, et al. 2012. Liver tissue engineering based on aggregate assembly: efficient formation of endothelialized rat hepatocyte aggregates and their immobilization with biodegradable fibres. Biofabrication, 4(4): 045004.

Prodanov L, Jindal R, Bale S S, et al. 2016. Long-term maintenance of a microfluidic 3D human liver sinusoid. Biotechnology and Bioengineering, 113(1): 241-246.

Rennert K, Steinborn S, Gröger M, et al. 2015. A microfluidically perfused three dimensional human liver model. Biomaterials, 71: 119-131.

Shah P, Fritz J V, Glaab E, et al. 2016. A microfluidics-based *in vitro* model of the gastrointestinal human-microbe interface. Nature Communications, 7: 11535.

Shi Y H, Shi C H. 2009. Molecular characteristics and stages of chronic hepatitis B virus infection. World Journal of Gastroenterology, 15(25): 3099-3105.

Sidar B, Jenkins B R, Huang S, et al. 2019. Long-term flow through human intestinal organoids with the gut organoid flow chip (GOFlowChip). Lab on a Chip, 19(20): 3552-3562.

Sommer F, Bäckhed F. 2013. The gut microbiota: Masters of host development and physiology. Nature Reviews Microbiology, 11(4): 227-238.

Song W, Lu Y C, Frankel A S, et al. 2015. Engraftment of human induced pluripotent stem cell-derived hepatocytes in immunocompetent mice via 3D co-aggregation and encapsulation. Scientific Reports, 5: 16884.

Takahashi T, Fujishima K, Kengaku M. 2021. Modeling intestinal stem cell function with organoids. International Journal of Molecular Sciences, 22(20): 10912.

Takebe T, Sekine K, Enomura M, et al. 2013. Vascularized and functional human liver from an iPSC-derived organ bud transplant. Nature, 499(7459): 481-484.

Tan Q H, Hu J J, Yu X L, et al. 2016. The role of il-1 family members and Kupffer cells in liver regeneration. Biomed Research International, 2016: 6495793.

Thelen K, Dressman J B. 2009. Cytochrome P450-mediated metabolism in the human gut wall. Journal of Pharmacy and Pharmacology, 61(5): 541-558.

Thummel K E. 2007. Gut instincts: CYP3A4 and intestinal drug metabolism. The Journal of Clinical Investigation, 117(11): 3173-3176.

Trietsch S J, Naumovska E, Kurek D, et al. 2017. Membrane-free culture and real-time barrier integrity assessment of perfused intestinal epithelium tubes. Nature Communications, 8(1): 262.

van Schaik W. 2015. The human gut resistome. Philosophical transactions of the Royal Society of London. Series B, Biological Sciences, 370(1670): 20140087.

Wang Y Q, Wang H, Deng P W, et al. 2020. Modeling human nonalcoholic fatty liver disease (NAFLD) with an organoids-on-a-chip system. ACS Biomaterials Science & Engineering, 6(10): 5734-5743.

Wu J, Zhang B, Liu X, et al. 2024. An intelligent intestine-on-a-chip for rapid screening of probiotics with relief-enteritis function. Advanced Materials, 36(47): e2408485.

Yeste J, Illa X, Gutiérrez C, et al. 2016. Geometric correction factor for transepithelial electrical resistance measurements in transwell and microfluidic cell cultures. Journal of Physics D: Applied Physics, 49(37): 375401.

Zhao W, Yao Y H, Zhang T, et al. 2022. Primary exploration of host-microorganism interaction and enteritis treatment with an embedded membrane microfluidic chip of the human intestinal-vascular microsystem. Frontiers in Bioengineering and Biotechnology, 10: 1035647.

第 9 章　器官芯片与心血管系统研究

9.1　心血管系统概述

心血管系统是循环系统的核心组成部分，由心脏、血管（动脉、静脉、毛细血管）和血液构成，负责将 O_2、营养物质、激素等输送至全身组织，并清除代谢废物（如 CO_2、尿素）。同时，它通过调节血压、血流量和体温，维持内环境稳定，并参与免疫防御（白细胞运输）和止血过程。心肌是心脏的肌肉组织，具有自动节律性收缩的特性，是心脏泵血功能的基础。心肌细胞之间通过闰盘相互连接，使得心肌能够作为一个整体进行协调的收缩和舒张，从而推动血液流动。心肌的这种自动节律性收缩保证了心脏能够持续不断地将血液泵送到全身各个部位，维持生命活动的正常进行（图 9-1）。心血管系统的高效运作依赖于心脏的泵血功能、血管的弹性与阻力调节，以及血液成分的平衡。当心血管系统功能异常时，会导致心脏疾病（缺血性心脏病、心肌病、心律失常）、血管疾病（动脉粥样硬化、深静脉血栓、微血管病变）、高血压病等的发生，严重危害人类健康。

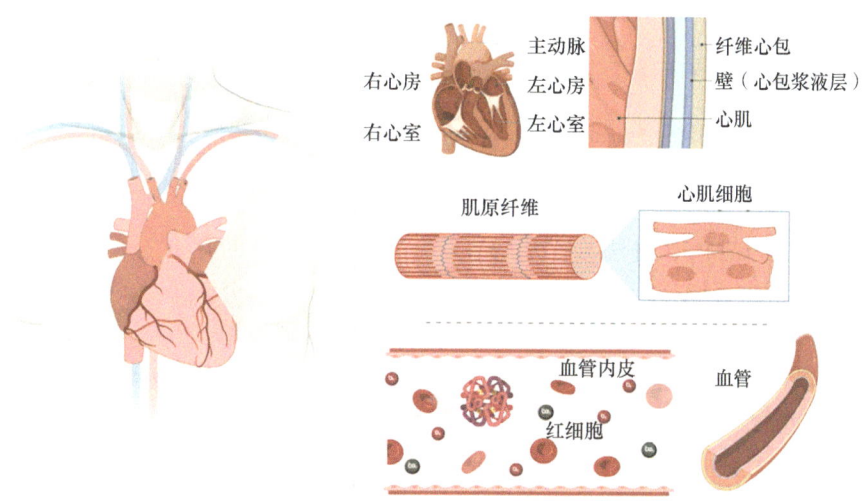

图 9-1　心血管系统的主要结构示意图

心血管系统的研究因其复杂的动态生理环境、多尺度调控机制，以及与全身系统的紧密互连而面临挑战。传统动物模型在模拟人类心血管病理生理过程时存在显著局限，而器官芯片通过精准的仿生设计与跨尺度整合，一定程度上为解决这些难题提供了创新方案。例如，血管芯片可集成蠕动泵模拟脉动血流，调节剪切力以研究内皮细胞炎症响应；心肌芯片可通过柔性膜周期性拉伸模拟心脏前负荷，研究机械应力诱导的病理性肥大等。器官芯片通过复现血流剪切力、细胞-细胞互作及生理微环境等功能，为心血管疾病的研究提供了强有力的工具。

9.2 心血管系统器官芯片模型

用于研究心血管系统的器官芯片模型主要包括血管芯片和心肌芯片等。血管芯片主要用于研究血流动力学、内皮功能及血管相关疾病，如动脉粥样硬化和血栓形成；心肌芯片则通过模拟心肌细胞的电生理和机械特性，研究心脏收缩功能、心律失常及药物对心脏的影响。血管芯片侧重于血管结构与功能的动态调控，心肌芯片则聚焦于心脏生理及病理状态的再现，二者协同应用可更全面地模拟循环系统的复杂生理过程。

9.2.1 血管芯片

血管芯片可精准模拟人体血管结构与功能，广泛应用于血管相关疾病研究、药物评价和个性化医疗等。其构建方式主要基于微流控系统的精确设计，通过限定通道结构、细胞层分布及生物材料的选择，形成不同类型的血管模型。

1. 血管芯片的构建方式

血管芯片的构建方式主要有内皮图案化血管芯片和自组装血管芯片两大类（图9-2）。内皮图案化血管芯片利用工程制造手段，在预设的微流控通道或支架结构上接种内皮细胞，以重建血管腔道，模拟血管功能。常用的方法包括软光刻法、牺牲法和黏性指进法。软光刻法是目前应用最广泛的方法之一，通过微纳加工技术预设微通道结构，在其内壁接种内皮细胞，形成类似血管的腔道。牺牲法利用可降解或可溶材料（如明胶、Pluronic F-127、琼脂糖、PDMS 等）预先填充血管位点，待其去除后形成空腔，使内皮细胞附着并铺展其中。黏性指进法借助流体在未固化的细胞外基质（如胶原水凝胶）中的渗透行为，在其内部形成中空管道，从而构建更接近生理环境的血管微结构。

自组装血管芯片多使用内皮细胞，在成纤维细胞、间质细胞辅助下，于 3D 基质中自发形成管腔结构，再现生理性血管生成过程。根据血管生成方式的不同，该类芯片可进一步分为血管新生芯片和血管发生芯片。血管新生芯片模拟已有血管的分支生长过程，常用于研究肿瘤血管化、创伤修复、流体动力学因素对血管新生的影响及药物筛选与评价。血管发生芯片模拟胚胎期血管的初始形成过程，

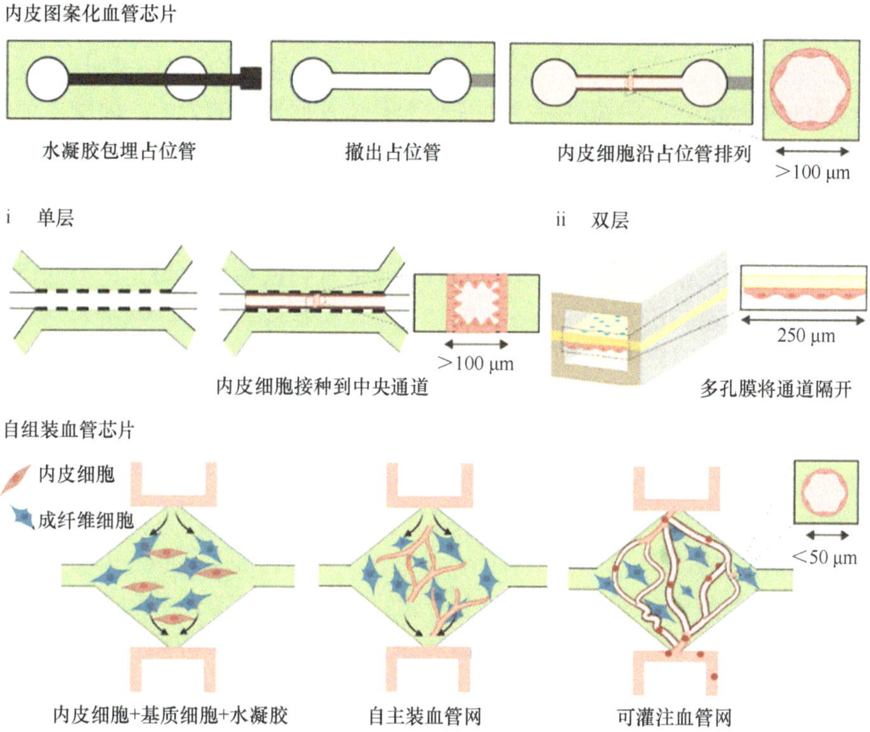

图 9-2　血管芯片常用构建方式（Astha et al.，2023）

在器官特异性血管网络构建、血脑屏障研究、肿瘤微环境重塑、细胞免疫监测及药物毒性评估等方面应用广泛。

在血管芯片的构建过程中，流体参数的调控是实现高仿生血管模型的重要环节。流体剪切力、压力梯度及灌流模式不仅影响血管内皮细胞的增殖、分化与排列，还直接调控血管的通透性、炎症反应及形态特征。适宜的血流环境能够促进内皮细胞的稳态维持，而异常的流体条件可能诱导血管异常增生或功能衰退。

2. 血管芯片的流体力学模拟

在血管芯片的构建过程中，流体动力学环境是决定其功能与结构的关键因素。无论是内皮图案化血管芯片还是自组装血管芯片，其内部血流状态都会直接影响内皮细胞的增殖、迁移、分化及血管网络形成。流体剪切力通过作用于细胞骨架上的机械感受器，如离子通道、血小板内皮细胞黏附分子-1（PECAM-1）、血管内皮钙黏蛋白（VE-cadherin）和 Piezo 1 等，触发机械转导信号，调控内皮细胞的生理行为。这些物理应力最终被细胞转化为生物信号，影响血管的通透性、炎症反应及新生血管的形成（Su，2021）。因此，在血管芯片的设计与优化过程中，精准调控流体环境对于确保其生理相关性至关重要。

血管芯片微通道内的流动特性主要包括层流与湍流的转换、剪切力的精确控制、压力梯度的合理分布及非牛顿流体特性的模拟。由于血液是一种具有复杂流变特性的非牛顿流体，其流动行为不仅受到管道几何形态的影响，还受血细胞成分及血浆黏度的调控。因此，在芯片仿真与优化过程中，需要利用流体力学建模技术进行精确计算，以确保实验环境与体内血流条件的匹配。在血管芯片的流体模拟过程中，通常采用计算流体力学（computational fluid dynamics，CFD）技术进行数值仿真。依据实验需求，建立血管芯片的几何模型，并设定适当的边界条件，包括流入流速、压力分布及壁面剪切力等。依据实验目标，选择合适的流体模型，如牛顿流体或非牛顿流体模型，并利用CFD软件进行数值计算。通过调整几何参数、边界条件及流体动力学设定，可优化流体环境，确保芯片内部的流动行为与生理血管系统相符。实验测量芯片内部的流速、压力和剪切力分布，并与数值模拟结果进行比对验证，以提高模型的准确性。

在血管芯片的流体仿真中，常用的流体力学方程有连续性方程、纳维-斯托克斯方程（Navier-Stokes equation）和泊肃叶方程（Poiseuille equation）。其中，连续性方程用于确保流体在模拟过程中质量守恒；纳维-斯托克斯方程用于描述黏性流体的动量守恒关系，尤其是在非牛顿流体条件下可能需要进行修正；而泊肃叶方程则适用于计算层流状态下流速与压力梯度的关系，尽管血管芯片通道并非严格的圆形，该方程仍可用于某些简化模型的流体估算（吴紫标，1994）。此外，雷诺数（Reynolds number）一般用于判断流体流动状态是层流还是湍流；而剪切力计算可用于评估血流动力对内皮细胞的影响，其计算方式通常为牛顿内摩擦定律或CFD软件的模拟分析。剪切力在血管芯片的生理功能模拟中占据核心地位，其大小决定了内皮细胞的形态、排列方向及生理功能。在血流动力学调控研究中，可通过精确调整流速、压力及剪切应力，模拟不同生理和病理状态下的血流环境。

9.2.2 心肌芯片

心肌芯片结合微流控技术、组织工程和生物材料，可精准模拟心肌的电生理、机械收缩和血液灌注，用于心血管疾病研究、药物筛选和个性化医疗。相比二维细胞培养和动物实验，心肌芯片可精确控制机械拉伸、电信号传导和血流动力学，更真实地再现生理及病理状态下的心脏功能（图9-3）。

1. 细胞类型

心肌细胞高度分化，无法传代，因此人原代心肌细胞作为体外细胞模型在研究心脏生理过程和疾病机制方面存在局限性。为了弥补这一不足，常用替代模型如新生大鼠心室肌细胞及H9c2、HL-1细胞系，其中H9c2适用于线粒体氧化应激研究。近年来，人诱导多能干细胞的出现为研究心血管系统疾病提供了理想的选

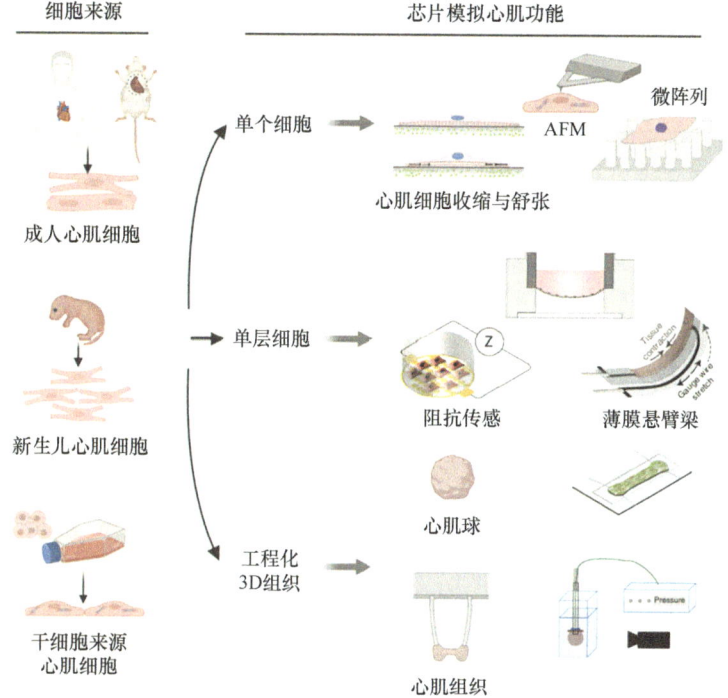

图 9-3　心肌芯片构建基本策略与流程（Wenkun et al.，2022）

择，然而体外培养的人诱导多能干细胞来源心肌细胞表现出未成熟的胎儿表型，限制了其应用。研究者采用化学诱导、代谢调控、电刺激及细胞基底图案化等方法来促进心肌细胞成熟（Yang et al.，2014），通过这些策略，心肌芯片能够更好地再现心肌组织的结构与功能，在生理模型中用于研究心脏的力学性能与电生理特性，在病理模型中用于研究心肌纤维化、病理恢复及药物筛选。作者团队在芯片底部制备了洋葱皮样的各向异性结构，使 hiPSC 分化的心肌细胞在该结构上呈一定的方向性生长（Xu et al.，2017）。这一微结构不仅优化了细胞的排列方式，还有效增强了心肌细胞的肌节发育、兴奋-收缩耦合及电生理特性，从而更接近成熟心肌细胞的生理状态。此外，该结构改善了细胞间信号传导，提高了收缩同步性，为研究心肌收缩力、兴奋传导及药物作用机制提供了更加可靠的体外模型。基于这一优化策略，心肌芯片通过微流控系统、组织工程及生物材料的整合，构建出更符合生理条件的三维心肌组织模型，为心血管疾病的研究及药物筛选提供了高仿生度的实验平台。

2. 构建方式

心肌芯片是一种基于微流控技术和组织工程的体外模型，旨在模拟心肌组织的结构与功能。该芯片通过整合人类心肌细胞、生物材料及传感系统，在微尺度上精准调控细胞微环境，再现心肌的兴奋-收缩耦合、电信号传导及力学特性，为体外模拟心脏组织提供了重要手段。传统的组织工程方法通常利用特定的细胞和生物相容性材料来制备、重建和再生心脏组织。然而，模拟动态的三维心脏微环境仍面临诸多挑战。心肌芯片结合微流控技术能够提供一种更接近生理条件的三维微环境，微流控装置不仅能够提供精准的营养物质输送和废物清除系统，还能调控细胞微环境的力学（如剪切力和张力）和电生理特性，从而促进心肌细胞的成熟和功能维持。

Grosberg 等（2011）率先报道了一种仿生心肌芯片，该芯片利用微图案化技术排列心肌细胞，以模拟体内心脏组织的功能特性，并用于测试治疗心血管疾病的药物效果。随着研究的不断推进，目前已发展出多种类型的心肌芯片（图 9-4），这些芯片不仅能够提供更稳定的生理微环境，还能通过集成柔性传感器、电极阵列及光学成像系统等，实现对心肌细胞收缩力、电信号传导、兴奋-收缩耦合及代谢状态的实时监测。

3. 功能检测方式

心肌芯片的功能检测主要包括力学性能、电生理活动、代谢水平及细胞存活性等多个方面，以确保体现其生理特点和实验的可靠性。在力学性能方面，心肌细胞的收缩能力可通过显微镜成像、柔性传感器及牵张应变测量评估，例如，薄膜传感器可测量细胞的力学应变，而光学显微分析结合图像处理技术可计算细胞的收缩幅度和节律。Lind 等（2017）利用挤出式打印技术，制备了具有各向异性结构的 PDMS 薄片，同时在薄片上集成了柔性电极。该芯片可以引导心肌细胞沿微结构生长，利用具有导电回路的 PDMS 悬臂梁形变，读出光学信号和形变引起的电阻变化。在电生理检测中，微电极阵列能够无创监测心肌细胞的自发动作电位，评估心肌芯片的节律性和传导性，而膜片钳技术则可测量心肌细胞的离子通道活性。此外，结合电压敏感染料（如 Fluo-4）及高速荧光显微成像，可追踪钙信号变化，以评估兴奋-收缩耦合的完整性。在代谢和生物活性检测方面，荧光葡萄糖代谢探针、乳酸测定及 ATP 水平检测可用于分析细胞代谢状态，而活/死染色可评估心肌细胞的存活率，线粒体膜电位测定则用于监测能量代谢的健康状况。此外，流体环境的监测对芯片内心肌细胞的长期存活及功能维持至关重要，Bradley 等（2017）利用计算流体力学模拟结合微传感器，精确监测芯片内的流速、剪切力、压力梯度及营养物质浓度。综合来看，这些检测手段不仅有助于验证心肌芯片的生理功能，还能为药物筛选、疾病建模和个性化治疗提供高精度的数据支持。

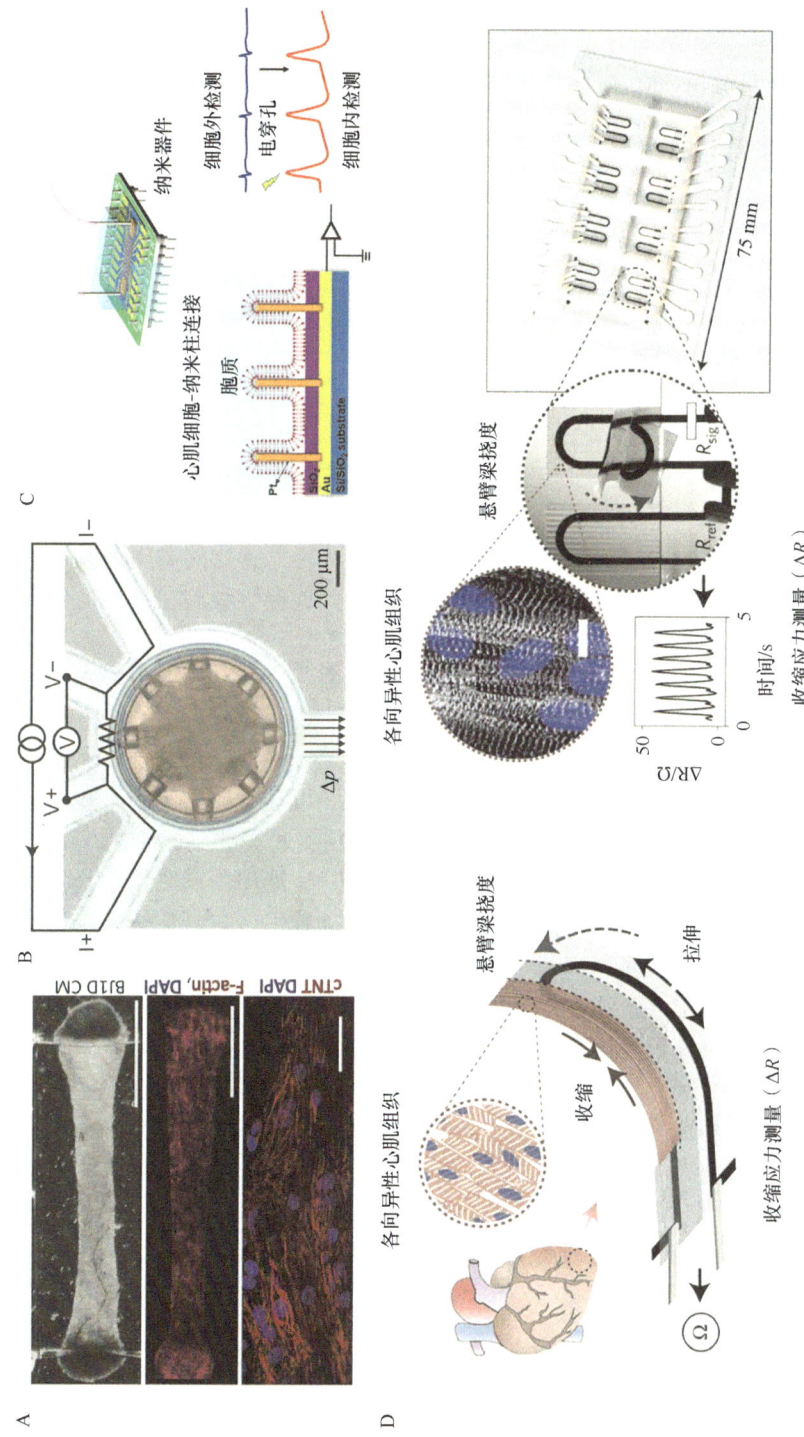

图 9-4 具有代表性的心肌芯片设计（Jennifer et al., 2023）

9.3 主要应用示例

9.3.1 血管发育与新生

早期血管发育始于血管祖细胞的聚集与分化,并与周围组织相互作用以调节内皮细胞因子表达,从而促进血管的形成和成熟。血管芯片已成功重现血管生成过程,通过将内皮细胞嵌入3D基质(如胶原蛋白、纤维蛋白或细胞外基质)中诱导产生管腔,进而逐步形成血管网络。Jeon等(2014)开发了具有多个培养室的微流体血管生成装置,该装置可灵活调整生长因子、细胞外基质、细胞组成和施加剪切流。使用该装置,他们发现血管生成素1(ANG1)在稳定形成可灌注的血管中起关键作用。此外,该装置可用于研究可灌注微血管网络的复杂生物学过程。Hsu等(2013)证明在血管芯片模型中,细胞混合物的间质流动可以刺激血管生成与发育。该技术可用于高通量药物筛选和各种血管化的微生理系统开发。此外,自组装血管网络还可用于解析内皮细胞和其他血管细胞在支持血管生成与发育、组织再生、器官发育方面的作用。

9.3.2 动脉粥样硬化

动脉粥样硬化是一种慢性、进展性血管疾病,以动脉壁内脂质沉积、炎症反应和斑块形成为主要特征,是心脑血管疾病的主要病理基础,严重威胁人类健康。动脉粥样硬化的发病始于动脉壁内皮细胞的损伤,血液中的脂质特别是低密度脂蛋白胆固醇,更容易进入动脉壁内,这些脂质在动脉壁内被氧化修饰,进而激活炎症细胞,引发炎症反应,进一步促进平滑肌细胞的增殖和迁移,导致动脉壁增厚,同时合成和分泌大量细胞外基质,使动脉壁变硬。随着病变的进展,动脉壁内可形成粥样斑块,这些斑块若破裂,可导致血栓形成,进而引发严重的心血管事件。Meier等(2024)开发了一种基于人类干细胞的血管芯片模型,单细胞转录组学和高分辨率成像显示了人类诱导性多能干细胞衍生的内皮细胞(SC-EC)的屏障功能、发芽和动脉张力。在用氧化低密度脂蛋白和游离脂肪酸单独刺激SC-EC后,监测到早期动脉粥样硬化的特征(Marder et al., 2024)。这项研究提供了一种良好的可用于心血管疾病建模的干细胞衍生芯片——血管芯片。

9.3.3 急性心肌梗死

急性心肌梗死(AMI)是一种危及生命的急性病症,主要由于心脏冠状动脉的急性阻塞导致相应心肌区域供血不足,从而引起心肌坏死和心脏功能严重受损。

其发病通常涉及冠状动脉粥样硬化、心律失常和呼吸衰竭等因素，导致血液供应不足、心肌缺氧及过度耗氧。全球范围内，急性心肌梗死发病率和死亡率均较高。心肌梗死后，受损的缺氧组织与相邻的正常氧合组织之间存在界限，即梗死边界区域，其特征在于存在氧梯度。然而，氧梯度对心脏组织功能的影响尚不清楚，很大程度上是由于现有实验模型的局限性所致。Rexius-Hall 等（2022）构建了一个微生理系统，以可控方式使工程化心脏组织暴露于模拟梗死边界区域的氧梯度中，并测量了该梯度对电机械功能和转录组的影响。该梯度延迟了钙释放、再摄取和传导，增加了心肌梗死特征性炎症级联反应，表明氧梯度对心脏组织表型的调节具有独特性。这项研究重现了与心肌缺血相关的心肌组织反应，可用于指导和测试 MI 后的治疗方案。

9.3.4 长 Q-T 间期综合征

长 Q-T 间期综合征（LQTS）是一种遗传性或获得性心律失常，心电图上 Q-T 间期延长，伴有 T 波和（或）U 波形态异常，临床上表现为室性心律失常、晕厥和猝死的综合征。LQTS 主要由离子通道（K^+、Na^+或 Ca^{2+}）基因突变引起，常见的致病基因包括 *KCNH2*（hERG 通道）、*SCN5A*（钠通道）和 *CACNA1C*（钙通道），这些基因突变会影响心肌细胞的复极化过程，导致电活动异常。此外，某些药物（如抗生素、抗精神病药）也可能通过抑制 hERG 通道，诱发获得性 LQTS。

心肌芯片提供了仿生体外模型，可精准模拟 LQTS 的电生理特性、药物反应及分子机制。通过集成电极阵列、光学检测及力学传感器，心肌芯片可以实时监测心肌细胞的兴奋-收缩耦合、电活动及节律变化，从而精准模拟 LQTS 的病理特征，并用于药物筛选和安全性评估。Nikkhah 团队构建了 LQTS2 型心肌芯片（LQTS2 由 *KCNH2* 基因突变引起，导致 hERG 通道功能缺陷）。研究团队利用 CRISPR/Cas9 基因编辑技术，结合微电极阵列和钙信号成像，观察到该模型表现出复极延迟、心律不齐及异常的钙瞬变（Jaimeson et al.，2022），这与临床 LQTS 患者的心电图异常高度一致，为研究 LQTS 疾病提供了较好的模型选择。

9.3.5 心肌毒性评估

心肌毒性是许多药物常见且严重的副作用，可能导致心律失常、心肌损伤、心功能衰竭，甚至猝死。其中，化疗药物、抗生素、抗精神病药、抗心律失常药及某些靶向治疗药物都可能引发不同程度的心脏毒性，影响患者的心脏功能。在新药开发和临床使用过程中，对药物的心肌毒性评估至关重要。阿霉素是一种广泛用于肿瘤治疗的蒽环类抗生素，但其累积剂量相关的心脏毒性严重限制了临床应用。Zhang 等（2016）通过心肌器官芯片评估了不同剂量的阿霉素对心肌组织的毒性作用。该研究团队在心肌芯片中培养人类诱导多能干细胞来源的心肌细胞，并暴露于不同浓度的阿霉素，通过微电极阵列测量细胞电活动、光学成像记录钙信号变化、应变传感器检测心肌收缩力，发现阿霉素以剂量依赖性方式降低心肌细胞的收缩幅度和节律，并导致细胞的早期凋亡。这一研究不仅成功验证了阿霉素的心脏毒性机制，还证明了心肌芯片在心脏毒性药物筛选中的应用价值。

器官芯片在心血管系统研究中还可用于评估其他具有潜在心脏毒性的药物，如某些抗生素（如克拉霉素）、抗精神病药（如齐拉西酮）和新型抗肿瘤药物（如酪氨酸激酶抑制剂）。通过实时监测心肌细胞的收缩力、电生理特性和代谢状态，器官芯片可用于预测不同类型药物可能引起的心肌毒性反应，为临床前药物筛选提供新的评估工具。

9.4 小　　结

器官芯片作为心血管研究的前沿工具，正迅速成为生物医学工程领域的焦点。本章对器官芯片在心血管疾病研究中的应用及进展进行了概述，包括心血管疾病发病机制的研究、心脏再生及心肌毒性评估等。通过更精确地模拟心脏病、动脉粥样硬化等病理状态，能够再现疾病关键特征，解析病变过程中的细胞和组织反应，为疾病机制研究和新疗法开发提供实验依据。

心血管系统（心脏、血管）的功能高度依赖机械应力（如血流剪切力、心脏搏动）和电信号传导，而现有模型难以精准复现这些动态环境。例如，心肌芯片需同步模拟电节律、收缩力与血流动力学，但目前多局限于静态或低频机械刺激。未来可通过仿生材料与微机电系统结合，构建可动态调控的力学-电生理耦合平台。例如，利用压电传感器实时监测心肌收缩力，并通过微流控系统模拟血压波动，可研究心力衰竭或心律失常的病理机制等。未来发展器官芯片在心血管系统领域的研究需融合生物工程、计算科学和临床医学，突破力学-电生理耦合、血管全功能化及多器官互作等关键技术。通过构建病理精准化、功能系统化的模型，该技术有望革新心血管疾病机制研究、个性化药物筛选及再生医学方案。

参 考 文 献

吴紫标. 1994. 连续性方程和泊谡叶公式在人体心血管系统中的应用.华南师范大学学报(自然科学版), (2): 99-105.

Astha K, Beu P O, Ngan F H. 2023. Cardiovascular human organ-on-a-chip platform for disease modeling, drug development, and personalized therapy. Journal of Biomedical Materials Research, 112(4):512-523.

Ellis B W, Acun A, Can U I, et al. 2017. Human iPSC-derived myocardium-on-chip with capillary-like flow for personalized medicine. Biomicrofluidics, 11(2):845-856.

Grosberg A, Alford P W, McCain M L, et al. 2011. Ensembles of engineered cardiac tissues for physiological and pharmacological study: heart on a chip. Lab on a Chip, 11(24): 4165-4173.

Hsu Y H, Moya M L, Abiri P, et al. 2013. Full range physiological mass transport control in 3D tissue cultures. Lab on a Chip, 13(1): 81-89.

Jennifer K, Amid S, Shira L, et al. 2023. Advances in cardiac tissue engineering and heart-on-a-chip. Journal of Biomedical Materials Research, 112:492-511.

Jaimeson V, Helen F M, Nina K, et al. 2022. Modeling long QT syndrome type 2 on-a-chip via in-depth assessment of isogenic gene-edited 3D cardiac tissues. Science Advances, 8(50): eabq6720.

Jeon J S, Bersini S, Whisler J A, et al. 2014. Generation of 3D functional microvascular networks with human mesenchymal stem cells in microfluidic systems. Integrative Biology, 6(5): 555-563.

Lind J U, Busbee T A, Valentine A D, et al. 2017. Instrumented cardiac microphysiological devices via multimaterial three-dimensional printing. Nature Materials, 16(3): 303-308.

Marder M, Remmert C, Perschel J A, et al. 2024. Stem cell-derived vessels-on-chip for cardiovascular disease modeling. Cell Reports, 43(4):114008.

Rexius-Hall M L, Khalil N N, Escopete S S, et al. 2022. A myocardial infarct border-zone-on-a-chip demonstrates distinct regulation of cardiac tissue function by an oxygen gradient. Science Advances, 8(49): eabn7097.

Su H R, Li K X, Liu X, et al. 2021. Microfluidic chips for the endothelial biomechanics and mechanobiology of the vascular system. Biocell, 45(4): 797-811.

Wenkun D, Manpreet M, Qili Z, et al. 2022. Microengineered platforms for characterizing the contractile function of *in vitro* cardiac models. Microsystems & Nanoengineering, 8:26.

Xu C, Wang L, Yu Y, et al. 2017. Bioinspired onion epithelium-like structure promotes the maturation of cardiomyocytes derived from human pluripotent stem cells. Biomaterials Science, 5(9): 1810-1819.

Yang X L, Pabon L, Murry C E. 2014. Engineering adolescence: maturation of human pluripotent stem cell-derived cardiomyocytes. Circulation Research, 114(3): 511-523.

Zhang Y S, Arneri A, Bersini S, et al. 2016. Bioprinting 3D microfibrous scaffolds for engineering endothelialized myocardium and heart-on-a-chip. Biomaterials, 110: 45-59.

第 10 章　器官芯片与泌尿系统研究

10.1　泌尿系统概述

泌尿系统由肾脏、输尿管、膀胱和尿道组成，负责过滤血液、形成并排出尿液，同时调节电解质、酸碱平衡及血压。泌尿系统通过排泄代谢废物和分泌激素来维持内环境的稳定。肾脏是人体泌尿系统的主要组成部分，其主要生理功能包括滤过体内代谢废物、调节水和电解质平衡以及产生激素等，确保体内各项生理活动的正常进行。肾单位是肾脏结构和功能的基本单元，主要包含肾小球和肾小管，与集合管共同完成泌尿功能，形成一个高度精密的系统。肾小球主要由毛细血管内皮、血管球基膜及足细胞的裂孔膜组成，具有超微滤过功能，能够有效地将血液中的血细胞和血浆中的大分子蛋白过滤出去，从而确保血液成分的纯净。肾小管主要由肾上皮细胞构成，具有选择性重吸收功能，能够将大部分水以及钠、钾、葡萄糖等重要物质重吸收入血，同时将体内代谢产物和废物有效地排出体外。肾脏疾病（如急、慢性肾损伤或糖尿病肾病）直接影响肾小体和肾小管的滤过与重吸收能力。肾小球的损伤会导致蛋白尿、血尿等病症，而肾小管的功能障碍则可能引发电解质失衡（图 10-1）。肾单位的结构与功能都具有重要作用，其复杂性和多样性为机体的生理调节提供了坚实的基础。

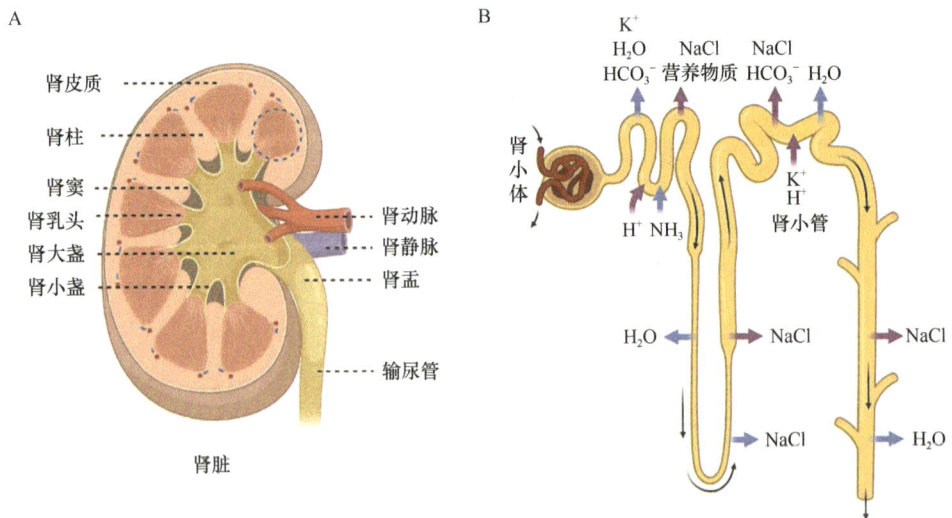

图 10-1　人体肾脏主要功能单元示意图
A. 肾脏；B. 肾小体，主要包括肾小球和肾小管

由于人体内肾脏结构和功能复杂，具有多种细胞类型，且位于不同功能区域内，组织微环境存在较大差异，这使得肾脏体外功能和结构重构具有较大难度。器官芯片技术通过整合多种细胞共培养、流体刺激和组织-组织界面特征等多种微环境要素，能更好地模拟肾脏的结构和功能特点，更准确地反映人体肾脏药物代谢、毒性反应等生物学过程，从而提高研究的可靠性，为肾脏疾病的机制研究和新疗法的开发提供新平台（Ashammakhi et al.，2018；Wilmer et al.，2016）。

10.2 泌尿系统器官芯片模型

利用器官芯片技术重构人体泌尿系统，能够在体外精准模拟由多种肾脏细胞构成的肾小球或肾小管的细胞微环境特征，准确再现生理状态下的体液交换、屏障结构及代谢过程。这不仅为肾脏功能的理解提供了新见解，也为新药物的开发和肾脏疾病的治疗提供了重要的理论基础。肾芯片在肾脏相关生物医药研究领域得到了广泛应用。根据肾脏的生理结构和功能特点，肾芯片常用类型为肾小球芯片和肾小管芯片，主要应用于肾发育、肾疾病和肾脏毒性评价等研究。

10.2.1 肾小球芯片

肾小球是肾脏最重要的功能单元之一，其主要功能是进行血液的过滤，以产生初级尿液。肾小球由一层内皮细胞、基底膜及足细胞组成，构成了肾小球滤过屏障（glomerular filtration barrier，GFB）。这个滤过屏障在肾脏的功能中起着至关重要的作用，它不仅保证了血液中的物质能够有效分离，还维持了体内的水、电解质平衡。GFB 的结构特征使其能够选择性地透过水分和小分子物质，保证了肾小球在过滤血液时，对营养物质的保留和对废物的有效排除。GFB 的完整性对维持健康至关重要，任何导致其损伤或功能障碍的因素，如高血压、糖尿病等，均可能引起细胞功能损伤、屏障功能破坏等病理变化，进而影响全身的水盐平衡和代谢状态。

体外再现肾小球滤过屏障的多种细胞组分（肾小球内皮细胞和足细胞），以及选择滤过功能一直是该领域的难点。作者团队通过多维分区的功能化芯片设计与构筑，成功建立了一种模拟生理条件的动态 3D 肾小球芯片（Wang et al.，2017）。利用器官芯片上的微结构，形成具有月弧形状的基质胶界面，不仅能够捕获原代大鼠肾小球组织，同时有利于肾小球内皮细胞和足细胞的附着，形成具有肾小球内皮细胞、足细胞和胶原界面结构的 GFB 结构。在肾小球细胞培养通道内灌注培养基模拟血液流动，在胶原另一侧收集培养基模拟尿液形成。这一动态 3D 肾芯片系统近生理水平模拟了肾小球微环境和功能特征，体外再现了近生理水平肾小球细胞组成（包括肾小球内皮细胞和足细胞等）、基质成分和血管样机械流体。在此基础上，研究者研究了高糖条件对肾小球屏障和滤过功能的影响，模拟糖尿病肾病发生过程中早期肾损害的主要病理变化特点，为解析糖尿病肾病的发病机制和药物肾毒性评价提供了一种创新性模型体系（图10-2）。

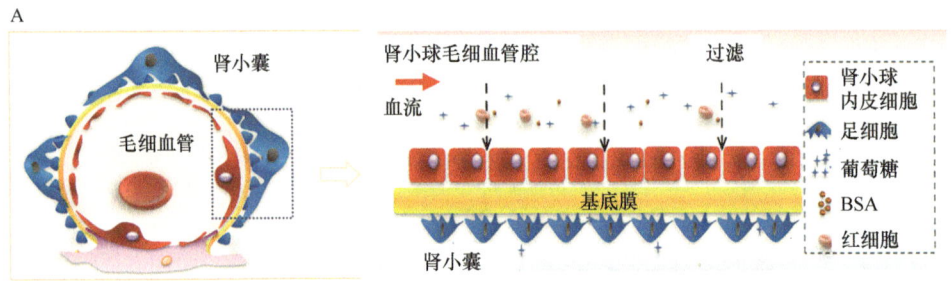

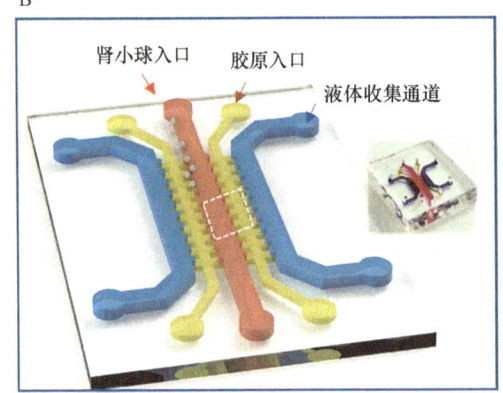
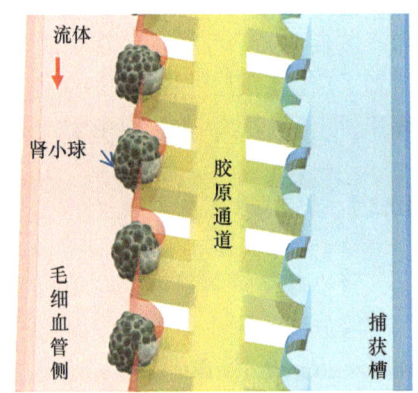

图10-2 肾小球芯片示意图（Wang et al., 2017）
A. 肾小球滤过屏障；B. 肾小球芯片的构建

以往针对肾脏的研究多数用实验动物、原代细胞和永生细胞系（人肾小管上皮细胞 HK2 等），但这些实验模型在细胞结构和功能等方面与人体内肾脏细胞存在较大差异。干细胞技术的发展，特别是 iPSC 的产生，为构建多种类型人体肾脏细胞提供了可能。Musah 等（2017）利用 iPSC 诱导产生肾小球足细胞，建立了功能化的人肾小球芯片体系。研究者将 iPSC 诱导生成足细胞和原代脐静脉内细胞，接种到层粘连蛋白包被的多孔膜两侧，以形成具有足细胞-肾小球基底膜-内皮细胞结构的 GFB。形成的 GFB 具有良好选择性滤过功能和白蛋白滤过能力。利用该芯片装置，结合肾小球生理结构特点，施加机械牵张力，能够促进 GFB 细胞紧密连接蛋白表达，有利于形成完整的功能性屏障结构。研究发现，阿霉素能够引起足细胞破坏、功能丧失和细胞凋亡，与人体内阿霉素毒性反应一致。Mou 等（2024）设计了一种肾小球芯片，它使用仿生超薄膜和人诱导的多能干细胞再现了肾小球形态发生及屏障功能。芯片包含近端上皮-内皮组织界面，重建了健康和患病肾脏的选择性分子过滤功能。同时，通过超薄膜上的体内样旁分泌信号传导，成功地从人多能干细胞诱导出具有窗孔结构（直径 70~90 nm 孔）的肾小球内皮细胞。因此，该肾小球芯片为模拟人类肾脏特异性形态发生和功能提供了一个动态组织工程平台，使干细胞分化、器官生理学和病理生理学的机制研究成为可能（Mou et al.，2024）。

肾脏器官血管化与其功能的成熟程度密切相关，也是该领域研究的难点和热点。器官芯片在肾类器官血管化研究中体现出显著优势，其高精度的仿生流体力学微环境模拟、多组分的细胞构成以及可定制性，为类器官血管化构建及血管化过程研究提供了可靠平台。Kroll 等（2024）建立一种血管化肾脏类器官芯片模型，具备可控灌注能力，可再现肾脏复杂的血流微环境特征。研究人员利用可灌注的流体芯片，嵌入到细胞外基质中，使培养基通过顶部和大血管通道进行渗透，顶部通道种植有肾脏器官，底部通道含有内皮细胞，通过灌注，肾脏类器官内的内源性内皮细胞迁移到宏观血管中，从而形成血管连接。葡聚糖和红细胞可以从大血管经过微血管网络灌注到肾脏类器官中，这一研究为评估药物候选物（包括基于细胞的治疗方法）以及肾脏疾病引起的血管损伤提供了新方法。Homan 等（2019）利用可灌流的芯片装置成功培养了肾类器官，促使其在芯片的基质层表面附着生长。这一研究还探讨了流体剪切力对血管生成的影响，结果表明，相较于低流体剪切力的环境，高流体剪切力微环境显著促进了血管网的形成，并有助于足细胞的成熟及极性管腔结构的建立。流体剪切力作为组织血管结构生成的重要因素，可能激活了肾类器官内源性的血管生成途径，从而推动了肾类器官的形态发生及功能的成熟。综上所述，器官芯片不仅为肾脏疾病的研究提供了新的工具，而且强调了流体剪切力在类器官血管化中的重要性。

10.2.2 肾小管芯片

肾脏是重要的药物代谢与消除器官，其中肾小管是葡萄糖和水重吸收以及部分药物分泌排泄的部位，在药物致肾损伤和药物相互作用的研究中具有重要地位。肾小管管壁主要由单层上皮细胞构成，上皮细胞外为基膜和少量基底组织，主要分为近曲小管、髓袢和远曲小管三部分。其主要功能为重吸收、分泌、尿液浓缩和稀释，在维持体液的酸碱平衡方面发挥重要作用。肾小管芯片不仅有能够有效保留肾小管上皮组织的细胞形态和功能，还能模拟人体内肾小管各种物理环境（流体剪切力、渗透压等）和化学环境（pH、离子浓度等），是肾脏功能研究、药物吸收排泄及药物肾毒性评估的理想体外模型。

流体力学刺激对肾小管细胞生物学功能具有重要影响，Jang 等（2013）构建了一种肾小管芯片体系,验证了流体剪切力有利于肾小管上皮细胞极化,具有促进肾小管细胞重吸收的功能。实验中,研究者将人肾小管上皮细胞(HK2)种植在由细胞外基质(ECM)包被的多孔膜分隔成的流体通道内,模拟了肾近端小管的肾小管间质界面,并允许实时分析跨上皮细胞的物质运输。通过检测纤毛形成、碱性磷酸酶活性、白蛋白转运、葡萄糖重吸收和 P-糖蛋白转运功能,可发现流体环境下的肾小管上皮细胞具有更高的分化程度。Yin 等(2020)开发了三层微流控芯片,接种近端肾小管上皮细胞和肾小管周围毛细血管内皮细胞,模拟肾的微环境。机械流体条件下,细胞生长和药物肾毒性表现出更高性能,利用该芯片发现西咪替丁干预能够明显减小顺铂所致肾毒性损伤。利用器官芯片技术构建具有更仿生结构和功能肾小管模型,为肾毒性评估提供了有效的实验模型(图 10-3)。

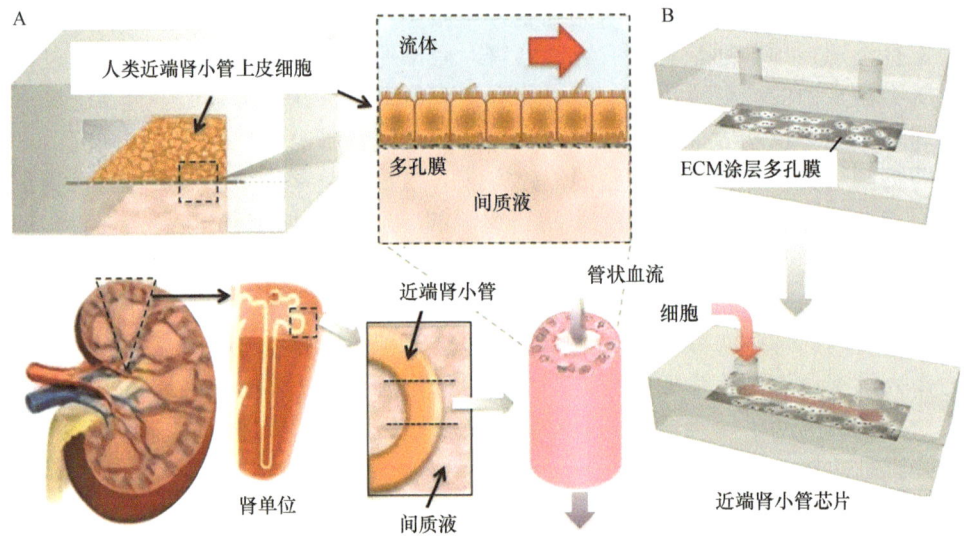

图 10-3　肾小管芯片示意图(Jang et al., 2013)

传统肾小管细胞系(HK2、HKC 等)的结构和功能与人肾小管差异较大,难以反映体内肾小管极性结构和重吸收功能。将干细胞与器官芯片技术的策略性结合,使这一问题得到了一定程度的解决。2019 年,Hans Clever 研究团队构建了一种成体干细胞 ASC 来源的、具有尿液产生能力的人肾小管类器官,并用于个性化疾病研究(Schutgens et al., 2019)。然而,肾类器官缺少有序的空间结构,难以反映肾小管的极性结构,以及评估肾小管重吸收作用。因此,该工作进一步将肾小管类器官引入类器官芯片上,利用器官芯片的通道结构,研究肾小管类器官的屏障及转运能力。将肾小管类器官接种在包被基质胶原成分的培养室中,可形成极化上皮结构,细胞表面会高度表达近端小管微绒毛标记物 Ezrin,以及紧密连接相关标记物 CDH1 和 ZO1,并具有 P-gp 的活性。该方法形成的肾小管类器官芯片具有类管状结构、极性分布和转运功能，在肾毒性研究、个性化的药物评价等领域具有广泛的应用空间。

10.3 主要应用领域

10.3.1 慢性肾炎

许多肾脏疾病被认为与炎症的发生密切相关，肾小管和肾小球的损伤可导致尿液中蛋白质及血细胞异常增加，从而进一步加重肾脏功能的恶化。针对炎症的早期干预与有效管理对于改善患者预后至关重要。作者团队早在2014年构建了具有复杂仿微环境特征的肾小管芯片，并用于肾小管炎症发生机理研究。研究人员利用一种分区化器官芯片，结合人近端肾小管上皮细胞、流体刺激和3D培养等微环境因素，体外重构了具有重吸收功能的人肾小管模型。通过器官芯片中的流体控制装置，向近端肾小管上皮细胞培养室中通入含有健康人血清、热灭活血清和补体C3a培养基，观察到暴露于血清蛋白的肾上皮细胞发生凋亡或上皮间质转化（EMT）表型，用C3a培养肾上皮也能出现EMT，而灭活血清中却没有该现象。利用三维微装置实时记录了EMT过程中的细胞形态变化，以及迁移到基底膜提取物中的过程。该体系在一定程度上模拟了近端肾小管的天然微环境，并发现暴露于血清蛋白的上皮细胞中确实发生了EMT行为，C3a在这一病理过程中起着至关重要的作用（Zhou et al., 2014）。

免疫细胞对于肾脏炎症反应具有重要意义，体外重塑复杂肾脏-免疫系统互作体系是该领域研究的热点之一。Gijzen等（2024）建立了一种高通量肾小管-单核免疫芯片体系，用于探讨肾小管炎症发生过程中补体的作用机理。该模型上层培养肾小管上皮细胞，下层培养人脐静脉内皮细胞，流体状态下形成极化的管状结构。将人原代单核细胞添加到内皮细胞的腔隙中，使用激活补体的血清后，出现上皮细胞形态变化、黏附分子表达增加、促炎细胞因子释放以及上皮细胞活力降低等现象，成功诱导了肾小管炎症反应。同时，实时迁移行为显示，单核细胞暴露于激活补体的血清后，向ECM和肾脏区域的外渗及迁移增加，利用该体系发现免疫调节化合物在炎症条件下对单核细胞的迁移起到有效抑制作用，该肾-免疫细胞互作芯片模型为肾脏炎症和疾病研究提供了新途径。

10.3.2 糖尿病肾病

糖尿病肾病是糖尿病患者最常见的合并症之一，其主要病理特征为高血糖导致肾小球内皮细胞和足细胞受损，最终引发肾小球高滤率降低，产生蛋白尿。作者团队从肾脏生理结构与功能特点出发，将前沿器芯片技术与细胞生物学和材料学等方法相结合，通过多维分区的功能化芯片设计与构筑，构建了含有原代肾小球组织（肾小球内皮细胞和足细胞等）、基质成分和血管样机械流体的动态三维肾芯片系统，以期反映近生理的肾小球微环境和功能特征（Wang et al., 2017）。在此基础上，考察高糖条件对肾小球屏障和滤过功能的影响，发现高糖刺激可诱发肾小球屏障对白蛋白滤过增加，肾小球细胞氧化应激水平增强，并出现足细胞与肾小球内皮细胞的解离和迁移，在一定程度上反映了糖尿病肾病发生过程中早期肾损害的主要病理变化特点。这种工程化的肾芯片系统不仅能模拟肾小球组织的生理微环境，还可获取病理条件下具有时空分辨特点的肾细胞动态迁移、上皮间质化等定量生物学信息，为进一步解析糖尿病肾病的发病机制、药物肾毒性评价以及肾小球相关疾病研究提供了一种全新的思路。

10.3.3　药物肾毒性测试

肾功能受损经常与药物毒副作用有关，占肾功能衰竭事件的20%。建立可靠的体外肾模型体系，对于药物肾毒性评价研究具有重要意义。肾脏中的近端小管在维持体内电解质平衡和代谢废物清除方面发挥着关键作用。Weber 等（2018）使用器官芯片模拟人肾近端小管，并将细胞暴露于多黏菌素 B（polymyxin B，PMB），从而观察到损伤信号的显著增加，包括肾脏损伤分子 1 和一组损伤相关的 miRNA。多黏菌素是对多种耐药微生物有效的抗生素，但是，由于肾毒性的高风险和人们对毒理学机制的了解有限，其临床应用仍然受到限制。该研究证明了多黏菌素的结构类似物在临床前的安全性，并揭示了胆固醇的生物合成是 PMB 诱导损伤的潜在新途径。这是首次在人源平台上获得该研究结果，显示了该平台在新化合物安全性测试和毒理学检测方面的应用潜力（Vormann et al., 2018）。2022年，Jing 等（2022）报道了基于集成仿生阵列芯片构建的高通量人肾近端小管芯片，该芯片不仅展现出良好的生物功能和更高的药物敏感性，还分析了利用不同种类的肾小管上皮细胞构建的肾小管芯片在功能方面的差异，体现了芯片构建中细胞体系选择的重要性。作者研究团队构建了一种具有三个分隔培养室的肾小球芯片，能够检测环境污染物镉对肾小球内皮细胞的影响。研究发现，镉以剂量依赖的方式诱导显著细胞毒性，并破坏紧密连接蛋白 ZO-1 的表达，从而增加内皮层对大分子和免疫球蛋白的通透性。该芯片首次应用于研究原代肾小球内皮细胞对镉的反应，可为环境暴露条件下的肾毒性测试提供微尺度平台（Li et al., 2017a）。通过以上研究可以看出，肾芯片已展现出较好的生理相关性，以肾脏功能和对外源药物的反应作为主要特征进行评估，也展现出其在药物毒性评价中良好的应用前景。

肠道中的药物吸收与药物诱导的肾毒性密切相关，这在临床实践中也是一种相对常见的副作用。Li 等（2017b）构建了一种新型的肠-肾芯片，模拟了肠道中的药物吸收及其产生的药物对肾脏的毒性作用。他们设计了一个集成工具，用于在体外准确评估药物吸收相关的肾毒性。这种集成工具是一种具有多接口的微流控设备，该设备可实现小隔室中肠和肾小球内皮细胞的共培养，因此可以通过一次测定来探索药物在肠道吸收和随后对于肾小球内皮细胞的肾毒性。采用地高辛（digoxigenin，DIG）作为模型药物，结合能够影响 DIG 在肠中吸收的秋水仙碱（colchicine，COL）或维拉帕米（verapamil，VER），考察肠芯片对 DIG 的吸收功能，发现芯片上肠细胞对 DIG 吸收变化影响的结果与临床观察结果一致。在芯片上可进一步观察到在不同药物组合下肾毒性程度的不同，一般体现为细胞凋亡、细胞生存力变化和乳酸脱氢酶渗漏。数据表明，与 VER 联合使用时，可增强 DIG 诱导的肾毒性，但与 COL 联合时则减弱，这为体外新药开发过程中的药物吸收和肾毒性测试提供了有效且具有成本效益的平台。

药物在肝脏内经过代谢过程生成活性代谢物，其中一些代谢物的排泄依赖于肾脏的功能。因此，评估肝脏和肾脏的药物毒性成为药物研发与临床应用中至关重要的环节。Lin 等（2020）发现药物引起的肾毒性和肝毒性与严重的发病率和死亡率有关，并在体外建立了具有肝和肾组织特异性的标志物、酶和转运蛋白功能化互联芯片体系，这对于药物研究和毒性测试有重要意义。研究者建立了一个基于微流控芯片的类器官模型，成功地将肝脏和肾脏类器官串联共培养长达 16 天。这一创新方法的核心在于能够进行更为真实的体内生物反应模型模拟，进而提高药物毒性评估的准确性。此外，利用该芯片对环孢素 A（CsA）进行了为期 14 天的重复剂量全身给药实验，分别考察了单独给药 CsA 与联合利福平给药的毒性特征。结果显示，较低和较高剂量的 CsA 在不同靶器官中表现出显著的毒性差异，而从第 6 天开始联合利福平的用药能够有效降低 CsA 的浓度，并显著减轻其毒性，提示肝脏和肾脏类器官在类器官芯片上的串联共培养有助于深入理解药物间相互作用的机制。因此，未来的研究可以进一步探索这一模型在评估其他药物及其联合用药中的应用。

10.4 小　　结

肾具有复杂的生理结构和功能，构建具有实用功能的体外仿生肾脏模型面临巨大挑战。长期以来，研究人员主要依赖动物模型作为肾脏疾病研究的标准。然而，随着伦理问题的日益突出以及物种间固有差异的认识加深，这一研究方法的局限性逐渐显现。因此，研究者开始重新审视人类肾脏疾病研究的实验方法，以期更好地模拟人类肾脏的病理生理特征。体外构筑人体肾功能单位一直是该领域的研究重点和难点问题，利用器官芯片技术构建具有组织微环境特征的肾小球屏障和肾小管屏障芯片结构，体外重塑肾小球和肾小管的滤过和重吸收作用，可用于疾病模拟和毒性评价研究。

肾仿生芯片已在肾脏健康监测、疾病机制研究、免疫细胞浸润、药物输送及毒性评估等多个领域得到了广泛应用。在未来，肾仿生芯片与干细胞、多组学测序和大数据分析结合，不仅能够极大地拓展其在肾脏健康与疾病研究中的应用范围，还可为加速肾脏疾病治疗手段的研发进程提供强有力的技术支持。

参 考 文 献

Ashammakhi N, Wesseling-Perry K, Hasan A, et al. 2018. Kidney-on-a-chip: untapped opportunities. Kidney Int, 94(6): 1073-1086.

Gijzen L, Bokkers M, Hanamsagar R, et al. 2024. An immunocompetent human kidney on-a-chip model to study renal inflammation and immune-mediated injury. Biofabrication, DOI:10.1088/1758-5090/ad9fdf.

Homan K A, Gupta N, Kroll K T, et al. 2019. Flow-enhanced vascularization and maturation of kidney organoids *in vitro*. Nature Methods, 16(3): 255-262.

Jang K J, Mehr A P, Hamilton G A, et al. 2013. Human kidney proximal tubule-on-a-chip for drug transport and nephrotoxicity assessment. Integrative Biology: Quantitative Biosciences from Nano to Macro, 5(9): 1119-1129.

Jing B, Yan L, Li J, et al. 2022. Functional evaluation and nephrotoxicity assessment of human renal proximal tubule cells on a chip. Biosensors (Basel), 12(9):718.

Kroll K T, Homan K A, Uzel S G M, et al. 2024. A perfusable, vascularized kidney organoid-on-chip model . Biofabrication, (4):16.

Li Z Y, Jiang L, Tao T T, et al. 2017a. Assessment of cadmium-induced nephrotoxicity using a kidney-on-a-chip device. Toxicology Research, 6(3): 372-380.

Li Z Y, Su W T, Zhu Y J, et al. 2017b. Drug absorption related nephrotoxicity assessment on an intestine-kidney chip. Biomicrofluidics, 11(3): 034114.

Lin N, Zhou X, Geng X, et al. 2020. Repeated dose multi-drug testing using a microfluidic chip-based coculture of human liver and kidney proximal tubules equivalents . Sci Rep, 10(1): 8879.

Mou X, Shah J, Roye Y, et al. 2024. An ultrathin membrane mediates tissue-specific morphogenesis and barrier function in a human kidney chip. Sci Adv, 10(23):eadn2689.

Musah S, Mammoto A, Ferrante T C, et al. 2017. Mature induced-pluripotent-stem-cell-derived human podocytes reconstitute kidney glomerular-capillary-wall function on a chip. Nature Biomedical Engineering, 1: 0069.

Reiser J, Sever S. 2013. Podocyte biology and pathogenesis of kidney disease. Annual Review of Medicine, 64: 357-366.

Schutgens F, Rookmaaker M B, Margaritis T, et al. 2019. Tubuloids derived from human adult kidney and urine for personalized disease modeling. Nature Biotechnology, 37(3): 303-313.

Vormann M K, Gijzen L, Hutter S, et al. 2018. Nephrotoxicity and kidney transport assessment on 3D perfused proximal tubules. The AAPS Journal, 20(5): 90.

Wang L, Tao T T, Su W T, et al. 2017. A disease model of diabetic nephropathy in a glomerulus-on-a-chip microdevice. Lab on a Chip, 17(10): 1749-1760.

Weber E J, Lidberg K A, Wang L, et al. 2018. Human kidney on a chip assessment of polymyxin antibiotic nephrotoxicity. JCI Insight, 3(24): e123673.

Wilmer M J, Ng C P, Lanz H L, et al. 2016. Kidney-on-a-chip technology for drug-induced nephrotoxicity screening . Trends Biotechnol, 34(2): 156-170.

Yin L, Du G, Zhang B, et al. 2020. Efficient drug screening and nephrotoxicity assessment on co-culture microfluidic kidney chip . Sci Rep, 10(1): 6568.

Zhou M Y, Ma H P, Lin H L, et al. 2014. Induction of epithelial-to-mesenchymal transition in proximal tubular epithelial cells on microfluidic devices. Biomaterials, 35(5): 1390-1401.

第11章　器官芯片与女性生殖系统研究

11.1　女性生殖系统概述

女性生殖系统由外生殖器和内生殖器组成。内生殖器位于盆腔内,包括子宫、输卵管和卵巢。卵巢的主要功能是产生卵子并分泌雌激素、孕激素等性激素,调控女性的生理周期。子宫的主要功能包括月经功能、生育功能、内分泌功能、免疫功能等。此外,胎盘在女性生殖系统中也扮演着重要角色。胎盘作为胎儿的附属器官,是母体与胎儿之间物质交换的重要通道,在维持女性生殖健康与正常妊娠中发挥着关键作用,不仅能够介导氧气和营养物质的运输以及代谢废物的清除,还可以分泌妊娠相关的激素和因子,调控母胎界面处的免疫微环境来避免母体对胎儿的排异反应(图11-1)。女性生殖系统功能障碍可能引发多种疾病,包括月经失调、子宫内膜异位症和不孕症等,影响女性生育、内分泌平衡和整体健康。这些疾病通常与激素失衡、排卵障碍、炎症或结构异常有关,早期诊断和干预对于改善疾病、保护女性生育能力和母胎健康至关重要。

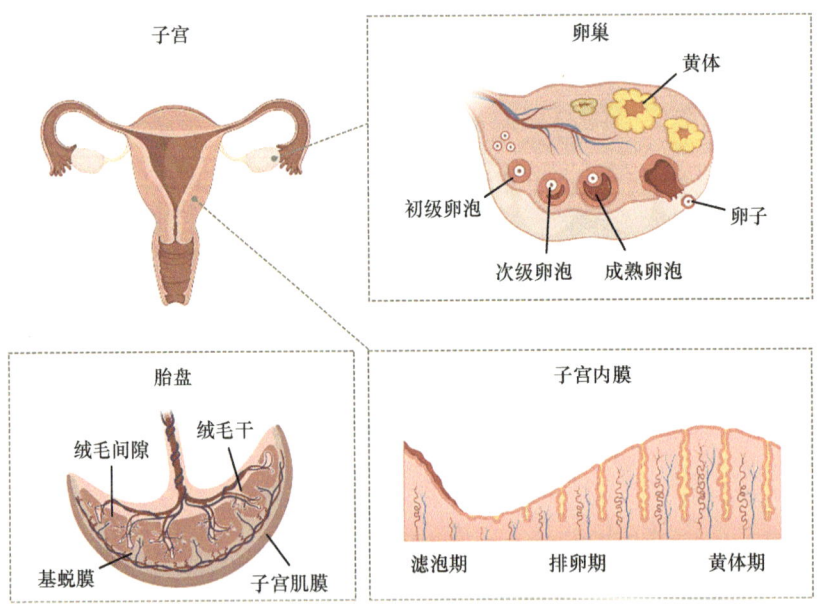

图11-1　女性生殖系统主要结构示意图

现有生殖系统的研究主要依赖传统的细胞模型和动物模型,然而细胞模型通常缺乏复杂组织结构和细胞-细胞相互作用,在 2D 细胞培养中,来自生殖组织的细胞往往会失去组织特性。动物模型在生殖系统的受体表达、代谢、排卵率和周期长短等方面存在种间差异,无法真实模拟人类生殖系统的生理过程。此外,许多疾病(如子宫内膜异位症和先兆子痫)没有相应的动物模型。外植体虽然能够解决上述问题,但其来源匮乏、培养难度高、个体差异性强,并且存在伦理问题。器官芯片技术能够高度模拟人体器官的结构和功能,提供更接近人类生理条件的实验平台,从而更准确地研究生殖系统的发育、疾病机制、药物反应及毒性评估。因此,利用器官芯片建立体外生殖系统模型对于生殖系统疾病研究、药物毒性测试和药物筛选,以及推动生殖医学研究和临床应用具有重要意义。

11.2 生殖系统器官芯片模型

随着器官芯片研究的进展,一些研究已经报道了模拟女性生殖系统的工程模型的建立,包括子宫内膜芯片模型、胎盘芯片模型、卵巢芯片模型、胚胎培养芯片模型,模拟了不同生殖器官的关键结构和功能,以及月经周期和妊娠的生理变化。在研究生殖系统中,器官芯片的设计包括模拟体内器官的细胞组成、微环境因素和细胞间相互作用等。器官芯片在生殖系统研究中的不断发展为生殖健康研究和治疗提供了新的可能性,将为人类生殖领域带来深远的影响。

11.2.1 子宫内膜芯片

子宫为受精卵着床和胚胎发育提供了良好的环境。子宫壁包含三层不同的组织,分别是外膜、肌层和子宫内膜。子宫内膜由多种细胞组成,包括上皮细胞、子宫内膜间质、祖细胞、免疫细胞和血管内皮细胞等,这些细胞在月经周期中发生不同的变化。上皮由单层细胞腔上皮和分支柱状腺上皮组成,腔上皮含有乙酰化的 α-微管蛋白阳性纤毛细胞和 PAX8 阳性分泌细胞,腺上皮主要由柱状分泌细胞组成,腺开口处有少量纤毛细胞。EpCAM、CDH1、KRT7 在腺管上皮和非纤毛管上皮均呈阳性表达;子宫内膜表面以下和子宫内膜腺体之间的间质中含有表达 CD10 和 vimentin 的间质细胞,其对激素孕激素的反应称为蜕膜化。蜕膜化过程导致免疫细胞群的募集和血管生成,而这些免疫细胞群是成功妊娠所必需的。在子宫内膜干/祖细胞中存在基底腺标志物的表达,包括 SOX9、阶段特异性胚胎抗原 1(SSEA1)和 CDH2。

Gnecco 等(2017)建立了一种子宫内膜芯片,研究人血管周围基质细胞和内皮细胞之间的相互作用。通过模拟人类月经周期的激素变化,观察到基质细胞分化为功能性蜕膜细胞的过程。这些变化伴随着催乳素等蜕膜标志物的产生增加,模拟蜕膜化关键过程和生化特征。该团队利用子宫内膜芯片进一步研究了血管对子宫内膜基质细胞蜕膜化的作用，发现流体剪切力促进了内皮细胞的骨架排列和紧密连接的形成，进一步分析发现流体剪切力激活了内皮细胞环氧化酶-2 的表达，并导致内皮细胞生成的前列腺素 E2 和前列腺素增加，还通过旁分泌作用增强了子宫内膜的血管周围基质细胞的蜕膜化（Gnecco et al.，2019）。该子宫内膜芯片为直接评估基质细胞和内皮细胞之间的旁分泌和内分泌交互作用提供了研究平台，未来有望应用于疾病相关的子宫内膜微环境的研究。此外，Ahn 等（2021）建立了血管化子宫内膜芯片，该芯片由三层不同的细胞组成，包括上皮细胞、基质细胞和血管内皮细胞。该模型通过多种细胞类型共培养模拟了人类月经周期中不同细胞之间的相互作用，再现了子宫内膜血管生成和激素反应（图 11-2）。此外，研究人员利用模型评估了紧急避孕药左炔诺孕酮的效果。该模型有助于更好地理解人类子宫内膜的动态变化过程，并为药物筛选和发现提供了新的方法。

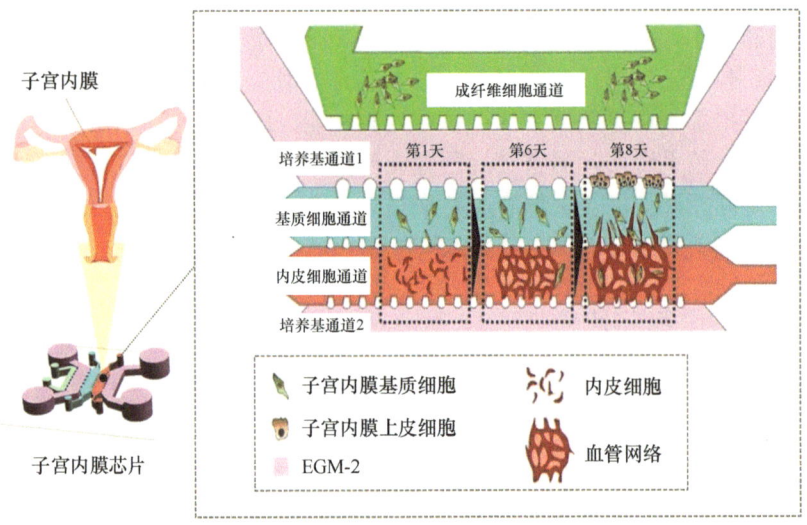

图 11-2　血管化子宫内膜芯片的构建示意图（Ahn et al.，2021）

11.2.2　胎盘芯片

胎盘是维持母体正常妊娠和胎儿健康发育的重要器官，在母胎界面处发挥着物质交换、激素分泌、免疫调控和屏障防御等作用。胎盘屏障是分隔母体血液和胎儿循环的组织界面，由多层结构组成，包括胎盘滋养层、基底膜和胎儿毛细血管内皮。胎盘屏障可调节母体和胎儿之间的物质交换，减少外源有害物质对胎儿的直接暴露，在胎儿发育和健康中发挥重要作用。胎盘屏障的结构也会随妊娠阶段发生变化，在妊娠初期，胎盘滋养层呈双层细胞结构，包含贴在基底膜上的细胞滋养层（cytotrophoblast，CT）和外侧的合胞体滋养层（syncytiotrophoblast，ST）。随着妊娠的进行，滋养层细胞逐渐融合形成合胞体，在足月期时变为单层结构，仅剩下合胞体滋养层以及少量的细胞滋养层细胞。

胎盘由滋养外胚层发育而来，滋养层细胞是胎盘的主要组分和功能承担者。滋养层细胞主要可以分为三种亚型：CT细胞、ST细胞和绒毛外滋养层（extravillous trophoblast，EVT）细胞。三者均由滋养外胚层中的滋养层干细胞分化而来。CT细胞具有很强的增殖能力，并可以通过细胞融合形成ST。ST细胞直接暴露于母体血液中，微绒毛覆盖在ST上，可促进滋养层细胞的营养物质吸收和分泌功能。ST细胞表面有多种转运蛋白表达，负责从母体向胎儿输送氧气和营养物质，而且能够合成并分泌维持妊娠的激素，如绒毛膜促性腺激素（human chorionic gonadotropin，hCG）、胎盘催乳素、孕激素等。在胎盘形成的过程中，锚定绒毛处的滋养细胞分化为EVT细胞，这些细胞迁移到子宫内膜基质深处，侵袭母体血管，进行螺旋动脉重塑，以建立子宫胎盘循环，为生长中的胎儿提供血管供应。

近年来，多种胎盘芯片模型被成功构建，通过对复杂细胞组分、胎盘屏障及动态生理微环境等方面的模拟，在体外再现了人体胎盘的关键结构和功能特征。常见的胎盘芯片参见图11-3。在构建胎盘屏障芯片模型时，需要关注到胎盘屏障的结构和功能特征。体内胎盘ST细胞直接暴露于母体血液中，血流引起的流体剪切力在胎盘发育中发挥着重要的作用。滋养层细胞在不同妊娠阶段受到的剪切力范围为 $0.001 \sim 30 \text{ dyn/cm}^2$。胎盘发育早期阶段，EVT栓会阻塞子宫动脉的血流，只有少量母体血液通过栓塞间隙进入绒毛膜间隙，产生的剪切力较小。而当螺旋动脉重塑完成后，母体血液流动阻力减小，滋养层细胞受到的剪切力作用相应增大。ECM是另一个重要的微环境因素，IV型胶原是人体内胎盘ECM的主要成分，基质蛋白与多细胞组织模型的相容性及其作为力学因子对细胞行为的调控作用都需要考虑在内。因此，通过对胎盘解剖结构的了解，构建胎盘芯片需包含多种细胞成分（滋养层细胞和内皮细胞）、屏障结构，以及生物力学/生化微环境（血流）等关键特征。

胎盘芯片模型常用的滋养层细胞包括BeWo或JEG-3细胞系，以ECM包被的多孔膜作为基底膜，与血管内皮细胞进行共培养构建形成胎盘屏障。Lee等（2016）利用软光刻技术构建胎盘屏障芯片，该芯片由两个被多孔膜隔开的PDMS通道组成。研究人员将滋养层细胞JEG-3和内皮细胞HUVEC分别接种于上层胎盘侧及下层胎儿血管侧的微通道中，通过注射泵精确控制通道中的流体实现动态培养模拟血流流动。研究者通过检测葡萄糖在胎盘屏障模型上的渗透系数，发现与临床报道中的胎盘代谢数据一致，证明了该胎盘芯片模型的功能。Blundell等（2016）利用类似的器官芯片，将BeWo和人原代胎盘绒毛膜内皮细胞共培养，构建了胎盘屏障芯片。与Transwell静态培养的细胞相比，在芯片动态培养体系下，滋养层细胞膜表面会形成更多的微绒毛结构，进一步通过施加毛喉素（forskolin）诱导了滋养层细胞的合胞体化。

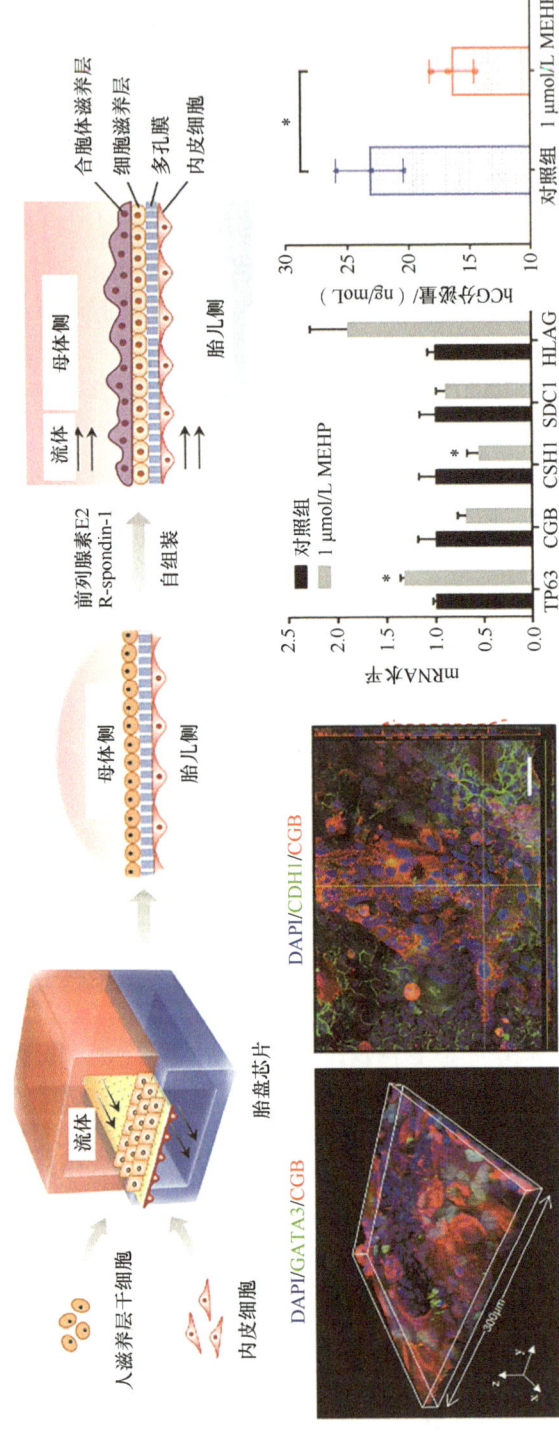

图 11-3　滋养层干细胞来源的胎盘屏障芯片构建（Cao et al., 2023）

胎盘屏障能够阻断病毒和细菌的直接入侵，滋养层细胞间的紧密连接及其合胞体化可以防止大分子物质的渗漏。滋养层细胞上的膜转运蛋白不仅能够介导母体与胎儿之间的营养和代谢废物交换，还可以保护胎儿免受有害外来物质的干扰。因此，胎盘屏障的完整性和渗透性是胎盘芯片的重要功能评价指标。胎盘屏障结构包括由 ST 细胞和 CT 细胞组成的双层滋养层上皮结构，以及 ST 细胞表面的微绒毛结构，功能特征表征方法常为 TEER 测量以及 FITC-dextran 渗透性测试。葡萄糖转运功能的表征则主要依靠对葡萄糖转运受体的转录及蛋白表达水平进行分析，并采用荧光标记的葡萄糖替代物 2-NBDG（2-NBD-glucose）进行糖吸收和转运的定量表征。此外，胎盘滋养层细胞可以分泌激素和细胞因子，促进胎盘成熟和胎儿发育。hCG 是由 ST 细胞分泌的一种典型激素，可用于检测滋养层细胞的合胞体化和胎盘的激素分泌能力，hCG 的分泌量可通过酶联免疫吸附分析进行鉴定。

11.2.3　卵巢芯片

卵巢芯片是一种基于器官芯片和微流控技术的仿生平台，旨在模拟卵巢的生理微环境，用于卵巢组织、卵泡和卵母细胞的体外培养、发育研究及药物测试。卵巢芯片作为女性生殖研究的革命性工具，不仅推动了基础科学，还在临床生育力保存、药物开发中展现出巨大潜力。卵巢芯片的功能验证是对组织模型设计和制作的重要质控过程，其中，类固醇激素的合成和分泌尤为重要，引导着生殖系统中细胞的发育和功能。卵巢分泌的激素通过血液传递，与细胞表面的受体结合，触发信号传导网络，从而激活基因的表达，影响细胞的生长、分化和功能。Nagashima 等（2018）利用器官芯片实现了从卵巢皮质中分离的家猫和犬卵泡的体外动态培养和存活，用于评估血流对卵巢卵泡的影响。器官芯片技术克服了传统卵巢组织培养的局限性，实现了对卵泡发育的长期监测和持续的营养补充。该系统有利于加速辅助生殖技术的发展，在生育力保存、生殖毒理学和濒危哺乳动物保护工作中具有潜在应用。He 等（2017）开发了一种利用微流控技术来保存生育能力的方法，该方法利用非平面的 PDMS 芯片装置实现了核壳水凝胶微囊中啮齿动物卵巢卵泡的微流体封装。利用该技术可以构建仿生卵巢微组织，重现细胞外基质中的机械异质性，这对于调节卵泡发育至关重要。此外，该技术可用于促进卵泡发育和成熟，从而保护女性的生育能力。

卵巢和子宫内膜之间存在双向内分泌串扰，例如，卵巢类固醇激素可影响子宫内膜的周期性变化，这种生殖器官的相互作用对于维持组织的各种生理特性和功能是必不可少的。Park 等（2020）开发了一种子宫内膜-卵巢组织互作芯片体系，通过将子宫内膜和卵巢的各种细胞类型与天然聚合物结合，反映了双向内分泌交互作用和复杂的多细胞结构。这两种组织之间的双向内分泌串扰是通过通道之间的培养基互通来实现的，显著提高了芯片中每个腔室内细胞的活性。

11.2.4　胚胎培养芯片

　　早期胚胎的着床和胎儿的发育是哺乳动物生殖的生物学基础，胚胎体外培养也是辅助生殖技术的一个关键环节。随着研究的不断深入，胚胎工程技术也朝着更加复杂化、仿生化的方向发展。近年来，基于器官芯片和微流控技术的胚胎动态培养体系凭借精准调控微流体、便于细胞共培养和引入细胞外基质的优势，为重构胚胎的关键结构和功能创造了工程化的 3D 动态培养微环境，能够更好地改善胚胎的发育潜能，为胚胎体外培养和胚胎早期发育研究提供了新的技术平台。

　　器官芯片可以在微尺度条件下为胚胎培养提供更仿生的流体环境，并通过芯片的结构设计为胚胎发育提供适当的力学刺激。Heo 等（2010）设计了集成有漏斗形微坑和按压阀的芯片，可以使胚胎整体受到更均衡的流体作用，有效提高了小鼠胚胎的囊胚形成率。Esteves 等（2013）制备了带有微通道和微柱结构的芯片，可用于小鼠胚胎的捕获和动态培养，并可在胚胎移植后继续发育至足月。芯片体系中的胚胎在植入前的发育率高达 95%，而在子宫内转移时的出生率与传统的微滴培养相当（30%）。此外，虽然在传统的微升液滴中培养单个胚胎时足月发育会受到阻碍，但在受限的微流体环境中单独培养的小鼠胚胎可以获得正常的出生率（29%～33%），且具有正常的形态。在哺乳动物体内，胚胎在通过输卵管时，会受到因管壁收缩导致的挤压作用。Kim 等（2009）在芯片上设置了部分位点收缩的管道，用来重现体内的状况，探究了管壁收缩对牛胚发育的影响。Bae 等（2011）采用带有气阀的芯片，探究了不同挤压力对牛胚早期发育的作用，二者均证明了适当的收缩和挤压能够促进卵裂期牛胚的细胞分裂。

　　在器官芯片中引入细胞外基质，可以作为几何支撑，促使干细胞自组装形成 3D 结构，发育为形态结构更仿生的拟胚体。Zheng 等（2019）利用包含平行通道的器官芯片，通过调控 hPSC 向早期人胚胎的关键细胞谱系的分化，以及细胞-基质间的相互作用，模拟早期胚胎着床后的发育过程（图 11-4）。结果显示，器官芯片动态培养微环境能够显著提高类胚胎结构的产生效率。该芯片中，hPSC 以高度可控和可扩展的方式重现了胚胎外胚层及羊膜外胚层部分发育的标志性特征，包括外胚层的管腔形成和羊膜腔产生、双极胚囊的形成，以及原始生殖细胞和原始条纹细胞的特化。该模型为研究早期胚胎发育提供了新的模型和策略，有望应用于疾病建模和细胞治疗，以及高通量药物和毒性筛选，以防止妊娠失败和出生缺陷。

　　利用器官芯片易于集成化的优势，可以在芯片系统上集成生物或化学传感器，实时监测胚胎的发育状态。氧气消耗量是胚胎存活状态的重要标志，传统的扫描电化学显微法依赖于大型仪器设备，难以实现实时监测。Wu 等（2007）采用 lift-off

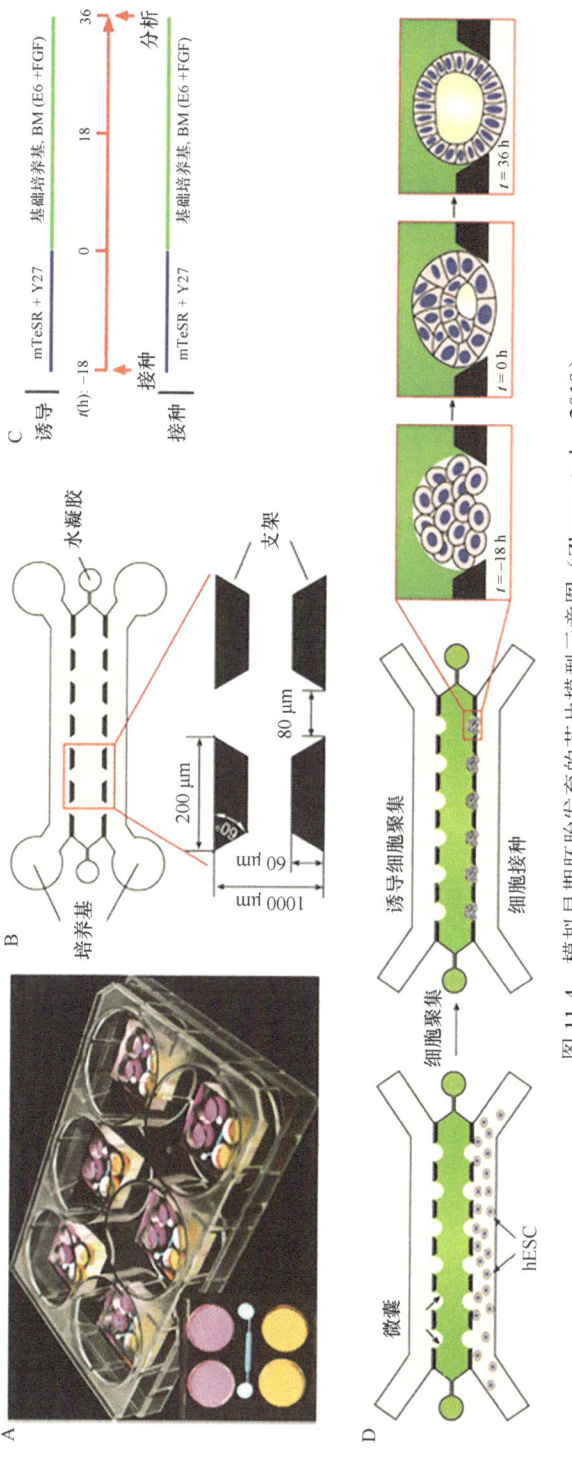

图 11-4　模拟早期胚胎发育的芯片模型示意图（Zheng et al., 2019）

工艺在芯片上集成电极阵列,基于球形扩散理论,可以实现对单个牛胚氧气消耗量的实时监测。Date 等(2011)采用湿法刻蚀技术在芯片上集成微电极,可依据电化学方法监测小鼠胚胎发育过程中的氧气消耗状况。

11.3 主要应用示例

11.3.1 子宫内膜异位症

子宫内膜异位症是一种雌激素依赖性疾病,与盆腔疼痛和不孕等多种并发症相关。考虑到大多数动物不会自发发生子宫内膜异位症,因此,体外子宫内膜模型的建立为了解子宫内膜异位症的发病机制,以及开发靶向子宫疾病和不孕的治疗手段提供了新方法。永生化细胞(如 12-Z 细胞系)和原代子宫内膜异位细胞(如上皮细胞、腹膜基质细胞或免疫细胞)已被用于模拟子宫内膜异位环境并研究发病途径。然而,肿瘤细胞系在基因组水平上是异常的,并且表现出异常的激素受体表达和反应;此外,原代子宫内膜异位细胞难以培养且寿命有限。简单的子宫内膜外植体培养系统已被用于复制子宫内膜异位症发展的关键阶段,然而,外植体的利用受到显著的异质性、不确定的细胞组成和低通量的阻碍。

子宫芯片可以用于研究子宫内膜疾病,如子宫内膜异位症等,有助于揭示其发病机制和病理生理过程。Chen 等(2012)利用器官芯片建立了子宫内膜基质细胞和人腹膜间皮细胞(human peritoneum mesothelial cell,HPMC)的共培养体系,这些细胞取自子宫内膜异位症患者和健康对照的个体,可用于模拟腹膜子宫内膜异位症中的微环境,并且实现了细胞相互作用和迁移速度的动态监测。当健康供体来源的 HPMC 与子宫内膜异位及正常的基质细胞共培养时,它们能够承受基质细胞的侵袭。然而,患者来源的 HPMC 在与两种类型的子宫内膜基质细胞共培养时会失去细胞间接触并死亡,这表明腹膜健康可能是子宫内膜异位症发生的重要因素。该平台使子宫内膜异位症的病理生理学研究成为可能,并可通过模拟不同细胞类型之间的相互作用来进一步研究其他生物学过程。

11.3.2 宫内感染

宫内感染可导致子宫内膜炎和胎盘炎症等多种妊娠并发症,在妇科疾病中占很大比例,尤其是在育龄期妇女中,可引发胎儿生长受限等不良妊娠结局。常见的胎盘炎症的诱发因素包括微生物感染和外源物质暴露等。然而,特定诱因引起胎盘炎症并打破母胎免疫平衡的途径仍有待进一步探究,胎盘芯片为该领域研究提供了良好的平台。Zhu 等(2018)采用多细胞共培养的胎盘芯片模拟了母胎界面上细菌感染引起的炎症反应,研究人员在 BeWo 细胞侧加入革兰氏阴性大肠杆菌，模拟胎盘滋养层暴露于细菌感染的母体血液。在大肠杆菌接种 6 h 后，滋养层细胞的炎症因子（如 IL-1α、IL-1β、IL-6、IL-8 和 TNFα）表达水平显著升高，表明细菌感染引起胎盘急性炎症反应。将 THP-1 细胞分化的巨噬细胞接种在滋养层侧，结果表明，在大肠杆菌处理组中，更多的巨噬细胞黏附于滋养层细胞，证明母体固有免疫系统被母胎界面处的细菌感染激活，从而放大炎症信号。此外，与滋养层细胞共培养时，内皮细胞炎症因子表达水平显著升高，细胞间紧密连接蛋白表达水平下降，这意味着滋养细胞和内皮细胞之间的相互作用可能会增强胎儿侧的炎症反应。妊娠期间的环境暴露物，如纳米颗粒（nano-particle，NP）和内分泌干扰素（endocrine disrupting chemical，EDC）等是胎盘炎症的另一个常见诱因。为了研究人体胎盘对纳米颗粒暴露的反应，Yin 等（2019）构建了一个三维胎盘屏障芯片模型。该芯片由三条平行通道组成，中间通道用于灌注细胞外基质胶形成三维支架，两侧用于培养滋养层细胞 BeWo 和血管内皮细胞 HUVEC。通过将纳米 TiO_2 添加到滋养层一侧来模拟孕妇血液中纳米颗粒对胎盘屏障的暴露，结果表明，200 μg/mL 的 TiO_2 纳米颗粒暴露会导致 ROS 水平的显著升高和屏障通透性的增大，证明高浓度的 TiO_2 纳米颗粒会诱发滋养层细胞死亡，破坏胎盘屏障的完整性。进一步将 THP-1 细胞与 BeWo 细胞共培养，随着 TiO_2 纳米颗粒浓度的增加，炎性细胞因子 IL-6 的表达水平和黏附于滋养细胞的巨噬细胞数量均呈上升趋势。上述两项研究均提示了母体对外源性物质的免疫反应可能会加重胎盘炎症。

　　胎盘在支持胎儿生长、维持母胎免疫耐受和提供免疫防御以保护胎儿免受病原体感染等方面起着至关重要的作用。尽管胎盘屏障具有抵御外源病原体感染功能，但母血中的某些病原体仍可突破这一屏障，损害胎儿正常发育。这类病原体一般称为 TORCH（包括弓形虫、其他病原体、风疹、巨细胞病毒、单纯疱疹病毒等），会引发妊娠期母体和胎儿的各种感染性疾病。胎盘芯片可用于体外重现病原体侵入人体胎盘的过程，从而帮助研究人员更好地了解 TORCH 通过胎盘屏障的机制。

　　妊娠期感染恶性疟原虫引起的胎盘疟疾会导致胎儿生长受限、出生体重偏低，甚至新生儿死亡。为了进一步研究胎盘疟疾的发病机理，Mosavati 等（2022）构建了一个 3D 胎盘屏障芯片模型，以在恶性疟原虫感染的红细胞存在下测量葡萄糖扩散。研究人员将滋养层细胞 BeWo 与内皮细胞 HUVEC 共培养于 I 型胶原基质胶的两侧，并将恶性疟原虫感染的红细胞灌注到滋养层侧，模拟胎盘疟疾早期发生的母体血源暴露。结果表明，恶性疟原虫感染的红细胞能够通过与硫酸软骨素的相互作用隔绝滋养层细胞，导致葡萄糖通过胎盘屏障的转运显著降低。这些研究也充分展示了胎盘芯片在生殖医学领域的潜在应用前景。

11.3.3　药物评估

器官芯片在生殖系统的药物评价与测试中也具有潜在的应用价值。药物研发过程中，需要评估药物对生殖系统的影响。器官芯片可以模拟生理环境，更准确地评估药物的疗效和安全性，从而加速新药的研发和上市。此外，利用胎盘屏障芯片可以在体外测试药物的跨胎盘转运动力学数据，为孕期精准用药和降低胎儿安全风险提供支持与帮助。Mahajan 等（2022）使用活细胞和细菌来模拟人类生殖器的微生物环境，并用来测试治疗细菌性阴道病（bacterial vaginosis，BV）的药物。BV 是一种常见的微生物失衡，使数百万人更容易患上性传播疾病，并使他们在怀孕时面临早产的风险。研究发现，在芯片组织上生长的乳酸杆菌通过产生乳酸来维持低 pH。相反，如果研究人员引入加德纳菌，芯片会产生更高的 pH，细胞损伤和炎症增加，这是经典的 BV 体征。该芯片可以显示健康或不健康的微生物组如何影响阴道健康。Richardson 等（2022）在三平行通道芯片中依次接种合胞体滋养层细胞、细胞滋养层细胞和脐静脉内皮细胞，构建了胎盘芯片模型。通过在合胞体侧加入降血脂药物普伐他汀或瑞舒伐他汀，研究人员模拟了母体血液循环系统中他汀类药物分子的跨胎盘转运过程，通过检测各细胞通道中药物分子及其代谢产物的浓度，获得了药物的转运及代谢动力学数据。在此基础上，研究人员引入烟草萃取物用于刺激胎盘产生炎症反应，进一步探究了他汀类药物对炎症因子分泌水平的影响，展现了该模型在母胎界面药物转运、代谢及药效学研究中的应用潜力。

11.3.4　辅助生殖研究

精子/卵母细胞的质量对受精、早期胚胎存活、妊娠维持和胎儿发育有重大影响。辅助生殖技术（ART）的目的是选择高质量的精子、卵母细胞和胚胎，并最终实现成功受孕。微流体技术可以与 ART 的多个步骤结合，如胚胎/配子（精子/卵母细胞）分析、分选、操作、培养和监测。器官芯片在检测配子和胚胎的运动性、力学、结构和耗氧量方面具有独特优势，为未来 ART 发展提供了新的视角。

女性生殖道通过复杂的分泌液和管腔内壁上皮细胞与精子相互作用，发挥着重要作用。建立模拟女性生殖道微环境的体外模型更有利于筛查精子活力。Izadifar 等（2022）开发了一种人宫颈芯片，该芯片可产生大量黏液，在生物力学和生物化学上模仿天然宫颈黏液。器官芯片结合微流控技术可实现更全面、更精确、更及时的生殖样本分析流程，并促进辅助生殖技术的发展，为精子、卵母细胞和胚胎在单细胞水平上提供有关细胞运动、形态改变、细胞力学、阻抗、分泌、耗氧量和代谢的新线索。器官芯片的发展有望将整个人类生殖系统的芯片集成并应用于临床阶段。

11.4 小　　结

　　器官芯片在生殖系统研究中的技术应用正处于快速发展阶段，为生殖医学领域带来了变革。目前，子宫芯片已能模拟宫颈上皮细胞、黏液层及微生物群间的相互作用，为细菌性阴道炎等疾病的研究提供了新视角。胎盘芯片则通过体外模拟胎盘屏障，帮助研究胎盘功能及药物通透性，对相关疾病研究与治疗具有重要意义。卵巢芯片在细胞培养及功能模拟方面取得进展，为卵巢疾病及生殖健康研究提供了新工具。

　　生殖系统功能涉及多器官协同（如下丘脑-垂体-性腺轴），现有芯片多局限于单一器官建模。通过器官互联系统，可模拟激素信号传递与反馈机制，例如，连接卵巢芯片与垂体芯片、研究促性腺激素对卵泡发育的调控等。未来，随着技术的不断进步，生殖系统芯片将更加接近真实生理环境，实现多器官、多系统的综合模拟，这将极大地推动生殖健康、疾病机制及药物研发等领域的发展。在此基础上，生殖系统芯片与 AI、大数据等先进技术的深度融合，在推动生殖健康研究、疾病预测、诊断与治疗等方面取得突破性进展。通过大数据分析，我们能够更准确地识别生殖系统疾病的风险因素，实现疾病的早期预警；AI 的引入则能够辅助医生制定更加个性化的治疗方案，提高治疗效果和患者的生活质量。

参 考 文 献

Ahn J, Yoon M J, Hong S H, et al. 2021. Three-dimensional microengineered vascularised endometrium-on-a-chip. Human Reproduction, 36(10): 2720-2731.

Blundell C, Tess E R, Schanzer A S R, et al. 2016. A microphysiological model of the human placental barrier. Lab on a Chip, 16(16): 3065-3073.

Cao R K, Wang Y Q, Liu J Y, et al. 2023. Self-assembled human placental model from trophoblast stem cells in a dynamic organ-on-a-chip system. Cell Proliferation, 56(5): e13469.

Chen Z L, Dai Y, Dong Z, et al. 2012. Co-cultured endometrial stromal cells and peritoneal mesothelial cells for an *in vitro* model of endometriosis. Integrative Biology: Quantitative Biosciences from Nano to Macro, 4(9): 1090-1095.

Date Y, Takano S, Shiku H, et al. 2011. Monitoring oxygen consumption of single mouse embryos using an integrated electrochemical microdevice. Biosensors and Bioelectronics, 30(1): 100-106.

Esteves T C, van Rossem F, Nordhoff V, et al. 2013. A microfluidic system supports single mouse embryo culture leading to full-term development. RSC Advances, 3(48): 26451-26458.

Gnecco J S, Ding T B, Smith C, et al. 2019. Hemodynamic forces enhance decidualization via endothelial-derived prostaglandin E2 and prostacyclin in a microfluidic model of the human endometrium. Human Reproduction, 34(4): 702-714.

Gnecco J S, Pensabene V, Li D J, et al. 2017. Compartmentalized culture of perivascular stroma and endothelial cells in a microfluidic model of the human endometrium. Annals of Biomedical Engineering, 45(7): 1758-1769.

Heo Y S, Cabrera L M, Bormann C L, et al. 2010. Dynamic microfunnel culture enhances mouse embryo development and pregnancy rates. Human Reproduction, 25(3): 613-622.

He X M. 2017. Microfluidic encapsulation of ovarian follicles for 3D culture. Annals of Biomedical Engineering, 45(7): 1676-1684.

Izadifar Z, Sontheimer-Phelps A, Lubamba B A, et al. 2022. Modeling mucus physiology and pathophysiology in human organs-on-chips. Advanced Drug Delivery Reviews, 191:114542.

Kim M S, Bae C Y, Wee G, et al. 2009. A microfluidic *in vitro* cultivation system for mechanical stimulation of bovine embryos. Electrophoresis, 30(18): 3276-3282.

Lee J S, Romero R, Han Y M, et al. 2016. Placenta-on-a-chip: a novel platform to study the biology of the human placenta. The Journal of Maternal-Fetal & Neonatal Medicine, 29(7): 1046-1054.

Mahajan G, Doherty E, To T, et al. 2022. Vaginal microbiome-host interactions modeled in a human vagina-on-a-chip. Microbiome, 10(1): 201.

Mosavati B, Oleinikov A, Du E, 2022. 3D microfluidics-assisted modeling of glucose transport in placental malaria. Scientific Reports, 12(1): 15278.

Nagashima J B, El Assal R, Songsasen N, et al. 2018. Evaluation of an ovary-on-a-chip in large mammalian models: Species specificity and influence of follicle isolation status. Journal of Tissue Engineering and Regenerative Medicine, 12(4): e1926-e1935.

Park S R, Kim S R, Lee J W, et al. 2020. Development of a novel dual reproductive organ on a chip: Recapitulating bidirectional endocrine crosstalk between the uterine endometrium and the ovary. Biofabrication, 13(1).

Richardson L S, Kammala A K, Costantine M M, et al. 2022. Testing of drugs using human feto-maternal interface organ-on-chips provide insights into pharmacokinetics and efficacy. Lab on a Chip, 22(23): 4574-4592.

Wu C C, Saito T, Yasukawa T, et al. 2007. Microfluidic chip integrated with amperometric detector array for *in situ* estimating oxygen consumption characteristics of single bovine embryos. Sensors and Actuators B: Chemical, 125(2): 680-687.

Yin F C, Zhu Y J, Zhang M, et al. 2019. A 3D human placenta-on-a-chip model to probe nanoparticle exposure at the placental barrier. Toxicology *in vitro*, 54: 105-113.

Zheng Y, Xue X F, Shao Y, et al. 2019. Controlled modelling of human epiblast and amnion development using stem cells. Nature, 573(7774): 421-425.

Zhu Y J, Yin F C, Wang H, et al. 2018. Placental barrier-on-a-chip: modeling placental inflammatory responses to bacterial infection. ACS Biomaterials Science & Engineering, 4(9): 3356-3363.

第 12 章　器官芯片与运动系统研究

12.1　运动系统主要结构与功能

运动系统是人体进行各种活动和维持姿势的关键组成部分，主要包括骨、关节和骨骼肌。骨主要由成骨细胞和破骨细胞构成。成骨细胞负责骨质的形成和矿化，它们通过分泌骨质基质并促进钙盐的沉积来构建骨骼结构。破骨细胞则负责骨质的吸收，它们能够分解骨骼中的矿物质和有机质，从而参与骨骼的改建和重塑过程。关节主要由软骨细胞和滑膜细胞组成。软骨细胞是构成关节软骨的主要细胞，它们能够分泌软骨基质，为关节提供光滑、有弹性的表面，减少运动时的摩擦和磨损。滑膜细胞则分布在关节腔内，它们分泌滑液，为关节提供润滑和营养，同时也有助于关节的散热和废物排出。骨骼肌主要由肌细胞（也称为肌纤维）构成。这些肌细胞通过收缩和舒张的周期性活动，实现机械力的产生，这是肌肉功能的核心基础。肌细胞内部含有丰富的肌原纤维和线粒体，能够高效地进行能量转换和肌肉收缩。此外，骨骼肌组织中还包含神经末梢和血管，它们与肌细胞紧密相连，共同协调肌肉的运动和代谢活动（图 12-1）。

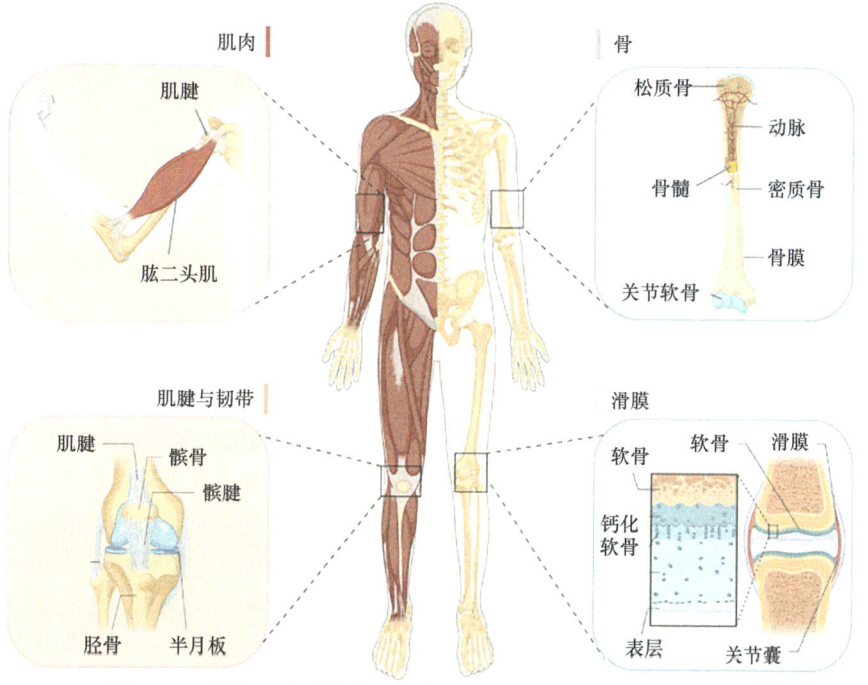

图 12-1　人体运动系统的主要结构示意图（Wang et al., 2025）

由于创伤或各种先天性或退行性改变，运动系统可能会出现多种病理状况。例如，骨骼疾病如骨质疏松症会导致骨骼脆弱，增加骨折的风险；关节炎会引起关节疼痛和活动受限；肌肉疾病如肌营养不良症则会导致肌肉无力和萎缩。这些疾病不仅影响患者的生活质量，还可能引发其他系统的并发症。因此，深入研究运动系统的生理和病理机制，对于开发有效的治疗方法和预防措施至关重要。

传统的研究方法，如体外实验和动物模型，虽然在一定程度上能够模拟运动系统的功能，但往往无法完全复现人体内的复杂环境。为了更准确地研究运动系统的功能和疾病机制，器官芯片技术应运而生。器官芯片通过微加工技术和生物材料构建三维动态模型，能够真实模拟骨骼、骨骼肌的结构与功能，为运动系统的研究提供了新的平台。

12.2 运动系统芯片模型

运动系统的功能依赖于特定的空间结构，器官芯片通过微加工技术和生物材料构建三维动态模型，能够真实模拟骨骼、骨骼肌的结构与功能。器官芯片可以复现骨骼的力学支撑特性、骨骼肌的收缩-舒张过程，从而观察运动系统在载荷、疲劳或损伤等条件下的动态改变。相较于传统体外实验或动物模型，器官芯片可更精确地控制机械应力、运动频率和环境参数，更准确地揭示骨骼重塑、肌肉萎缩等运动系统疾患的分子机制。此外，该技术为个性化医疗提供了可能，通过患者特异性细胞构建芯片模型，测试不同康复训练方案或植入材料的生物相容性。目前，芯片技术已在模拟骨骼肌运动、膝关节力学行为及脊柱动态稳定性等研究中取得初步成果，运动系统常见的器官芯片模型主要包括骨与关节芯片、骨骼肌芯片等。

12.2.1 骨与关节芯片

骨是由多种细胞和细胞外基质组成的、具有多种功能的动态组织，也是机体在运动中维持机械稳定、平衡力量分布和保护器官的关键组成部分。骨微环境的特征是细胞-细胞和细胞-细胞外基质之间复杂的相互作用，它们精确控制骨的重建和修复。因此，骨芯片应该在近生理环境中重建特定组织中的三维细胞排列和细胞微环境，并模拟与骨组织相关的结构和功能特征。骨芯片的构建涉及多种技术和方法，旨在模拟和重建人体骨骼的结构、功能和微环境。利用微流控技术或3D生物打印技术可构建骨细胞所需的微环境，包括孔隙结构、微通道等。选择与骨组织相容的生物支架材料，如生物降解聚合物、羟基磷灰石、胶原蛋白等，进而通过浸渍、喷雾、注射等将细胞（骨细胞、干细胞等）种植到生物支架上。对芯片上骨组织进行机械刺激，如牵拉或压缩，可模拟骨骼负荷，促进骨细胞分化和生长，最终实现对构建的骨芯片进行细胞增殖、分化、骨基质沉积等生物学功能。

12.2.2 骨骼肌芯片

骨骼肌组织不仅是运动的重要执行者，还与新陈代谢等多种生理功能密切相关。骨骼肌的基本组成单元是肌纤维（肌肉细胞），这些肌纤维由肌膜包裹，在显微镜下呈现条纹状的横纹肌组织。每根肌纤维内含有多个肌节，肌节是由更小的肌肉细胞结构组成的，它们通过蛋白质纤维（如肌动蛋白和肌球蛋白）协同作用实现收缩和放松。肌纤维被结缔组织包裹，形成肌束，多个肌束进一步构成整个肌肉。在骨骼肌芯片模型中，骨骼肌组织的细胞排列结构以及骨骼肌的力学收缩特性对于骨骼肌的功能至关重要，骨骼肌芯片的构建需要在 3D 环境中仿生重建细胞的排列，重现骨骼肌收缩特性，并保持其生理功能。在构建骨骼肌芯片时，利用 3D 打印、静电纺丝、微图案加工等技术构建骨骼肌组织的三维结构，这类结构可以为负载与骨骼肌组织相容的生物支架材料（如胶原蛋白、生物降解聚合物等基质）提供一定的固定作用，防止骨骼肌的力学收缩特性导致的基质收缩和坍塌。另外，通过牵拉或振动，可模拟骨骼肌运动，促进骨骼肌细胞的成熟和收缩，进而实现对构建的骨骼肌芯片进行骨骼肌力学性能、细胞收缩等功能评价（王达庆等，2024）。

通常芯片上骨骼肌细胞培养需要具有各向异性结构，以引导细胞定向排列和融合形成长而成熟的肌原纤维。基于各向异性支架材料诱导的主要方式包括微图案化基底诱导法、各向异性静电纺丝支架诱导法以及微流控凹槽微丝诱导法等。微图案化基底诱导法主要通过制备具有线性排列图案的基底，对接种其上的骨骼肌细胞进行空间上的约束，从而诱导细胞的定向排列，促进细胞的融合和分化成熟。Kang 等（2021）制备了一种具有凹槽状的出口纺丝芯片，利用海藻酸盐的快速交联特性，制备了具有凹槽状的海藻酸盐微丝，通过表面涂覆促细胞黏附的纤维蛋白，使这些纤维可用来支撑细胞的引导、定向和分化。Mondrinos 等（2021）基于软光刻技术制备了具有细胞锚定位点的环形 PDMS 框架，其中的锚定位点处使用磺基琥珀酰亚胺 6-（4′-叠氮-2′-硝基苯基氨基）己酸酯修饰，以增强其与细胞培养基质（I 型胶原）的黏附性。将含有人成肌细胞的基质溶液接种于 PDMS 框架中，在锚定位点的作用下，细胞会逐渐被拉伸形成规则排列的肌肉微组织（图 12-2）。研究结果还表明，在该框架中，线性排列组织的各向异性生物物理微环境可增强可溶性因子介导的间充质干细胞的成肌腱和成肌分化能力。

骨骼肌具有力学收缩的特性，因此直接将骨骼肌细胞与基质材料混合接种到孔板或平面中形成的 3D 骨骼肌组织，会随着骨骼肌细胞的迁移和融合而导致基质

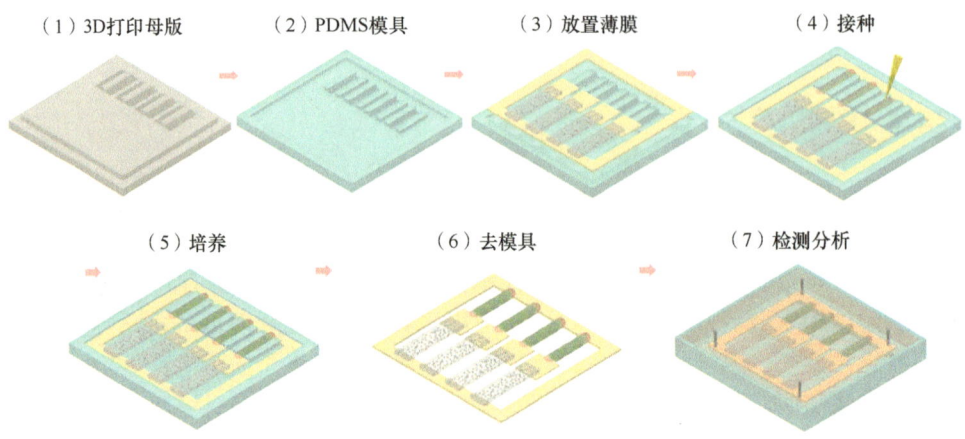

图 12-2　骨骼肌芯片构建示意图（Zhang et al., 2018）

的严重收缩、扭曲，甚至坍塌。此外，基质的变形也会减少骨骼肌细胞的应变，不利于肌管的融合和成熟。在体外利用器官芯片技术构建的 3D 骨骼肌组织，将负载细胞的三维基质的两端用锚点固定，可以防止因骨骼肌细胞收缩而导致的基质坍缩，并为肌束提供力学拉伸，从而刺激细胞的轴向排列和成肌细胞的融合分化。基于 3D 打印技术，Gilbert 团队使用 PU 板作为负模，制备带有两个微柱的 PDMS 培养腔室平台（Ebrahimi et al., 2021）。他们将该系统与电刺激设备集成，进行机械刺激，并检测骨骼肌束的机械特性。该 3D 骨骼肌束可用于进行性假肥大性肌营养不良（Duchenne muscular dystrophy，DMD）的模拟，并研究 β1 整合素的治疗效果。

　　骨骼肌芯片为体外个体化测试人类骨骼肌功能和代谢及对各种药物的反应，提供了新平台。通常，药物测试需要数天的时间来诱导反应。因此，提供一个可以监测体内骨骼肌收缩力的平台，实时检查骨骼肌组织对药物的动态反应是至关重要的。Zhang 等（2018）研发了一种骨骼肌系统，用于体内收缩力的测量，并评估用西立伐他汀、甲羟戊酸和辅酶 Q10 处理时肌束的力量和功能发生的变化。结果表明，西立伐他汀会迅速诱导肌病，甲羟戊酸可以逆转这种作用，而辅酶 Q10 则不能。此外，更小规模的骨骼肌芯片平台可以用于研究骨骼肌生物学和高通量药物筛选。与多种组织相集成的骨骼肌芯片再现了体内复杂的器官相互作用，可以增加体外药物开发系统的预测能力。Mills 等（2019）制造了微型人类骨骼肌平台（human skeletal micro muscle，hμM），用于药物测试，并在 96 孔板中进行非侵入性的体内定量研究。通过减少或增加骨骼肌收缩力的现象，可观察 hμM 对药物化合物（如地塞米松或 IGF-1）的反应。同时，研究结果也显示，伊立替康对肌束收缩和肌管萎缩具有剂量依赖性的影响。微型化的 96 孔微型骨骼肌系统实现了半自动化的组织形成和培养，为高通量药物筛选提供了新平台。

12.3 主要应用示例

12.3.1 骨关节炎

骨关节炎（osteoarthritis，OA）的发病与肥胖、代谢、营养、创伤、骨密度等因素有关，具体病理机制复杂且仍不明确。Mondadori 等（2021）使用 OA 患者的软骨、滑膜组织和关节液，模拟了单核细胞通过微流控芯片内培养的血管内皮外渗的过程，重复了 OA 病理过程中连续发生的一个关键事件。但由于原代细胞获取困难，且增殖能力有限，因而制作成本较高。使用干细胞可以在很大程度上克服这些缺点，包括间充质干细胞或 iPSC。iPSC 理论上无限扩增的能力，对于在高通量药物筛选中的应用是理想的。

在体外诱发细胞产生 OA 样改变的方法主要分为两种类型。一种是基于生化刺激，主要使用细胞因子等生物化学信号，如 IL-1β。然而，OA 的发病机制复杂，实际的病理改变很难在体外描述，时间和浓度依赖的效应还没有得到很好的理解。目前，基于细胞因子的模型是建立在过量的炎症刺激基础上的，而不是模拟体内的实际 OA 环境。另一种是基于机械刺激，通过模拟负荷作用来触发软骨产生 OA 样反应。相比生化刺激的方法，基于负荷的模型有着不需要超生理剂量的刺激而触发骨软骨组织产生 OA 样反应的潜力。

12.3.2 肌肉修复与再生

骨骼肌通过卫星细胞进行自我再生。卫星细胞是静止的肌肉干细胞的储存库，可以在创伤或疾病时被激活，并产生新形成的多核肌纤维。骨骼肌芯片通过对肌管形成和肌肉相关生物过程进行精确复刻，可以模拟骨骼肌损伤后的自然修复与再生过程。

骨骼肌组织具有高代谢特征，缺氧状态会严重影响骨骼肌的再生能力。源自小鼠或人类的骨骼肌研究表明，随着缺氧程度的增加，肌肉经历了从代偿阶段（以增强的收缩功能、肌纤维空泡化、肥大样改变、肌纤维类型转换和代谢转变为特征）到失代偿阶段的转变，这与体内肌肉反应相仿，凸显了种间差异（Zhao et al.，2023）。此外，源自人类的骨骼肌还被用于评估肌肉的自我修复能力以及药物对受损肌肉的保护作用，显示出在未来疾病建模和再生疗法中的巨大潜力。

随着航天技术的进步，微重力导致的肌肉萎缩和肌肉再生受损逐渐被重视。Kim 等（2024）将骨骼肌芯片发射到国际空间站，之后通过转录组学和蛋白质组学方法，揭示了微重力暴露对肌肉组织的影响。该研究发现，在微重力条件下培养的骨骼肌组织脂质代谢增强,凋亡相关基因表达增加。添加 IGF-1 和 15-羟基前列腺素脱氢酶抑制剂部分抑制了微重力的作用。

12.3.3 进行性假肥大性肌营养不良

进行性假肥大性肌营养不良(Duchenne muscular dystrophy,DMD)由抗肌萎缩蛋白(dystrophin)基因突变引起,导致该蛋白缺失或功能缺陷,进而引发肌肉细胞结构破坏和进行性肌萎缩。器官芯片在遗传性肌肉疾病 DMD 的建模中发挥了关键作用。DMD 由 $dystrophin$ 基因的突变引起,导致肌肉结构支持和细胞信号传导功能受损。利用器官芯片,研究人员能够结合患者来源的 iPSC 或原代细胞,成功诱导出 DMD 的病理表型。首次报道的 DMD 体外模型是使用永生化的肌萎缩小鼠肌前体细胞构建的 DMD 三维肌肉模型。

Serena 等(2016)通过器官芯片提供体外定量证据,证明成血管细胞在 DMD 患者肌管内能高效恢复抗肌萎缩蛋白的积累和分布,验证了其可作为治疗 DMD 的潜在新策略,并展示了该模型在预测新药或疗法疗效方面的应用前景。这些模型不仅再现了 DMD 患者肌肉细胞的小肌管、低融合率和弱机械性能等特征,还通过模拟外显子复制等特定遗传变异,进一步揭示疾病背后的遗传机制。

12.3.4 神经肌肉接头研究

神经肌肉接头(neuromuscular junction,NMJ)是运动神经元和骨骼肌纤维之间的突触连接,可实现肌肉收缩和自主运动。许多创伤性、神经退行性和神经免疫性疾病通常被认为主要影响 NMJ 的神经元侧或肌肉侧,并且缺乏治疗选择。通过在两个相连的培养室中分别培养运动神经元和骨骼肌细胞细胞可以构建 NMJ 芯片,其中轴突通过微通道或微槽生长到肌肉室中以形成功能性 NMJ。这些互连的腔室不仅可以防止细胞进入其他腔室,还可以让细胞暴露于空间线索或信号梯度中。空间上的分离提供了相关细胞生长、增殖和分化所需的不同营养物质,并且可以研究药物对 NMJ 突触前或突触后部分的影响(图 12-3)。

神经肌肉疾病包括一系列影响 NMJ 的疾病,这些疾病具有多种病因和复杂的病理生理机制。肌萎缩侧索硬化(amyotrophic lateral sclerosis,ALS)是一种神经退行性疾病,涉及运动神经元的丧失和肌肉萎缩,骨骼肌芯片通过构建肌肉-神经共培养系统,可以模拟肌肉与神经之间的复杂相互作用。Osaki 等(2018)通过使用患者来源的 iPSC 分化的光敏感运动神经元构建肌肉-神经共培养芯片,实现了肌肉-神经连接。与非 ALS 运动单位相比,ALS 运动单位产生的肌肉收缩较少,运动神经元退化增加,肌肉凋亡也增加。这种共培养芯片不仅能够观察到 ALS 患者来源的运动神经元对肌肉细胞的负面影响（包括肌肉收缩减弱、神经元降解和肌肉凋亡增加），还为评估潜在的治疗方法提供了可靠的体外平台。

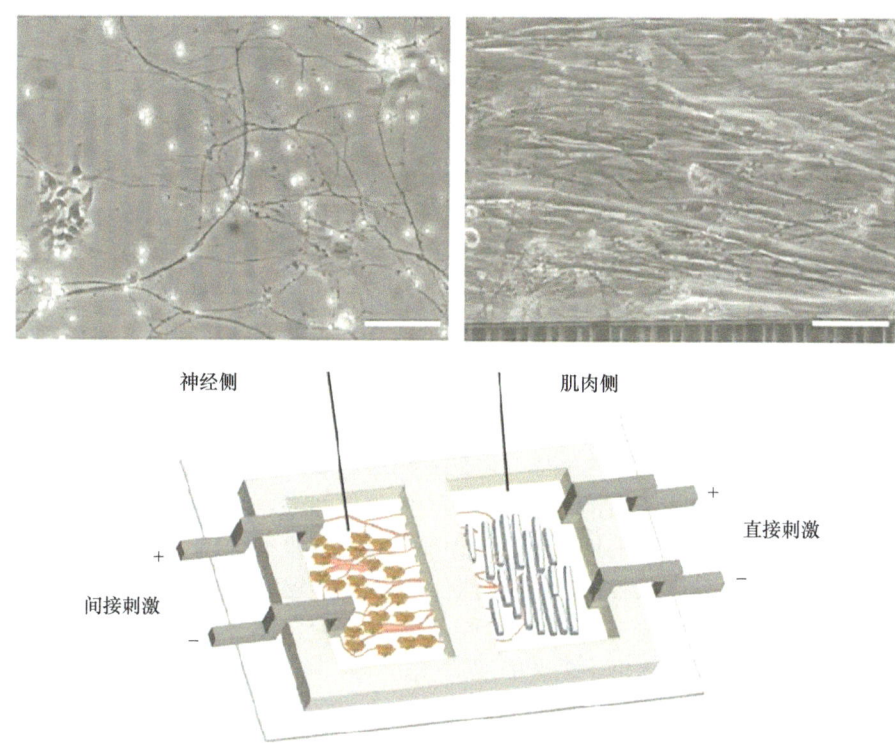

图 12-3 神经肌肉接头芯片设计示意图（Smith et al., 2021）

12.3.5 药物评估

鉴于药物测试往往需要较长时间来触发并观察其生理效应，开发一种能够实时监测肌肉收缩力的系统显得尤为重要。Zhang 等（2018）设计出一套系统，能够在体内环境中直接测量肌肉的收缩力量，通过引入西立伐他汀、甲羟戊酸及辅酶 Q10 等化合物，揭示了这些物质对肌肉束力学特性的即时与长期影响。该研究发现，西立伐他汀迅速触发了肌病症状，而甲羟戊酸则能有效逆转这一病变过程，辅酶 Q10 未展现出显著的逆转效果。

为进一步提升药物筛选的效率和精确度，更小型的骨骼肌芯片平台应运而生。这些平台不仅便于操作，还能够在高通量模式下研究肌肉生物学特性，加速了新药开发的步伐。Gilbert-Honick 等（2018）构建了人类骨骼肌微组织阵列芯片，并实现了在 96 孔板中的高通量培养与药物测试。该系统不仅精确评估了在不同药物（如地塞米松、IGF-1）作用下的肌肉结构变化与收缩力表现，还揭示了伊立替康对肌束收缩力及肌管萎缩的剂量依赖性影响。这一系统通过实现半自动化的组织形成与培养流程，为药物筛选领域开辟了一个高效、精准的新平台，预示着未来药物研发将更加精准、快速且个性化。

12.4 小　　结

本章介绍了运动器官芯片在运动系统中的研究进展与应用。骨芯片技术通过模拟骨组织的复杂微环境，重建了骨骼的 3D 结构和功能。当前的研究涵盖了血管化骨组织芯片、癌症骨转移芯片和用于药物评价的骨芯片，这些模型不仅有助于深入理解骨组织的生物学特性，还在疾病研究和药物开发中展现了巨大潜力。例如，通过血管化骨组织芯片，我们能够模拟骨组织的血管化状态，研究骨细胞与内皮细胞的相互作用；癌症骨转移芯片则为肿瘤骨转移的机制研究提供了新的平台；而用于药物测试的骨芯片技术，正在从概念验证向实际应用转化，推动药物研发的进步。在骨骼肌芯片领域，研究者们通过 3D 打印、静电纺丝等先进技术，重建了骨骼肌的三维结构，并模拟其力学收缩特性。骨骼肌芯片不仅在基础生物学研究中提供了新的工具，还在药物筛选和疾病模型的建立中展现了广泛应用。例如，通过对骨骼肌芯片进行实时监测，我们能够评估药物对骨骼肌功能的影响，从而为新药的开发提供了更为可靠的实验平台。同时，微型化的骨骼肌系统也为高通量药物筛选提供了创新的解决方案。

运动系统（如骨骼、肌肉、关节）的功能高度依赖力学刺激与多组织协同作用，而现有器官芯片模型难以复现复杂的机械应力环境和组织间动态互作。未来可通过生物材料工程（如柔性水凝胶、仿生支架）与器官芯片技术结合，构建具有力学响应能力的"动态器官芯片"，例如，利用压电材料模拟骨骼的应力传递，或通过微泵系统调控肌肉收缩的频率与强度。此外，开发"骨-肌-神经"多组织互联芯片，模拟运动系统的整体功能，有望在退行性疾病治疗、运动损伤修复及个性化康复方案中发挥关键作用，最终推动从"实验室模型"向"临床工具"的跨越式转型。

参 考 文 献

王达庆, 陶婷婷, 张旭, 等. 2024. 骨骼肌芯片及其在生物医学领域的研究进展. 合成生物学, 5(4): 867-882.

Ebrahimi M, Lad H, Fusto A, et al. 2021. *De novo* revertant fiber formation and therapy testing in a 3D culture model of Duchenne muscular dystrophy skeletal muscle. Acta Biomater, 132: 227-244.

Gilbert-Honick J, Iyer S R, Somers S M, et al. 2018. Engineering functional and histological regeneration of vascularized skeletal muscle. Biomaterials, 164: 70-79.

Kang D H, Louis F, Liu H, et al. 2021. Engineered whole cut meat-like tissue by the assembly of cell fibers using tendon-gel integrated bioprinting. Nature Communications, 12(1): 5059.

Kim S, Ayan B, Shayan M, et al. 2024. Skeletal muscle-on-a-chip in microgravity as a platform for regeneration modeling and drug screening. Stem Cell Reports, 19(8): 1061-1073.

Mills R J, Parker B L, Monnot P, et al. 2019. Development of a human skeletal micro muscle platform with pacing capabilities. Biomaterials, 198: 217-227.

Mondadori C, Palombella S, Salehi S, et al. 2021. Recapitulating monocyte extravasation to the synovium in an organotypic microfluidic model of the articular joint. Biofabrication, 13(4).

Mondrinos M J, Alisafaei F, Yi A Y, et al. 2021. Surface-directed engineering of tissue anisotropy in microphysiological models of musculoskeletal tissue. Sci Adv, 7(11): eabe9446.

Osaki T, Uzel S G M & Kamm R D. 2018. Microphysiological 3D model of amyotrophic lateral sclerosis (ALS) from human iPS-derived muscle cells and optogenetic motor neurons. Sci Adv, 4(10): eaat5847.

Serena E, Zatti S, Zoso A, et al. 2016. Skeletal muscle differentiation on a chip shows human donor mesoangioblasts' efficiency in restoring dystrophin in a duchenne muscular dystrophy model. Stem Cells Transl Med, 5(12): 1676-1683.

Zhang X, Hong S, Yen R, et al. 2018. A system to monitor statin-induced myopathy in individual engineered skeletal muscle myobundles. Lab on a Chip, 18(18): 2787-2796.

Zhao M Q, Liu H T, Zhang X, et al. 2023. Advances in skeletal muscle engineering in biomedical research. Advanced Materials Technologies, 8(22): 17.

第13章 器官芯片与免疫系统研究

13.1 免疫系统概述

人体免疫系统是一个复杂且精密的防御网络，主要由免疫器官、免疫细胞和免疫分子组成。免疫器官包括骨髓、胸腺、脾脏和淋巴结，它们在免疫细胞的生成、成熟和激活中扮演重要角色（图13-1）。免疫细胞主要包括T细胞、B细胞、巨噬细胞、自然杀伤细胞和树突状细胞（DC）等，它们通过识别和消灭入侵的病原体（如细菌、病毒和真菌）来保护身体。免疫分子（如抗体和细胞因子）则参与识别病原体、促进免疫细胞的活动和调节免疫反应。

免疫系统具有三大核心功能。①免疫防御：负责抵御外界病原体的侵袭。当病原体侵入人体时，免疫系统会迅速启动防御机制，通过一系列复杂的反应来消灭这些入侵者，从而保护身体免受感染。然而，如果免疫防御过度，可能会导致过敏反应；如果免疫防御功能低下或存在缺陷，则可能引发免疫缺陷病。②免疫自稳：维持内部环境的稳定。通过免疫自稳，机体能够及时清除损伤或衰老的细胞，确保细胞的动态平衡，从而维持机体的健康状态。③免疫监视：随时发现并清除体内的异常细胞，防止肿瘤的发生。此外，皮肤作为机体与外界直接接触的最大器官，不仅在物理上构成了防御外部病原体的第一道屏障，还在免疫调控中发挥着不可替代的作用。皮肤中分布着丰富的免疫细胞，如朗格汉斯细胞、树突状细胞和T细胞等，它们在固有免疫和适应性免疫中均具有重要功能，这里也将它们归于免疫系统。免疫系统缺陷会导致一系列健康问题，主要包括感染性疾病、自身免疫性疾病、肿瘤、过敏性疾病等。

免疫系统的高度复杂性使得传统研究模型在模拟其动态微环境时面临诸多挑战，动物（如小鼠）的免疫系统与人类在基因表达、细胞亚群分布（如T细胞亚型）、免疫应答机制等方面存在显著差异，导致药物或疫苗的动物实验结果难以直接转化到临床。同时，免疫系统的功能依赖于器官间相互作用（如肠-肝-骨髓的免疫细胞迁移）、机械力及局部生化梯度（如淋巴结中的趋化因子浓度梯度），传统动物模型难以精准控制这些多维参数，导致机制研究受限。器官芯片的出现为模拟免疫系统微环境提供了一个新的可能性。器官芯片可集成机械力控制系统，模拟如肺的周期性牵张（呼吸）、血管的剪切力（血流）或肠道的蠕动等功能，精确调控生化梯度、机械应力及细胞间相互作用，实现实时在线和多参数监测，用于研究免疫系统的功能和相互作用，具有显著的优势。

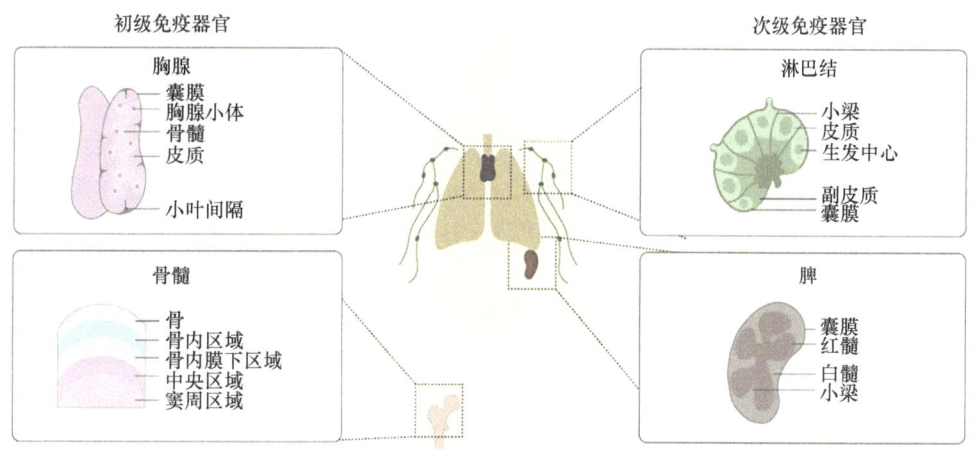

图 13-1　免疫系统的主要器官示意图（Janssen et al.，2025）

13.2　免疫系统器官芯片模型

在免疫系统研究中，常用的器官芯片模型包括骨髓芯片、淋巴结芯片和皮肤芯片等。这些模型通过模拟不同免疫器官的微环境，有助于深入理解免疫系统的运作机制和疾病发生发展过程。例如，骨髓芯片可以模拟骨髓中的造血微环境，研究造血干细胞的分化和免疫细胞的生成；淋巴结芯片则可以模拟淋巴结中的淋巴微环境，研究淋巴细胞的迁移、分化和相互作用；皮肤芯片则可以模拟皮肤中的免疫微环境，研究皮肤免疫系统的功能和相互作用。此外，器官芯片技术还具有高通量、可实时监测和实验操作方便快捷等优点，使得免疫系统研究更加高效和准确。下文将围绕器官芯片在免疫系统中的研究，详细介绍骨髓芯片、淋巴结芯片和皮肤芯片的构建方法及其在免疫系统研究中的主要应用。

13.2.1　骨髓芯片

骨髓是复杂的器官，对于造血、免疫稳态以及癌症转移至关重要。骨髓造血微环境，即骨髓造血生态位是一个由多种细胞类型、分泌因子和 ECM 组成的生存内环境，根据其结构和生物学特性可分为骨内膜生态位及血管周围生态位，可以调节造血干细胞（hemopoietic stem cell，HSC）的自我更新与分化成造血祖细胞（hemopoietic progenitor cell，HPC）之间的平衡。

骨髓芯片的构建流程一般为：在芯片上构建含有胶原蛋白、纤维蛋白等仿生材料的三维基质；接种人源 HSC 及基质细胞（如间充质干细胞、成骨细胞等），利用可调控的细胞因子培养以支持 HSC 的增殖及多向分化；将内皮细胞引入相邻的微流控通道构建"类血管"结构，以实现营养及代谢产物的交换（图 13-2）。骨髓芯片不仅为研究造血干细胞分化、免疫细胞生成及其与骨髓基质细胞的互作提供了一个精确可控的体外研究平台，同时也可广泛应用于药物筛选、疾病研究和骨髓毒性评价。

　　Wuchter 等（2016）建立了一个基于定制芯片的 3D KIT Chip 共培养系统，作为人造血干细胞生态位的体外模型系统，将人骨髓间充质干细胞和人造血祖细胞接种在芯片的微腔中，结果证明了微腔阵列内创建的 3D 微环境比传统共培养系统能够更有效地保留 HPC 的重要干细胞功能。Sieber 等（2018）基于羟基磷灰石涂层氧化锆支架，提出了一种新的三维共培养模型，该支架由人间充质基质细胞和脐血来源的造血干细胞/祖细胞（hematopoietic stem/progenitor cell，HSPC）组成，能够在多器官芯片内培养处于原始状态的 HSPC 达 28 天，并能形成粒细胞、红细胞、巨噬细胞、巨核细胞集落。Aleman 等（2019）开发出具有集成再循环灌注系统的人骨髓芯片，该系统整合了各种重要参数，如 3D 结构、细胞-细胞/细胞-基质相互作用和循环，更好地模拟了体内环境。Nelson 等（2021）开发了一种多生态位微血管化的人骨髓芯片（hBM-on-a-chip），该芯片采用 96 孔板格式，集成了内皮、中央髓腔和周血管等多个骨髓生态位，研究者在芯片底部诱导人间充质基质细胞（MSC）的成骨分化，形成了具有矿化特征的"骨样内膜层"；随后，在上方的纤维蛋白-胶原水凝胶网络中共同培养 HUVEC 和 MSC，构建了互联的三维微血管网络。该模型成功再现了人骨髓的组成和微生理特性，为探索骨髓相关疾病的致病机制提供了重要工具。

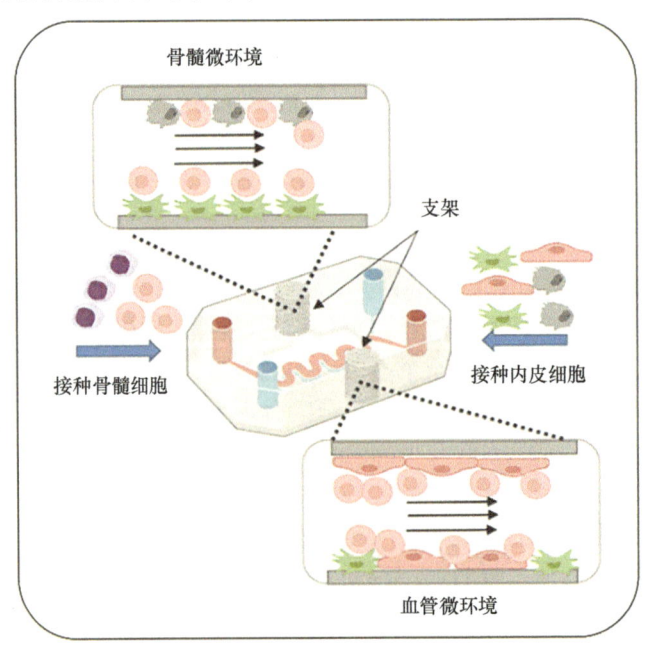

图 13-2　骨髓芯片示意图（de Janon et al.，2023）

13.2.2 淋巴结芯片

淋巴结是重要的外周免疫器官，人体内约有 500 个淋巴结，广泛分布于全身各处，在颈部、腋窝、腹部和腹股沟等部位形成淋巴丛。淋巴结包含淋巴细胞、巨噬细胞和树突状细胞等主要的免疫细胞。淋巴结与血管和淋巴管相连，为抗原和淋巴细胞接触提供了重要的微环境，通过滤过淋巴液，清除其中的细菌、病毒和毒素等抗原物质，其细菌清除率高达到 99.5%。同时，淋巴结是免疫应答的重要场所，通过抗原提呈细胞，如巨噬细胞和树突状细胞，捕获并加工抗原，激活 T 淋巴细胞和 B 淋巴细胞，发挥细胞免疫与体液免疫作用（李继承和曾园山，2018）。鉴于淋巴结在免疫系统中的核心地位及其与多种疾病的密切联系，亟需人体生理相关的淋巴结模型，这些模型需要模拟健康和疾病状态下淋巴组织的结构及功能，克服动物模型的局限性，提供便捷且可控的技术平台。

器官芯片技术在淋巴结仿生研究中逐渐受到关注（图 13-3）。淋巴结芯片通常包含 B 淋巴细胞、T 淋巴细胞、树突状细胞和巨噬细胞。芯片的空间结构设计通常包括多个分隔区域，每个区域模拟淋巴结的不同功能区，如初级滤泡区、生发中心、副皮层区和边缘窦等。芯片通常使用基于胶原蛋白的水凝胶作为三维细胞培养基质，以提供类似于天然淋巴结的力学和生物化学环境，支持细胞的生长和功能。在芯片上，结合活体淋巴组织和细胞，通过连续供给氧气和营养物质，维持细胞活力，实现长时间的细胞培养，能够在动态流体环境下更准确地模拟淋巴结的生理条件和免疫功能（Shanti et al.，2021），借助流体驱动系统可以模拟淋巴液在淋巴结内的流动，对于再现免疫细胞的迁移和相互作用至关重要。通过实时监测细胞行为和细胞因子分泌，可以深入探究免疫细胞在不同刺激下的功能变化和调控机制。

Moura 等（2016）利用淋巴结芯片研究了 T 细胞和 DC 细胞的相互作用，分析

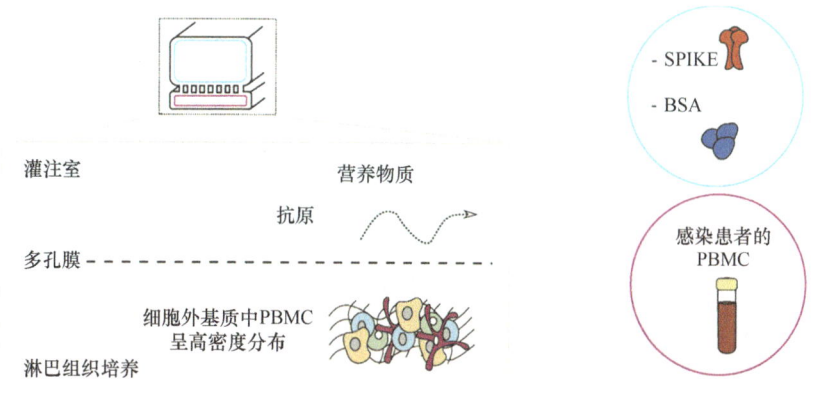

图 13-3　淋巴结芯片构建示意图（Jeger-Madiot et al.，2024）

了不同类型 T 细胞在流体环境中的迁移及其与 DC 的结合特性。研究结果表明，淋巴结芯片能够精准再现淋巴结微环境下的细胞动力学，为免疫调控机制及免疫治疗研究提供了重要手段。随着生物材料和干细胞技术的不断进步，淋巴结芯片在重现体内复杂免疫应答与病理过程中的应用前景将更加广阔。

13.2.3 皮肤芯片

皮肤分为三个主要层次：表皮、真皮和皮下组织。表皮是最外层，主要由角质细胞构成，形成坚韧的保护屏障，防止病原体侵入和水分流失。真皮位于表皮下方，包含丰富的结缔组织、血管、神经末梢，以及毛囊和汗腺等附属结构，这些结构负责皮肤的弹性、温度调节和感觉功能。皮下组织在最深层，主要由脂肪和结缔组织组成，为身体提供缓冲和绝缘功能。总体而言，皮肤通过屏障作用保护内部器官，调节体温，感知外界环境，同时参与合成维生素 D 和排泄废物等重要生理过程。

皮肤芯片常被用于模拟表皮-真皮结构及其屏障功能，由于皮肤也承载着免疫监测与免疫应答的职责，其在免疫调控和病理状态研究中具有重要价值。该芯片通常采用气液界面或多层微流控培养技术来模拟皮肤的生理状态。构建皮肤芯片的重点在于模拟表皮和真皮的立体层次以及皮肤的屏障特性，往往在芯片的上层通道中培养角质形成细胞，并以空气-液体界面方式促进其完全分化与角质化；在芯片下层通道中培养真皮成纤维细胞或内皮细胞，模拟真皮血管网络，以实现营养供应（Risueño et al., 2021）。在此过程中，一些研究还会加入免疫细胞，如朗格汉斯细胞或树突状细胞，用以考察皮肤在炎症与免疫应答过程中的动态反应（Koning et al., 2022；Ramadan and Ting, 2016）。同时，3D 打印技术也逐步应用于皮肤芯片的构建中。利用生物 3D 打印技术，能够精确控制不同细胞和基质材料的空间分布，实现多材料共打印，构建出更符合天然皮肤复杂几何结构的多层次组织模型。这种方法不仅提高了皮肤芯片的结构精度，也有助于模拟皮肤中不同层次之间的细胞-细胞及细胞-基质交互作用（Kim et al., 2019）。Salameh 等（2021）构建了完全血管化的可灌注皮肤芯片，具有可灌注大血管，以及由真皮层血管生成的毛细血管网络，可灌注血管更接近原生血管丛，为局部和全身评估提供了更可靠的模型。

13.3 主要应用示例

13.3.1 多发性骨髓瘤

骨髓是人体血液生成的核心器官，同时也是多种相关疾病（如白血病、多发性骨髓瘤和骨髓衰竭综合征）发生和发展的重要场所。然而，由于其微环境的复杂性，研究其在健康及疾病状态下的功能调控仍然面临诸多挑战。传统的体外培养体系和动物模型难以精准模拟人类骨髓微环境，限制了对疾病发生机制的研究以及新型治疗策略的开发。通过在骨髓芯片中引入特定的病理因素，可模拟骨髓纤维化、白血病等疾病的发生发展过程，研究其病理机制，并筛选潜在的治疗药物。

多发性骨髓瘤（multiple myeloma，MM）是一种影响浆细胞的恶性增殖性疾病，也被称为骨髓瘤或浆细胞骨髓瘤。而骨髓器官芯片，为多发性骨髓瘤等血液疾病的研究提供了新的视角和方法。Ghoshal 等（2025）利用骨髓芯片研究多发性骨髓瘤微环境与嵌合抗原受体 T 细胞（CAR-T）免疫疗法之间的相互关联。该骨髓芯片能够维持 MM 细胞的长期存活，并有效模拟其在骨髓微环境中的动态变化。实验表明，CAR-T 细胞在该系统中的存活率、分化状态及对 MM 细胞的细胞毒性作用受到骨髓微环境的显著调节，并且骨性内膜区在 MM 细胞存活及免疫逃逸过程中发挥关键作用，提示 MM 可能通过微环境信号降低 CAR-T 细胞的杀伤效应。本研究的成果不仅有助于解析 MM 微环境在疾病进展中的作用，还为优化 CAR-T 疗法提供了新思路。

13.3.2 疫苗评估

在疫苗研发过程中，评估候选疫苗的免疫原性和有效性至关重要。淋巴结芯片可用于模拟疫苗引发的免疫反应，评估抗原呈递效率、淋巴细胞活化程度及细胞因子分泌情况，从而为疫苗的筛选和优化提供可靠的体外模型。Goyal 等（2022）构建了一种器官芯片，用于研究异位淋巴滤泡的形成及其对季节性流感疫苗的反应。该研究发现芯片中培养的 PBMC 来源的 B 细胞和 T 细胞可以在细胞外基质凝胶中自组装成异位淋巴滤泡，这些滤泡类似于生发中心，包含表达活化诱导胞嘧啶脱氨酶的 B 细胞，并在激活后表现出浆细胞分化。为了评估其在疫苗测试中的实用性，研究人员将树突状细胞整合到滤泡芯片中。结果表明，人滤泡芯片在季节性流感疫苗刺激后，能够产生抗体，并且 T 细胞功能相关的细胞因子上调，在加入佐剂后免疫反应随之增强。这一模型为疫苗和免疫疗法的临床前评估提供了一个有价值的工具。

13.3.3 糖尿病皮肤病变

糖尿病皮肤病变是糖尿病的一种并发症，其发病原因复杂，可能涉及微血管病变、神经损害、代谢障碍多方面因素。这种病变对皮肤健康产生负面影响，可能导致一系列皮肤问题。

而皮肤器官芯片作为一种新型的体外皮肤生理和病理模型，为糖尿病皮肤病变的研究提供了新的可能。皮肤器官芯片使用体外微流控芯片技术生成，能够模拟皮肤的生化和生理结构，具有屏障、缓冲、分泌等功能，可以构建表皮、真皮甚至血管等多层结构，精准模拟皮肤的屏障功能及生理机制。在糖尿病皮肤病变的研究中，皮肤器官芯片可以用于模拟高血糖环境对皮肤的影响，以及评估不同治疗策略的效果。

Kim 等（2021）利用 3D 细胞打印技术，构建了一种可模拟 2 型糖尿病特征的人体皮肤等效模型。研究者通过再现表皮-真皮间的细胞信号互作，使正常角质形成细胞在与糖尿病真皮细胞共培养后表现出糖尿病皮肤的病理特征。在该模型中，研究者观察到了糖尿病皮肤愈合过程中典型的慢性表皮再生障碍。此外，为了进一步增强模型的生理相关性，他们利用 3D 细胞打印技术构建了一个具备血管化特征的糖尿病皮下组织，并成功模拟了胰岛素抵抗、脂肪细胞肥大、炎症反应和血管功能障碍等糖尿病皮肤的关键病理特征。研究还验证了该模型在药物筛选中的可行性，为未来糖尿病皮肤病变的研究和药物开发提供了重要工具。随着技术的不断进步和应用的不断深入，相信皮肤器官芯片将在糖尿病皮肤病变的研究和治疗中发挥越来越重要的作用。

13.3.4　化合物测试

近年来，随着动物实验伦理问题日益受到关注，多个国家和地区（如欧盟、印度和韩国）已陆续立法禁止使用动物进行化妆品测试。这一趋势促使科学界寻求更符合人体生理特性的替代实验方法。Kim 等（2020）开发了一种无泵皮肤芯片模型，以测试天然化妆品成分姜黄叶提取物的护肤功效。该模型由人源成纤维细胞和角质形成细胞构建的皮肤等效物组成，能够模拟真皮和表皮层的交互作用，实验结果表明，姜黄叶提取物能够增强皮肤屏障功能，提升表皮层的完整性，并表现出明显的抗衰老效果。该研究不仅证明了无泵皮肤芯片的可行性，也为天然化妆品成分的开发提供了科学依据。此外，Kim 等（2021）利用无泵皮肤芯片评估 α-硫辛酸对皮肤等效物的影响。研究发现，α-硫辛酸能够促进皮肤组织和表皮结构的形成，提高成纤维细胞的活性，并增强关键表皮蛋白的表达，进一步验证了无泵皮肤芯片作为体外测试工具的应用潜力。

13.3.5　药物评估

在药物评估中，皮肤芯片不仅为研究皮肤炎症病理提供了体外实验平台，同时也为药物的安全性和疗效评估提供了便捷且高效的筛选系统。Wufuer 等（2016）

开发了一个皮肤芯片模型，用于模拟炎症、水肿以及药物治疗效果。该模型在微流控芯片内构建了由角质形成细胞、成纤维细胞及内皮细胞共同构成的多层皮肤组织，各层之间通过多孔膜实现相互作用。通过灌注 TNF-α 诱导炎症反应，模型中观察到了促炎细胞因子表达的显著上调，以及内皮细胞紧密连接受损等炎症和水肿相关表型。

骨髓芯片在药物筛选与毒性评估中具有应用潜力。Ingber 研究团队开发了一种先在体内构建，再在微流控装置中灌流的工程化骨髓芯片（eBM）（Torisawa et al., 2014）。该芯片用 PDMS 制作了一个一端开口的圆柱形腔体，并用骨诱导材料、脱矿质骨粉和 I 型胶原的混合凝胶溶液充填空腔，在植入小鼠皮下 8 周后，所形成的工程骨髓为一个包含骨髓的皮质骨和松质骨圆柱，其造血细胞组成与天然骨髓相似。在药物评估方面，该研究评估了 eBM 对辐射损伤及放射防护剂的反应，能够更准确地模拟体内造血抑制现象，并能用于评估放射防护剂的保护效果。Chou 等（2020）开发了一种更为精确的血管化骨髓芯片系统，采用双通道微流控芯片，上通道填充人 $CD34^+$HSC/HSPC 与 BMSC 的三维共培养体系，而下通道培养 HUVEC，并通过培养液的动态灌流来模拟骨髓血管的功能。该系统能够在体外支持多种血细胞谱系的分化，成功重现了化疗药物（如 5-FU）和辐射对骨髓的毒性反应，并表现出与临床观察一致的剂量-毒性关系。

淋巴结芯片能够模拟病理性淋巴结微环境，可以筛选潜在的治疗药物。German 等（2023）开发了一种模块化淋巴结芯片，可模拟肿瘤淋巴结转移过程。该平台能长期维持转移瘤细胞的生长，并支持 T 细胞与肿瘤细胞的动态相互作用（如免疫浸润与杀伤）。进一步地，该芯片被用于评估纳米药物在转移灶中的渗透效率，为靶向递送系统和免疫联合疗法的开发提供了高通量研究模型。Shanti 等（2020）构建了一个多区室 3D 细胞培养微流控平台，以模拟淋巴结微环境，并用于评估免疫细胞与药物的相互作用。Hallfors 等（2021）开发了一种多隔间淋巴结芯片，用于研究硫酸羟氯喹对 B 细胞和 T 细胞运动性的影响，结果表明，多隔间淋巴结芯片在药物筛选和开发中发挥了重要作用。

13.4 小　　结

器官芯片通过整合人源细胞、动态微环境控制及多器官互作，在免疫系统研究中起到了重要作用，为免疫机制解析、疫苗评价、药物评估等提供了不可替代的工具。虽然器官芯片在免疫系统研究中展现出较大的潜力，但仍面临一系列挑战。目前的技术水平仍难以完全复现人体免疫系统的复杂性和动态性。免疫系统是一个高度复杂且精细调控的网络，包括多种免疫细胞、免疫分子以及它们之间的相互作用，如何在器官芯片中准确模拟这些复杂的相互作用关系，亦是当前研究的重点和难点。未来可通过多学科交叉技术模拟淋巴循环或炎症信号通路，将

T细胞、巨噬细胞等免疫细胞与靶器官共培养，并实时调控细胞因子梯度，以复现免疫应答的动态过程。此外，借助AI算法分析免疫细胞迁移轨迹、细胞间信号网络等复杂数据，优化芯片设计参数，器官芯片有望在疫苗开发、自身免疫疾病治疗及肿瘤免疫疗法中发挥核心作用，最终推动个性化医疗与药物研发在免疫系统研究中的进展。

参 考 文 献

李继承, 曾园山. 2018. 组织学与胚胎学（第9版）. 北京: 人民卫生出版社.

Aleman J, George S K, Herberg S, et al. 2019. Deconstructed microfluidic bone marrow on-a-chip to study normal and malignant hemopoietic cell-niche interactions. Small, 15(43): e1902971.

Chou D B, Frismantas V, Milton Y, et al. 2020. On-chip recapitulation of clinical bone marrow toxicities and patient-specific pathophysiology. Nature Biomedical Engineering, 4(4): 394-406.

de Janon A, Mantalaris A, Panoskaltsis N. 2023. Three-dimensional human bone marrow organoids for the study and application of normal and abnormal hematoimmunopoiesis. J Immunol, 210(7):895-904.

Ghoshal D, Petersen I, Ringquist R, et al. 2025. Multi-niche human bone marrow on-a-chip for studying the interactions of adoptive CAR-T cell therapies with multiple myeloma. Biomaterials, 316:123016.

Goyal G, Prabhala P, Mahajan G, et al. 2022. Ectopic lymphoid follicle formation and human seasonal influenza vaccination responses recapitulated in an organ-on-a-chip. Advanced Science, 9(14): 2103241.

German S V, Abalymov A A, Kurochkin M A, et al. 2023. Plug-and-play lymph node-on-chip: secondary tumor modeling by the combination of cell spheroid, collagen sponge and T-cells. Int J Mol Sci, 24(4):3183.

Janssen R, Benito-Zarza L, Cleijpool P, et al. 2025. Biofabrication directions in recapitulating the immune system-on-a-chip. Adv Healthc Mater, 14(5):e2304569 .

Jeger-Madiot R, Planas D, Staropoli I, et al. 2024. Modeling memory B cell responses in a lymphoid organ-chip to evaluate mRNA vaccine boosting. J Exp Med, 221(10): e20240289.

Koning J J, Rodrigues Neves C T, Schimek K, et al. 2022. A multi-organ-on-chip approach to investigate how oral exposure to metals can cause systemic toxicity leading to langerhans cell activation in skin. Front Toxicol, 3:824825.

Kim B S, Gao G, Kim J Y, et al. 2019. 3D cell printing of perfusable vascularized human skin equivalent composed of epidermis, dermis, and hypodermis for better structural recapitulation of native skin. Adv Healthc Mater. DOI:10.1002/adhm.201801019.

Kim B S, Ahn M, Cho W W, et al. 2021. Engineering of diseased human skin equivalent using 3D cell printing for representing pathophysiological hallmarks of type 2 diabetes *in vitro*. Biomaterials, 272: 120776.

Kim K, Jeon H M, Choi K C, et al. 2020. Testing the effectiveness of *Curcuma longa* leaf extract on a skin equivalent using a pumpless skin-on-a-chip model. International Journal of Molecular Sciences, 21(11): 3898.

Kim K, Kim J, Kim H, et al. 2021. Effect of α-lipoic acid on the development of human skin equivalents using a pumpless skin-on-a-chip model. International Journal of Molecular Sciences, 22(4): 2160.

Moura R P, Gopalakrishnan N, Ibrahim H, et al. 2016. The intercell dynamics of T cells and dendritic cells in a lymph node-on-a-chip flow device. Lab Chip, 16(19):3728-3740.

Nelson M R, Ghoshal D, Mejías J C, et al. 2021. A multi-niche microvascularized human bone marrow (hBM) on-a-chip elucidates key roles of the endosteal niche in hBM physiology. Biomaterials, 270: 120683.

Risueño I, Valencia L, Jorcano J L, et al. 2021. Skin-on-a-chip models: general overview and future perspectives. APL Bioeng, 5(3):030901.

Ramadan Q, Ting F C. 2016. *In vitro* micro-physiological immune-competent model of the human skin. Lab Chip, 16(10): 1899-1908.

Salameh S, Tissot N, Cache K, et al. 2021. A perfusable vascularized full-thickness skin model for potential topical and systemic applications. Biofabrication, 13(3): 035042.

Shanti A, Hallfors N, Petroianu G A, et al. 2021. Lymph nodes-on-chip: promising immune platforms for pharmacological and toxicological applications. Frontiers in Pharmacology, 12: 711307.

Shanti A, Samara B, Abdullah A, et al. 2020. Multi-compartment 3D-cultured organ-on-a-chip: Towards a biomimetic lymph node for drug development. Pharmaceutics, 12(5):464.

Sieber S, Wirth L, Cavak N, et al. 2018. Bone marrow-on-a-chip: Long-term culture of human haematopoietic stem cells in a three-dimensional microfluidic environment. Journal of Tissue Engineering and Regenerative Medicine, 12(2): 479-489.

Torisawa Y S, Spina C S, Mammoto T, et al. 2014. Bone marrow-on-a-chip replicates hematopoietic niche physiology *in vitro*. Nature Methods, 11(6): 663-669.

Wufuer M, Lee G, Hur W, et al. 2016. Skin-on-a-chip model simulating inflammation, edema and drug-based treatment. Sci Res, 6:37471.

Wuchter P, Saffrich R, Giselbrecht S, et al. 2016. Microcavity arrays as an *in vitro* model system of the bone marrow niche for hematopoietic stem cells. Cell and Tissue Research, 364(3): 573-584.

第 14 章 器官芯片在肿瘤研究中的应用

14.1 肿瘤微环境概述

恶性肿瘤的发病率呈显著上升趋势，已成为全球范围内的主要死亡原因之一。恶性肿瘤是一种细胞异常增生和失控的疾病，能够侵袭周围组织并通过血液或淋巴系统扩散到身体其他部位，具有较高的致死率和复发风险。肿瘤微环境（tumor microenvironment，TME）是肿瘤生存的"土壤"，是肿瘤细胞与周围基质、免疫细胞、血管系统等共同构成的动态生态系统（图14-1）。TME 不仅为肿瘤细胞的生长和转移提供了物理支撑，还通过复杂的细胞间相互作用，调控肿瘤的发生、发展、转移及耐药等多种生物学过程（Yuan et al., 2024），影响疾病进程和疗效。

随着对肿瘤微环境的理解逐渐深入，越来越多的研究开始关注如何更好地模拟肿瘤微环境及其动态变化，以探索肿瘤的生物学机制并开发新型治疗策略。然而，想要精准复现肿瘤微环境的复杂性仍然面临诸多挑战。目前，体外肿瘤模型，如二维细胞培养和三维细胞培养（肿瘤球和类器官）模型，虽然在操作简便性、实验通量和成本上有所改进，但通常难以精确模拟体内肿瘤微环境的复杂结构和动态相互作用，尤其是在模拟肿瘤微环境中的流体应力、化学物质梯度及免疫细胞浸润等方面存在明显不足。动物模型提供了更接近生理状态的系统，在肿瘤研究中占有重要地位，例如，患者来源的肿瘤异种移植模型（PDX）能够在一定程度上反映肿瘤的异质性和微环境复杂性，然而其高昂的成本、较长的建模周期、物种差异及伦理问题，限制了其大规模应用。这些模型的局限性导致研究结果往往与临床应用脱节，特别是为药物研发和个性化治疗等带来了巨大的时间及经济成本。利用微流控技术和器官芯片可构建高度仿生的器官微环境，能精准模拟肿瘤组织与周围器官间的代谢交换、机械力（如血流剪切力）和生化信号（如细胞因子梯度），同时可通过多器官联动能力和动态监测等技术，为揭示肿瘤发生发展机制、药物筛选及个性化治疗提供了新工具。

14.2 肿瘤芯片模型构建

肿瘤芯片（tumor-on-a-chip）是一种基于微流控技术、芯片和生物工程构建的体外仿生模型，能够模拟肿瘤组织及其微环境的动态特征。肿瘤芯片模型的构建是一个多维度、多因素协同整合的复杂过程。从构建包含肿瘤细胞、基质细胞、免疫细胞及血管内皮细胞等多细胞共培养体系，到工程化构建仿生肿瘤血管网络，

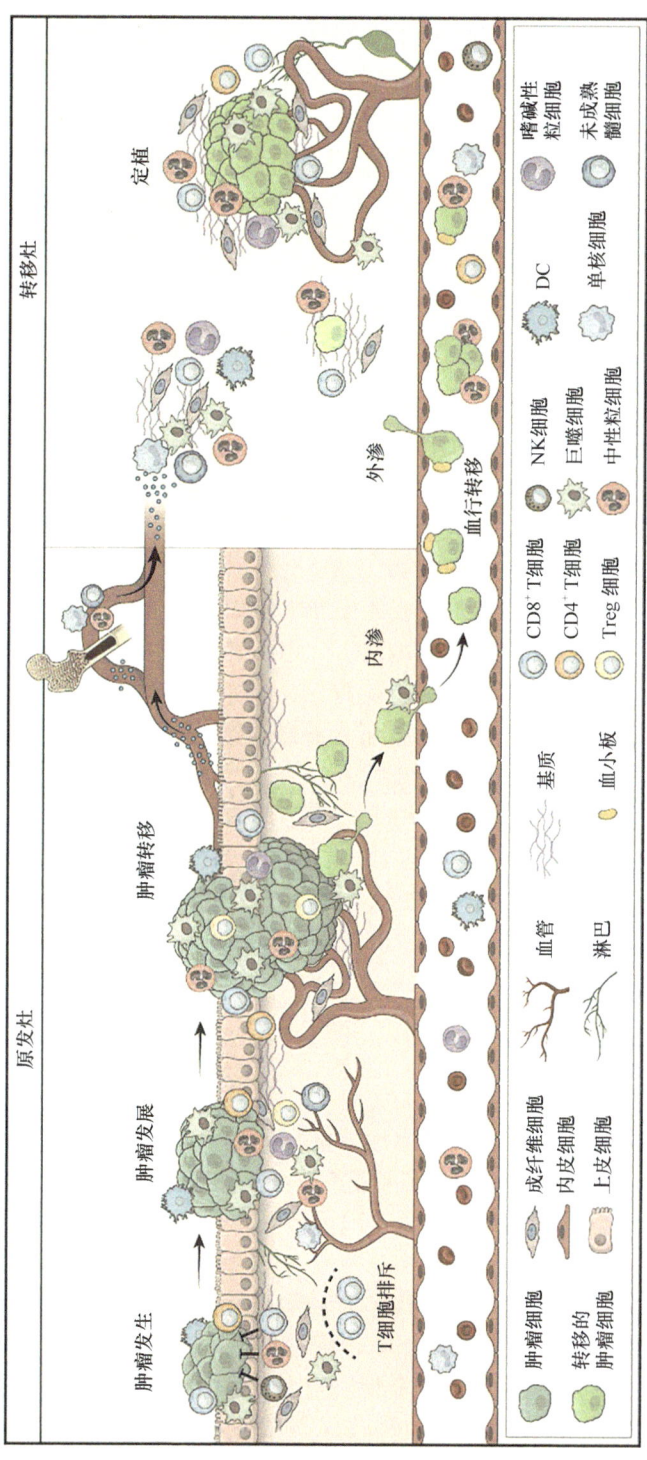

图 14-1 肿瘤微环境及肿瘤转移示意图（de Visser et al., 2023）

再到精准调控氧气浓度、流体剪切力及基质刚度等力学微环境参数，研究人员正不断精进肿瘤芯片的设计与构建策略，在微流控芯片这一微型平台上，最大限度地模拟体内肿瘤微环境的复杂性与动态性。同时，肿瘤芯片技术与高通量筛选策略的有机结合，使其在新药研发和个性化治疗领域展现出较大的应用潜力。

14.2.1 多细胞共培养

肿瘤组织成分复杂，因而肿瘤芯片通常需要同时容纳肿瘤细胞、免疫细胞、成纤维细胞及内皮细胞等多种细胞类型，通过观察细胞间的相互作用，以研究肿瘤的发生发展、侵袭转移和治疗反应等。例如，Ingber 研究团队构建了一个肺癌芯片模型（Hassell et al.，2017），利用该芯片实现了非小细胞肺癌（NSCLC）细胞、人原代肺泡上皮细胞和人肺微血管内皮细胞的共培养，成功再现了肺癌原位生长、肿瘤休眠，以及对酪氨酸激酶抑制剂治疗的反应，为研究肿瘤微环境中的多细胞相互作用提供了有力工具。近年来，随着肿瘤免疫治疗的迅猛发展，越来越多的肿瘤芯片开始集成免疫细胞，如 T 细胞、NK 细胞、巨噬细胞，或直接提取人外周血单核细胞（PBMC），以研究肿瘤-免疫系统的相互作用及免疫疗法（如免疫检查点抑制剂和细胞疗法）的效果。同时，肿瘤细胞的选择也是芯片构建的关键，以往研究常采用人源肿瘤细胞系或肿瘤球，而如今利用干细胞或者患者来源制备的肿瘤类器官可以在一定程度上反映肿瘤的异质性，提供模型的临床相关性，已被广泛用于肿瘤芯片的构建。Cui 等（2020）构建了一种胶质母细胞瘤（GBM）芯片模型，该芯片实现了患者来源的 GBM 细胞、人脑微血管内皮、肿瘤相关巨噬细胞（TAM）、$CD8^+T$ 细胞的共培养，以此研究了不同 GBM 亚型对 T 细胞动力学及肿瘤相互作用的影响，并对 PD-1 免疫治疗方案进行了优化。

14.2.2 肿瘤血管化

血管生成（angiogenesis）在肿瘤生长、侵袭和转移中起着关键作用，同时亦影响肿瘤细胞与免疫细胞、基质细胞之间的复杂相互作用。因此，在构建肿瘤芯片时，通常会引入血管网络以更真实地再现肿瘤微环境，从而为研究肿瘤血管生成、肿瘤侵袭转移、药物筛选以及免疫治疗等提供了一个更为生理相关的实验平台。目前，血管化的构建方法主要有两大类。一是基质诱导型血管化，即将内皮细胞和基质细胞（常见成纤维细胞）包埋在基质材料（如胶原蛋白、纤维蛋白或 GelMA 等）中，通过细胞因子和流体作用力促进内皮细胞自发形成微血管网络。例如，Shirure 等（2018）将内皮细胞和人肺成纤维细胞（NHLF）按照 1∶2 的比例混悬于纤维蛋白原和凝血酶混合基质中，在静水压力作用下使用 EGM 培养基培养 7 天形成微血管网络，之后加载肿瘤细胞或患者来源的肿瘤类器官，用以动态观察肿瘤生长、血管生成、细胞迁移及肿瘤细胞的血管内渗现象。二是微通道预设型血管化，即在芯片中预先加工微通道结构，利用多孔膜或基质材料使内皮细胞在通道附着或自组装形成血管内皮层。相比于前者，该方法具有更好的稳定性和重现性，可精准控制血管的流体动力学特征。Geyer 等（2023）使用高通量芯片 OrganoPlate 3-lane 构建了一个多细胞共培养模型，将 HUVEC 混悬于胶原基质中，填充到芯片上层通道，形成血管屏障，在芯片的中间和下层引入胰腺导管腺癌（PDAC）类器官和激活的胰腺星状细胞（PSC），以重构 PDAC 肿瘤的复杂微环境。研究人员通过对 FITC-dextran 渗透率和跨膜电阻（TEER）的测定，定量评估了血管屏障的完整性，并进一步探讨了肿瘤间质对免疫细胞募集和分布的调控作用，从而揭示了肿瘤微环境中血管化与免疫细胞排斥之间的内在联系。

14.2.3　力学微环境

肿瘤芯片模型的一个显著优势是可以精确控制肿瘤生长环境的物理和化学参数，如氧气浓度、pH、化学梯度、流体应力和基质刚度等（Bouquerel et al., 2023）。例如，缺氧是大多数实体瘤的常见特征，而缺氧环境不仅会导致肿瘤细胞代谢重编程，促进其侵袭、耐药等恶性表型，还会影响免疫细胞的功能。Ando 等（2019）设计了一种氧气梯度肿瘤芯片，将人卵巢癌细胞（SKOV3）混悬于 GelMA 水凝胶中，利用氧气屏障及细胞代谢形成氧气梯度，并在周围整合流体通道以递送 CAR-T 细胞，用以评估低氧环境对 CAR-T 细胞在实体瘤中的细胞毒性和浸润情况的影响；流体剪切应力是另一项重要的物理参数，肿瘤内部及其周围血管中的细胞会受到不同程度的流体剪切力作用，这种机械刺激可以调控细胞周期、细胞骨架结构和干性表型等。Dash 等（2022）开发了一种可精确调控流体剪切力梯度的肿瘤微流控芯片。研究表明在中低水平的力学刺激下，宫颈癌细胞（HeLa）的干性标志物表达显著上调，进而增强其耐药性和转移能力。该研究有助于理解癌细胞在转移和癌症复发患者中的生存及耐药机制，为开发更好的治疗模型提供了依据。此外，pH 和化学梯度也是肿瘤微环境中不可忽视的参数。肿瘤细胞由于糖酵解和乳酸堆积速率较高，往往形成局部酸性环境，而细胞因子、营养物质等化学梯度则决定了细胞迁移、增殖及分化的空间分布。基质刚度可直接影响细胞与细胞外基质的相互作用，进而调控细胞形态、黏附和运动能力。总之，通过精准调控这些参数，肿瘤芯片再现了多变的物理化学微环境，为研究肿瘤发生发展机制、优化肿瘤治疗策略以及评估新型抗癌药物提供了重要的实验平台。

14.2.4 高通量芯片分析

高通量筛选在肿瘤新药研发及个性化治疗领域具有重要意义，肿瘤芯片通过多通道并行设计、单元模块扩展和自动化检测等方法，能够在较短时间内完成大规模药物筛选，提高筛选效率并降低实验成本。研究人员通过多通道并行设计在单个芯片上布置多个独立的微阵列，实现了在相同环境中同步开展多组实验研究，如测试不同药物浓度梯度、不同药物组及不同肿瘤细胞类型，从而显著提升实验的通量和数据可靠性（Prince et al., 2022）；此外，单元模块扩展是肿瘤芯片实现高通量筛选的另一种策略，通过重复扩展微型化的基本单元，不仅提高了实验通量，更确保了重复单元内实验条件的高度一致性，提升了高通量筛选结果的可靠性（Ozer et al., 2024）；与此同时，集成自动化检测系统进一步提升了肿瘤芯片的高通量筛选能力，结合荧光成像、高通量显微成像、微传感器和深度学习图像分析等技术，研究者能够实时监测细胞增殖、凋亡、迁移等关键生物学指标，进一步加快大规模药物筛选（Zhang et al., 2019）。总之，得益于微流控和检测技术的整合，肿瘤芯片技术构建了强大的高通量筛选平台，显著提升了药物筛选效率并降低成本，加速了抗肿瘤药物的发现与临床转化进程。

14.3 肿瘤芯片应用研究

14.3.1 肿瘤侵袭、转移研究

肿瘤转移是一个复杂的多步骤过程，其中肿瘤细胞从原发部位脱落，侵入周围组织，穿透血管或淋巴管，并在远端器官定植形成继发性肿瘤。肿瘤芯片技术为高仿真地模拟肿瘤转移级联反应中复杂微环境提供了前所未有的平台，能够动态重现原发肿瘤微环境、循环系统以及远端靶器官的生理相关特征。更重要的是，肿瘤芯片技术支持构建多器官互联系统，进而实现对肿瘤细胞从原发部位经由血液或淋巴系统循环迁移至远端器官，最终发生定植与生长的全过程动态模拟，这在传统的体外模型中是难以实现的，从而为深入解析肿瘤转移机制、评估靶向转移过程的治疗策略提供了高度仿真的体外实验模型。

为了更直观地模拟体内肺癌转移的复杂微环境，研究人员设计了一种多器官互联微流控芯片（Xu et al., 2016）。该多器官芯片包括一个上游"肺"和三个下游"远端器官"，此外，三个聚二甲基硅氧烷（PDMS）层和两个薄的 PDMS 微孔膜粘合在一起形成三个平行的微通道。支气管上皮细胞、肺癌细胞、微血管内皮细胞、单核细胞和成纤维细胞在上游"肺"中利用生物膜分割并实现共培养，力求重现肺部肿瘤的复杂细胞组成；而在下游"远端器官"中，则分别培养了星形胶质细胞、骨细胞和肝细胞，以模拟肺癌细胞的常见转移靶器官——脑、骨和肝

脏。在该多器官芯片系统中培养一段时间后，肺癌细胞形成"肿瘤块"，表现出上皮-间质转化的特征（E-钙黏蛋白、N-钙黏蛋白、Snail1 和 Snail2 表达改变）和侵袭能力。研究结果显示，与星形胶质细胞共培养的 A549 细胞过度表达 CXCR4 蛋白，表明癌细胞转移至脑后，星形胶质细胞受到损伤；骨细胞过度表达 RANKL 蛋白，表明癌细胞转移到骨后，骨细胞受到损害；肝细胞过度表达 AFP 蛋白，表明癌细胞转移到肝脏后，肝细胞受到损害。该研究成功展示了肿瘤芯片在模拟多器官转移、监测肿瘤细胞动态行为以及解析细胞间相互作用方面的潜力，为深入探讨肿瘤转移机制与相关治疗策略提供了可靠的体外模型。

14.3.2 肿瘤血管化

肿瘤血管化，也称为肿瘤血管新生，是肿瘤形成和发展的关键过程，涉及多种细胞类型（如血管内皮细胞、肿瘤细胞、免疫细胞和成纤维细胞等）和多个重要信号通路。这些细胞通过分泌和接受多种生长因子、细胞因子等信号分子进行相互作用，调控肿瘤血管生成过程。肿瘤血管的生成不仅为快速增殖的肿瘤细胞提供氧气、营养物质和代谢支持，更在促进肿瘤细胞的增殖、侵袭转移以及免疫逃逸等方面发挥关键作用。早期研究发现，快速生长的恶性肿瘤组织通常伴随有显著的血管化特征，而处于休眠状态的肿瘤则血管生成程度较低（Zhang et al., 2011）。此外，肿瘤异质性及肿瘤微环境的动态演变，也在肿瘤血管生成过程中发挥着至关重要的调控作用。深入探究肿瘤起始细胞、癌前病变细胞与血管免疫微环境之间的互作机制及肿瘤生态系统的演化规律，对于阐明肿瘤发生发展机制并开发更有效的抗血管生成治疗策略具有重要的理论意义和临床价值（De Palma and Hanahan，2024）。因此，肿瘤血管化在肿瘤生物学研究和抗肿瘤治疗领域均占据着至关重要的地位，通过深入研究肿瘤血管生成的分子和细胞机制，开发更加有效的抗血管生成药物和联合治疗方案，有望显著提高肿瘤治疗的效果和患者的生存质量。

在肿瘤芯片血管化研究中，流体剪切应力是一个不可忽视的关键力学因素（Jeong et al.，2021）。2014 年，研究人员在同心圆结构管状微流控体系中进行乳腺癌细胞与内皮细胞的共培养，并通过灌注培养基在内皮通道中施加不同大小的流体剪切应力（1~10 dyn/cm^2），研究结果表明，高流体剪切应力可能通过显著下调肿瘤表达的血管生成相关旁分泌信号，调控内皮细胞的排列和提高肿瘤血管的渗透性。该工作揭示了肿瘤血管中的低血流流速对驱动肿瘤血管生成的重要意义（Buchanan et al.，2014）。

肿瘤细胞和血管内皮细胞之间的相互作用是血管新生、肿瘤发展、转移的关键因素（Choi and Moon，2018）。肿瘤细胞分泌的血管内皮生长因子（VEGF）等分子能够刺激血管生成，而新生血管既为肿瘤提供营养和氧气，也为肿瘤细胞向远端转移提供途径（Roskoski，2007）。与此同时，肿瘤内皮细胞还可通过释放血管分泌因子来主动影响肿瘤进展（Maishi and Hida，2017），促进肿瘤细胞增殖、侵袭和扩散。Maulana 等（2024）开发了一种乳腺癌芯片模型（图 14-2），该模型具有集成的内皮屏障，可以使灌注的免疫细胞迁移，浸润到肿瘤中，并在长达 8 天的灌注培养期间同时监测细胞因子的释放。此外，肿瘤内皮细胞还能够通过旁分泌信号影响肿瘤细胞的药物耐药性。肿瘤细胞和内皮细胞之间的这些相互作用对于理解肿瘤-间质动力学至关重要，使其成为确定治疗靶点和改善癌症治疗中药物递送策略的重要考虑因素。Carvalho 等（2019）开发了一种结直肠癌芯片，该芯片包含中央腔和用于灌注的侧通道。中央腔中包含肿瘤细胞（HCT-116）和 ECM，侧通道中的内皮细胞在 VEGF 的作用下侵入中央腔，形成微血管网络。该模型与实时成像技术相结合，可用于研究肿瘤细胞对不同剂量 CMCht/PAMAM 纳米颗粒的反应及关键基因的变化，凸显其在精准纳米医疗评估方面的潜质。

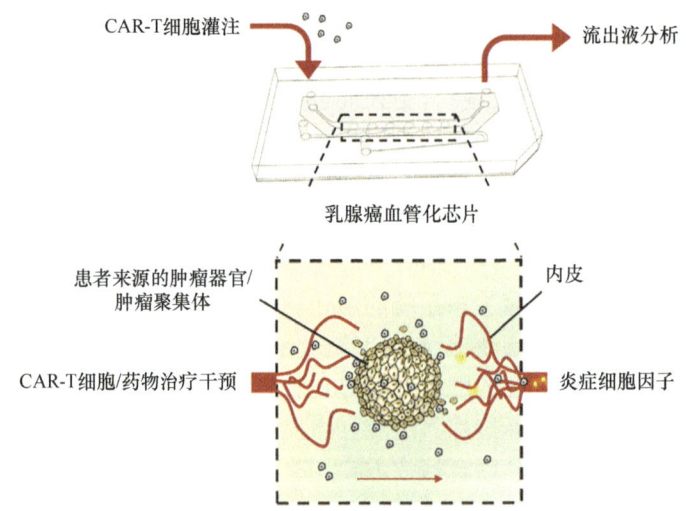

图 14-2　肿瘤血管化芯片构建示意图（Maulana et al.，2024）

14.3.3　肿瘤免疫研究

肿瘤免疫疗法在近年来发展迅速，是最有前景的抗癌策略之一。与放疗和化疗等经典抗癌疗法不同，免疫治疗旨在充分调动和利用患者自身免疫系统的功能，通过增强免疫系统识别和清除癌细胞的功能，最终实现肿瘤的有效控制和清除。然而，动物模型及常规体外细胞模型往往难以重现肿瘤特异性免疫抑制微环境和多类型人源免疫细胞的动态互作。相比之下，肿瘤芯片技术凭借其精确重构肿瘤微环境、灵活整合多种类型免疫细胞的独特优势，为深入研究肿瘤免疫机制、加速肿瘤免疫疗法的研发与优化提供了更具生理相关性的体外模型。Veith 等（2024）构建了一个肺癌芯片平台，结合实时成像和先进的图像分析能力，用以研究免疫检查点抑制剂（抗 PD-1）对 T 细胞介导的癌细胞死亡的影响。通过使用患者来源的原代细胞，这些肺癌芯片可以预测对抗 PD-1 治疗的个性化反应。该研究强调，在肺癌芯片中加入 FAP$^+$肿瘤相关成纤维细胞（CAF）会削弱抗 PD-1 的效果，表明该平台能够模拟依赖于基质的免疫疗法耐药机制。该技术为免疫肿瘤学研究和个性化医疗的潜在临床应用提供了一种有前途的工具。

过继性细胞疗法（ACT）近年来发展迅速，其主要是将正常或经过基因工程改造的免疫细胞（通常为 T 细胞）在体外进行扩增、激活或修饰后，再回输到患者体内，以期直接杀伤肿瘤细胞或增强患者自身免疫系统的抗肿瘤功能。器官芯片技术平台能够实现对细胞行为和细胞间相互作用的实时、动态观察与定量分析，这为深入解析 ACT 疗法的作用机制、优化细胞治疗策略，以及评估细胞疗法的安全性和有效性提供了前所未有的技术手段。例如，可在乳腺癌芯片中复制导管癌的细胞结构，该设计能够在细胞外基质水平上模拟上皮-间质相互作用，并实时量化细胞从健康状态到病理状态的转变（Gioiella et al.，2016）。利用胶质母细胞瘤芯片模型，可以在多通道脑芯片中培养 U87 细胞（人脑星形胶质母细胞瘤细胞），其中形成的 3D 胶质母细胞瘤肿瘤球，可用于研究波形蛋白和基质金属蛋白酶-2 在靶向肿瘤侵袭、转移和侵袭中的关键作用（Ma et al.，2018）。肿瘤微环境的低氧特征已被广泛研究，在器官芯片体系中，可通过使用不透气的芯片材料和改变实体肿瘤块内的癌细胞密度，选择性地阻断氧气扩散。例如，Ando 等（2019）在器官芯片中创造了一个氧气梯度，解析了 CAR-T 细胞在肿瘤微环境下与肿瘤组织的相互作用，评估了 CAR-T 细胞在实体瘤的肿瘤微环境中的浸润及杀伤作用，这有利于进一步了解 CAR-T 细胞的作用机制，并为针对实体瘤的 CAR-T 疗法的开发提供助力。

Ayuso 等（2021）设计了一种肿瘤芯片平台来评估肿瘤微环境对 NK 细胞衰竭的影响（图 14-3）。该研究发现，肿瘤微环境中的抑制条件，包括营养耗尽、弱酸性和缺氧，显著损害了 NK 细胞的细胞毒性。随着时间的推移，暴露于这些应激条件下的 NK 细胞杀死肿瘤细胞的能力降低，这种状态称为 NK 细胞耗竭。即使将 NK 细胞从抑制环境中移除，这种衰竭仍然持续存在，表现出肿瘤微环境对免疫细胞功能的长期影响。该研究还发现，免疫检查点抑制剂和免疫调节剂的应用可以减轻 NK 细胞耗竭，为恢复癌症患者中 NK 细胞活性提供了潜在的治疗策略。

14.3.4 抗肿瘤药物评价

高通量药物筛选平台的开发和实施在肿瘤学领域至关重要。由于肿瘤的复杂

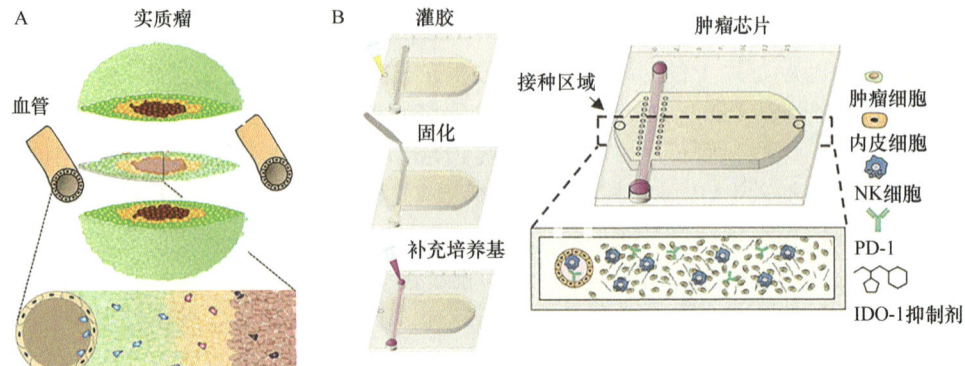

图 14-3　肿瘤芯片用于肿瘤-免疫细胞相互作用研究（Ayuso et al.，2021）

A. 由于营养缺乏而在实体瘤中产生的不同肿瘤表型示意图；B. 肿瘤芯片工作原理示意图。底部的面板显示了微器件的横截面。管腔内衬内皮细胞（如 HUVEC）以产生血管替代物，并可向其中灌注培养基和 NK 细胞等

性和异质性，仅依靠传统筛选方法往往难以在体外环境中准确预测化合物的临床效果，亟须创新性技术平台以高效、经济地鉴定出有效的治疗性化合物。肿瘤芯片因其能在微尺度下仿真肿瘤微环境并实现高通量并行检测，日益成为突破传统药物筛选瓶颈的有力工具。有研究者构建了用于三阴性乳腺癌药物筛选的三层微流控肿瘤芯片平台，该肿瘤芯片系统集成了肿瘤微血管和肿瘤基质微环境，具有单元化的结构设计，在高通量肿瘤药物筛选研究中具有显著优势（Chi et al.，2020）。该肿瘤芯片系统模拟了复杂的肿瘤-内皮相互作用，包括肿瘤周围血管的渗漏及增生等。在该系统中，研究者分别探究了不同类型肿瘤基质细胞（正常成纤维细胞、CAF 和间充质细胞等）对肿瘤以及对阿霉素类药物治疗的影响。结果表明，CAF 共培养条件下的药物药代动力学被延迟，而正常成纤维细胞的存在导致细胞凋亡响应上调。一个例子是专为乳腺癌药物高通量筛选而设计的微流控阵列平台（Prince et al.，2022），该平台由多个相连的小室组成，可同时培养和测试数百个肿瘤球体。该阵列可以产生浓度梯度，从而可以并行测试不同的药物浓度。在一项研究中，该平台用于筛选阿霉素对乳腺癌球体的疗效，将传统高通量筛选方法与微流控技术相融合。

肿瘤芯片应用于高通量药物筛选，不仅显著提高了药物发现的效率和精度，也为评估化合物在真实病理环境中的潜在疗效和毒性提供了更具临床相关性的体外模型。这些进展为个性化、精准化的癌症治疗方案奠定了坚实基础。

14.4　小　结

本章主要阐述了器官芯片技术在肿瘤研究领域的创新应用，聚焦于肿瘤微环境模拟、肿瘤芯片模型构建，以及肿瘤芯片在肿瘤生物学机制研究和抗肿瘤治疗策略开发中的应用，揭示了血管新生调控规律、评估免疫疗法及加速药物筛选等

方面的创新价值与实践成果。肿瘤芯片能够构建三维结构和动态微环境，但在模拟血管化、神经支配、免疫细胞浸润等复杂生理特征时仍存在技术瓶颈。此外，肿瘤转移涉及多器官相互作用（如肝脏代谢、血脑屏障穿透），现有芯片技术难以完全模拟这种系统性联动。肿瘤芯片的发展正从基础研究迈向临床应用，尽管面临着一些挑战，但其在精准医疗、药物开发和机制解析中的潜力不可忽视。未来，结合类器官技术和生物 3D 打印等，提升芯片的仿生性和功能性，开发具有功能性血管网络和免疫细胞浸润的芯片，模拟肿瘤免疫微环境的动态变化，助力免疫治疗等研究，肿瘤芯片技术必将在肿瘤研究领域发挥越来越重要的作用。

参 考 文 献

Ando Y, Siegler E L, Ta H P, et al. 2019. Evaluating CAR-T cell therapy in a hypoxic 3D tumor model. Advanced Healthcare Materials, 8(5): e1900001.

Ayuso J M, Rehman S, Virumbrales-Munoz M, et al. 2021. Microfluidic tumor-on-a-chip model to evaluate the role of tumor environmental stress on NK cell exhaustion. Science Advances, 7(8): eabc2331.

Buchanan C F, Verbridge S S, Vlachos P P, et al. 2014. Flow shear stress regulates endothelial barrier function and expression of angiogenic factors in a 3D microfluidic tumor vascular model. Cell Adhesion & Migration, 8(5): 517-524.

Bouquerel C, Dubrova A, Hofer I, et al. 2023. Bridging the gap between tumor-on-chip and clinics: a systematic review of 15 years of studies. Lab Chip, 23(18):3906-3935.

Carvalho M R, Barata D, Teixeira L M, et al. 2019. Colorectal tumor-on-a-chip system: a 3D tool for precision onco-nanomedicine. Science Advances, 5(5): eaaw1317.

Chi C W, Lao Y H, Ahmed A H R, et al. 2020. High-throughput tumor-on-a-chip platform to study tumor–stroma interactions and drug pharmacokinetics. Advanced Healthcare Materials, 9(21): 2000880.

Choi H, Moon A. 2018. Crosstalk between cancer cells and endothelial cells: Implications for tumor progression and intervention. Archives of Pharmacal Research, 41(7): 711-724.

Cui X, Ma C, Vasudevaraja V, et al. 2020. Dissecting the immunosuppressive tumor microenvironments in Glioblastoma-on-a-Chip for optimized PD-1 immunotherapy. Elife, 9:e52253..

Dash S K, Patra B, Sharma V, et al. 2022. Fluid shear stress in a logarithmic microfluidic device enhances cancer cell stemness marker expression. Lab on a Chip, 22(11): 2200-2211.

De Palma M, Hanahan D. 2024. Milestones in tumor vascularization and its therapeutic targeting. Nature Cancer, 5(6): 827-843.

De Visser K E, Joyce J A. 2023. The evolving tumor microenvironment: From cancer initiation to metastatic outgrowth. Cancer Cell, 41(3):374-403.

Geyer M, Gaul L M, D Agosto S L, et al. 2023. The tumor stroma influences immune cell distribution and recruitment in a PDAC-on-a-chip model. Front Immunol, 14:1155085.

Gioiella F, Urciuolo F, Imparato G, et al. 2016. An engineered breast cancer model on a chip to replicate ECM-activation *in vitro* during tumor progression. Advanced Healthcare Materials,

5(23): 3074-3084.

Hassell B A, Goyal G, Lee E, et al. 2017. Human organ chip models recapitulate orthotopic lung cancer growth, therapeutic responses, and tumor dormancy *in vitro*. Cell Reports, 21(2): 508-516.

Jeong S, Seo J H, Garud K S, et al. 2021. Numerical approach-based simulation to predict cerebrovascular shear stress in a blood-brain barrier organ-on-a-chip. Biosensors and Bioelectronics, 183: 113197.

Ma J Y, Li N, Wang Y C, et al. 2018. Engineered 3D tumour model for study of glioblastoma aggressiveness and drug evaluation on a detachably assembled microfluidic device. Biomedical Microdevices, 20(3): 80.

Maishi N, Hida K. 2017. Tumor endothelial cells accelerate tumor metastasis. Cancer Science, 108(10): 1921-1926.

Maulana T I, Teufel C, Cipriano M, et al. 2024. Breast cancer-on-chip for patient-specific efficacy and safety testing of CAR-T cells. Cell Stem Cell, 31(7): 989-1002.e9.

Ozer L Y, Fayed H S, Ericsson J, et al. 2024. Development of a cancer metastasis-on-chip assay for high throughput drug screening. Front Oncol, 13:1269376.

Prince E, Kheiri S, Wang Y H, et al. 2022. Microfluidic arrays of breast tumor spheroids for drug screening and personalized cancer therapies. Advanced Healthcare Materials, 11(1): e2101085.

Roskoski R Jr. 2007. Vascular endothelial growth factor (VEGF) signaling in tumor progression. Critical Reviews in Oncology/Hematology, 62(3): 179-213.

Shirure V S, Bi Y, Curtis M B, et al. 2018. Tumor-on-a-chip platform to investigate progression and drug sensitivity in cell lines and patient-derived organoids. Lab Chip, 18(23):3687-3702.

Veith I, Nurmik M, Mencattini A, et al. 2024. Assessing personalized responses to anti-PD-1 treatment using patient-derived lung tumor-on-chip. Cell Reports Medicine, 5(5): 101549.

Xu Z, Li E, Guo Z, et al. 2016. Design and construction of a multi-organ microfluidic chip mimicking the *in vivo* microenvironment of lung cancer metastasis. ACS Applied Materials & Interfaces, 8(39): 25840-25847.

Yuan S, Almagro J, Fuchs E. 2024. Beyond genetics: Driving cancer with the tumour microenvironment behind the wheel. Nat Rev Cancer, 24: 274-286.

Zhang L Z, Zhang C Q, Yan Z Y, et al. 2011. Tumor-initiating cells and tumor vascularization. Pediatric Blood & Cancer, 56(3): 335-340.

Zhang Z, Chen L, Wang Y, et al. 2019. Label-free estimation of therapeutic efficacy on 3d cancer spheres using convolutional neural network image analysis. Anal Chem, 91(21): 14093-14100.

第15章 多器官芯片研究

15.1 概 述

人体是一个高度复杂的生物系统，由众多器官和系统组成，这些器官和系统通过精密的相互作用维持生命活动。器官间的交互作用是人体生命活动的基础，通过神经、内分泌和免疫系统等的协调，各器官和系统共同维持内环境稳定、能量代谢、生理功能协调和疾病防御，使人体能够适应复杂的内外环境变化，确保机体健康与生存。如果器官间的相互作用失衡，可能导致疾病甚至危及生命。因此，理解器官间的交互作用对于医学研究和疾病治疗具有重要意义。

传统上研究器官交互作用的模型主要包括动物、细胞和计算机模拟等，这些方法虽然在一定程度上推动了医学研究，但也存在明显的局限性：动物与人类在生理和代谢上存在显著差异，导致实验结果难以直接应用于人类，动物模型难以精确模拟人体多器官间的复杂相互作用。传统的细胞培养通常只涉及单一细胞类型，无法反映器官间的相互作用，且细胞培养缺乏真实的生理环境（如血流、机械力等），难以模拟体内条件。计算机模拟依赖于已有数据量和准确性，无法完全预测复杂的生物过程等。器官芯片技术能够模拟人体器官的微环境，包括细胞排列、流体流动和机械力等，更接近真实生理条件，在研究器官交互作用方面具有一定的优势，尤其是多器官芯片能够模拟人体多个器官的结构、功能及其相互作用。多器官芯片（multi-organ-chip，MOC）是一种基于微流体技术的先进生物工程平台，通过在单个芯片上集成多个微型化的器官模型，复制人体内不同器官之间的生理和病理过程，为研究器官间的协同作用、药物代谢、毒性评估以及疾病机制提供高度仿生的实验平台，有望在未来成为生物医学领域的核心技术之一。

15.2 芯片设计与模型构建策略

多器官芯片基于微流控与3D细胞工程，通过模拟人体血流动力学、组织界面屏障及器官间代谢耦合，将不同功能单元（如肝、心、肠、脑等）集成于芯片平台，从而构建具有生理关联性的器官互作模型。多器官的协同工作是维持人体正常功能的前提，各个器官通过血液循环、淋巴液循环、组织液等途径时时刻刻进行相互作用，以维持人体稳态。多器官芯片模型的设计与构建是一项复杂的系统工程，涉及细胞来源、流体互联与分配方式、器官比例关系、共同培养基、生物力学等多个核心要素，这些要素的确定均需以终端应用需求为导向，精确模拟人体组织微环境的复杂性，复现组织器官的生理病理特征。

15.2.1　多器官体系设计

器官的种类应当根据所要模拟的生理和病理过程进行选择。例如，在模拟口服药物的首过效应时，需要涵盖肝脏、肠道两个器官，以重点研究药物的吸收和代谢；在模拟肠-脑轴互作时，则需要包括肠道和脑，并考虑微生物生态环境与神经系统之间的相互影响（Jones et al.，2024）；而在模拟脓毒症等全身性病理过程时，则需要涵盖更多器官类型，以研究器官间损伤的累积效应。

15.2.2　流体互联与分配方式

人体内各器官间的血流分配是具有差异并且动态变化的，如何在体外准确控制培养基的流体条件，使其符合生理特征也是芯片流体通路设计与控制方面需要解决的问题。特别是，器官间合理的流体分配对于提高体外药代动力学研究的准确性十分重要。器官芯片模型中流体的精准操控主要是利用微流控技术实现的，依靠泵、阀、芯片微结构等多参数共同控制，如图 15-1 所示，其主要的流体灌注类型包括单向流灌注、循环灌注以及往复流灌注等。多器官连接方式主要包括串联与并联两种类型。其中，串联培养相对简单，流体的流速在系统中是基本一致的，不涉及复杂的分配与控制问题。而器官的并联共培养是多器官体系构建中更为常见的方式，其器官间流体分配比例是由各通道的流阻决定的（图 15-2），即可以通过调整每个器官腔室的流体阻力（包括入口通道、器官室和出口通道结构），实现流体在多器官间的仿生分配，确保每个腔室的流量和流速更适合体内组织的近生理值。每个通道的流速计算方法如公式（15-1）所示。

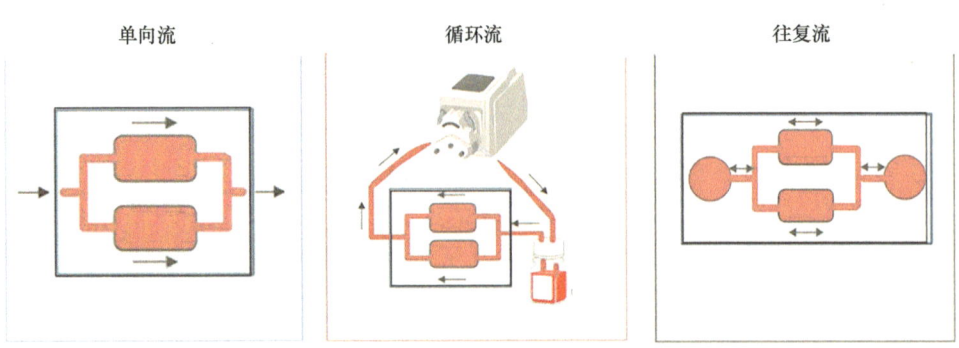

图 15-1　多器官芯片的流体互联与分配方式示意图（Malik et al.，2021）

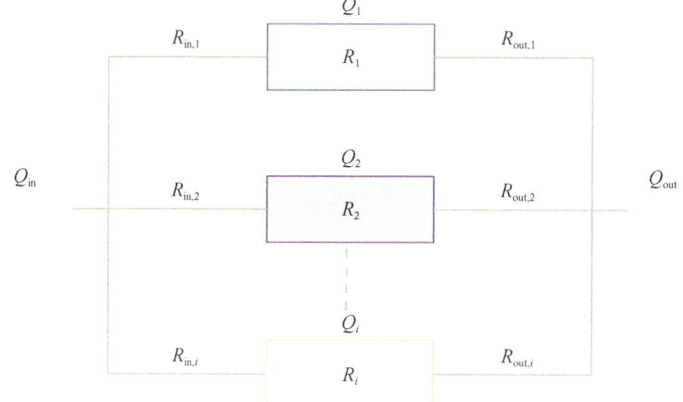

图 15-2　多器官芯片体系内流体与流阻分配示意图

$$Q_i = \frac{\Delta p}{R_{\text{in},i} + R_i + R_{\text{out},i}} \quad (15\text{-}1)$$

其中，Q_i 是通道 i 中流体的流速，单位是 m³/s；Δp 是本段通道/腔室的压力差，单位是 Pa；$R_{\text{in},i}$、R_i、$R_{\text{out},i}$ 分别是入口通道 i 的液压阻力、器官腔室 i 的液压阻力和出口通道 i 的液压阻力，单位是（Pa·s）/m³。当设计具有特定长度和深度通道时，通道入口和出口的宽度也影响了每个通道/腔室段的液压阻力，如公式（15-2）所示，即可以通过微结构设计来调控不同通道中的流体分配。

$$R = \frac{12\eta L}{wh^3} \times \left[1 - \frac{192h}{\pi^5 w} \tan h\left(\frac{\pi w}{2h}\right)\right]^{-1} \quad (15\text{-}2)$$

其中，R 是芯片内特定通道的流阻，单位是（Pa·s）/m³；η 是通道中细胞培养基的动态黏度，单位 Pa·s；L 是通道的长度，单位是 m；h 是通道的高度，单位是 m；w 是通道的宽度，单位是 m。这个方程对 $w > h$ 的通道尺寸有效。

15.2.3　器官比例关系

器官比例配置是指各个器官类似物在芯片上的质量/数量比及其与体内对应器官之间的比例。这一参数直接影响模型的仿真度，特别是在定量研究中的可靠性。目前常见的比例配置策略有直接放缩（Wagner et al., 2013）、异速生长率放缩（Ucciferri et al., 2014）以及功能比例放缩（Vernetti et al., 2017）。其中，体内器官比例直接放缩多作为研究参考，无法直接使用；异速生长率放缩主要针对仍在快速增殖的组织或器官模块，旨在削弱动态比例变化对结果的影响；功能比例放缩则通过优化实验确定组织或器官的功能，再根据实验需求确定不同器官模型的比例，这是多数器官芯片构建中常用的方法。例如，在药物代谢研究过程中，药物在体内的吸收、代谢和分配效率取决于相关酶的活性。在芯片体系中，这些酶的活性受到器官模块的功能（单位细胞中酶的表达量）和体积（细胞数量）的影响。因此，首先需要通过实验确定每批次器官模块的功能，然后优化芯片体系内不同器官模块的体积比例。

15.2.4 器官功能单元共培养

多器官芯片系统构建的核心要点在于，不仅需要模拟各器官间的交流互作，还要确保维持各个器官模型的功能特征。由于不同组织来源的细胞以及干细胞诱导所得的类器官对培养基组分的需求截然不同，为了在共培养过程中维持各自的正常表型和关键功能，通常需要分别在不同的区域或腔室中培养，然后再经由微通道、多孔膜和内皮屏障将各个器官来源的培养基进行部分混合及再分配。这样既能保证器官间能够通过旁分泌的形式相互作用，也保证了每个腔室内器官模块的功能稳定。

在器官数目达到三个以上时，优化共培养基成为一项主要挑战。这是因为各个器官模型在部分混合及再分配后，其培养基可能对器官发育和生物功能产生影响。因此，开发一种能够兼容多种类型器官模型的通用培养基显得很重要。这项任务不仅是多器官芯片研究中的关键问题，也是未来研究的一个重要方向。相关的研究策略将在第 16 章中详细介绍。

15.3 多器官芯片类型

多器官芯片可根据集成器官数量分为两器官、三器官及以上互联芯片。两器官芯片聚焦器官轴调控（如肠-脑互作），解析跨组织信号传递；三器官芯片揭示多级交互网络（如代谢综合征中脂-肝-胰协同失衡）；三器官以上的多器官芯片可用于模拟系统性生理/病理过程（如药物全身毒性预测）。多器官芯片通过模块化器官功能、平衡仿生复杂度与可控性，为精准医学与环境毒理研究提供分层研究工具。

15.3.1 两器官互联芯片

两器官芯片主要研究两个器官之间的相互作用，可以反映两种生理功能高度偶联的器官间协同作用，是现阶段多器官芯片最常见的构建形式。两器官芯片主要包括肝-肾、肠-脑、肺-肝、肿瘤-免疫等模型，可用于解析跨器官的代谢协同和信号传递机制。

两器官芯片中报道最多的就是肝-肠器官芯片，主要用于研究药物的首过效应、肝-肠相互作用和肠炎等。在相关研究工作中，肠芯片主要呈现为组织屏障模型，而肝芯片需要形成 3D 微组织以更好地提高其成熟度，并发挥其药物代谢的功能。除了药物首过效应的研究，多器官芯片还可用于探究肝-肠功能相互作用。Chen 等（2017）在芯片上构建出肝-肠生理以及炎症模型。该模型可维持肝、肠功能与活性长达两周，并重现了肝-肠之间在生理与病理情况下的相互作用。在生理情况下，肝-肠通过调节胆汁酸代谢、肠 FGF19 分泌以及肝 CYP7A1 表达来实现相互作用；在炎症病理情况下，CXCL9、CXCL10、CXCL11 炎症因子响应受到了非线性调节，由此实现了炎症情况下的肝-肠相互作用。在随后的研究中，该团队对此肝-肠芯片模型进行了改进，在系统中引入了免疫细胞和肠道微生物，并利用基因和代谢组学、多因子分析等检测手段，考察了芯片上肝-肠的互作方式，发现其与体内互作方式存在诸多相似之处。该工作还揭示了在施加短链脂肪酸的情况下，CD4$^+$T 细胞会导致炎症反应和代谢改变，从而加深了对肠炎疾病机理的理解。除此之外，Chen 等（2018）将肝-肠互联，发现与肠共培养会提升肝细胞的 CYP 酶活性。此外，该团队还在该芯片系统上集成了 TEER 检测电极，可以对肠屏障完整性进行实时监测（Esch et al.，2016）。

除了肝-肠两器官芯片外，肝与其他器官或组织的两器官芯片可用于研究药物经肝代谢后的产物对目标器官的治疗效果或毒性作用。这类研究主要包括肝-心肌芯片等，相关内容将在多器官芯片的生物医学应用部分进行详细的探讨。另外，肝和胰岛在体内糖代谢调控过程中起着至关重要的作用。肝-胰岛芯片也往往着重于体外再现糖代谢调控过程。作者团队创新性地将 hiPSC 来源的肝和胰岛类器官引入肝-胰芯片体系（图 15-3），实现了葡萄糖的体外稳态调节，并通过模拟高糖病理微环境构建了 2 型糖尿病疾病模型，体外再现了高血糖引起的肝、胰岛组织功能损伤，以及胰岛素抵抗等 2 型糖尿病疾病的典型病理改变（Tao et al.，2022）。

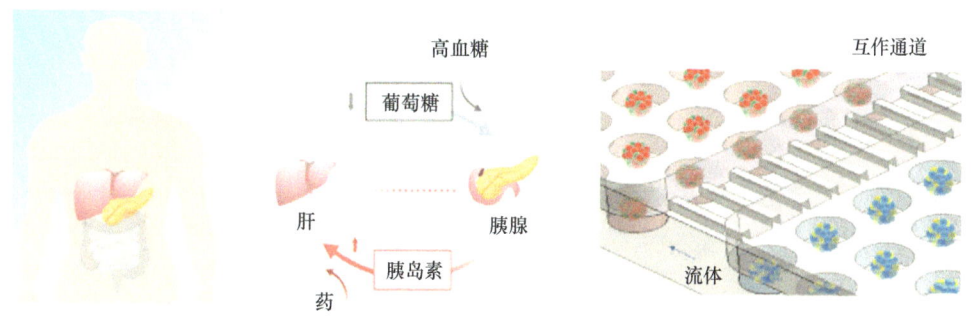

图 15-3　肝-胰岛类器官互作芯片（Tao et al.，2022）

除上述芯片体系之外，肝-神经、肝-肺、肝-肿瘤、肝-肾和肝-皮肤等两器官芯片也被成功构建出来,并用于药物评价等研究。

15.3.2 三器官及以上互联芯片

三器官芯片通过集成三种器官模型,在简化设计的同时保留了多器官相互作用的核心功能。它具有高度仿生、动态相互作用、实时监测、成本效益高等特点,广泛应用于药物研发、毒性测试、疾病建模和个性化医疗等领域。三器官芯片是多器官芯片技术中的重要组成部分,为研究复杂生理和病理过程提供了强大的工具。常见的三器官芯片组合形式包括肝、肠与药物/毒素的靶器官偶联,可用于研究口服药物/毒素经肠吸收、肝代谢后对靶器官的药效或者毒性。这类体系包括肠-肝-肾、肝-肠-肺芯片和肝-肠-脑芯片等(图15-4)。此外,将肝、肿瘤与某个其他器官联合研究,可以对抗肿瘤药物的副作用或脱靶毒性进行深入的探索,如建立肝-肿瘤-骨髓或肝-肿瘤-心肌等体系。相关内容主要涉及药物代谢和药效研究,将在多器官芯片的生物医学应用部分进行细致的探讨。在现有的技术条件下,构建四器官及以上互联芯片体系更加具有挑战,主要存在共同培养基、适合的流体条件、仿生流体分配和体系稳定性等问题。因此,四个及以上多器官芯片的构建在关注多器官间功能关联的同时,也要考虑到共性培养基和特殊培养装置的开发等。Miller 和 Shuler(2016)开发了包含 14 个腔室(可构建 13 个器官单元)的多器官芯片,采用无泵的重力驱动方式,实现了不同种类器官模块的分离,从而降低了共培养的难度。

由于三器官以上芯片的复杂性与挑战性,相关工作更多聚焦于体外多器官间物质分配的研究,对于器官间互作的机制解析和功能调控研究较有限。因此,三个以上多器官芯片体系常用于药物 ADME 等药物代谢过程研究。

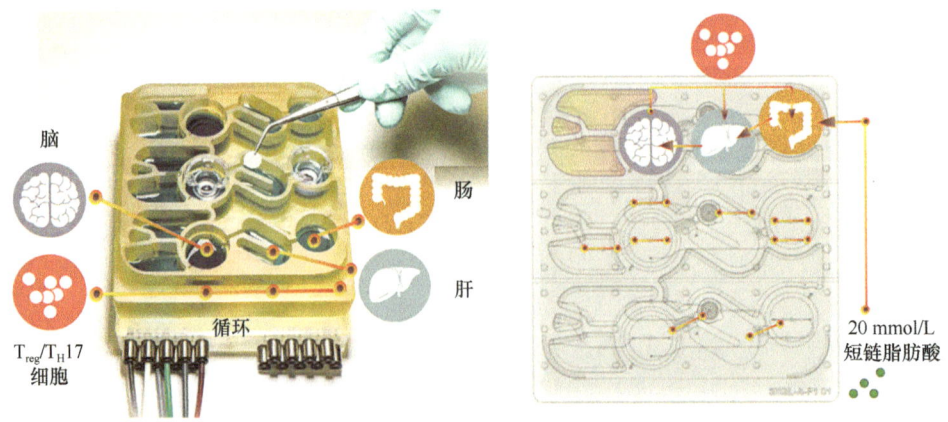

图15-4 多器官芯片示意图与实物图(Trapecar et al., 2021)

15.4 主要应用示例

15.4.1 代谢性疾病

体内糖脂稳态的平衡受多重器官的协调控制,如肠、肝、胰岛和肌肉等,当这种协同调控作用失衡时,可导致非酒精性脂肪肝和糖尿病等代谢性疾病的发生。其中,肠和肝是体内吸收和代谢葡萄糖及脂肪的主要器官,建立肠-肝互联芯片对体外模拟肠肝轴及探讨糖脂代谢基质具有重要意义。基于此,Yang 等(2023)建立了一个集成的肠肝芯片平台作为肠肝轴的体外人体模型,通过在闭环循环,分别用游离脂肪酸处理 1 天和 7 天,用于建立非酒精性脂肪性肝病模型。在该模型中,共培养的 Caco-2 肠道模拟细胞和 HepG2 肝细胞样细胞表现出 FFA 处理对细胞凋亡的保护作用,而单一培养的细胞表现出诱导细胞凋亡。表型和基因表达分析表明,FFA 处理的肠道和肝细胞积累了细胞内脂滴,并显示出与细胞对铜离子和内质网应激反应相关的基因表达增加。

肝和胰岛作为血糖调控过程中的重要组织器官,两者之间存在复杂的功能联系和相互作用。作者团队构建了一种由人多能干细胞衍生的肝-胰岛类器官互作芯片体系,能够近生理水平地模拟对血糖的反馈调控过程(Tao et al.,2022),通过研究互作体促进的胰岛类器官的胰岛素分泌以及肝细胞的葡萄糖利用率,近生理水平地实现了血糖调控过程的仿生模拟。共培养条件下,肝脏类器官的葡萄糖利用率升高,胰岛类器官的糖刺激胰岛素分泌功能增强。在高糖条件下,肝和胰岛类器官表现出线粒体损伤和葡萄糖转运功能下降等糖尿病相关的病理特征。二甲双胍作用测试显示,肝和胰岛类器官能产生明显的药效反应,改善高糖刺激引起的病理损伤,提示该肝-胰岛类器官互作芯片系统对糖尿病研究和药物开发具有重要意义。

15.4.2 神经退行性疾病

神经退行性疾病(ND)是一类复杂的系统性疾病,其病理机制涉及多种生物学途径和器官间的相互作用,其疾病病理与免疫系统、代谢系统及循环系统等调控网络的失调密切相关。Trapecar 等(2021)开发了一种三器官芯片体系,用于研究帕金森病(PD)发病中的肝-肠-脑相互作用,揭示了肠道微生物群与神经退行性疾病之间的复杂相互作用。芯片体系包含肠道、肝脏和脑三种器官芯片单元,其中脑芯片单元采用由携带 A53T 突变患者的诱导多能干细胞(hiPSC)分化形成的脑类器官,并在培养体系中引入了不同类型的 $CD4^+$ T 细胞,以模拟免疫系统与神经系统之间的复杂交互作用。研究发现，芯片模型中的器官间交互作用（尤其是 CD4$^+$ T 细胞存在的条件下），能够显著提高神经元、星形胶质细胞和小胶质细胞的成熟度。在这一过程中，短链脂肪酸的存在促进了与帕金森病的病理进程相关通路的基因表达。多器官芯片平台为理解神经退行性疾病的复杂病因提供了重要模型，显示出巨大的应用潜力。

15.4.3 感染性疾病

新冠病毒感染是一种复杂的系统性疾病，除了直接攻击呼吸系统外，还累及其他器官。越来越多的证据显示，SARS-CoV-2 感染可引发中枢神经系统和周围神经系统等并发症。作者团队开发了一种肺-脑多器官芯片，利用器官芯片技术在体外模拟肺组织屏障、血脑屏障及复杂的组织微环境，并通过模拟血液流动实现肺芯片与血脑屏障芯片功能关联，进一步探究新冠病毒感染导致的肺外神经系统病理生理改变（Wang et al.，2024）。为了探究 SARS-CoV-2 通过血脑屏障直接入脑的可能性，研究者分别在肺芯片和血脑屏障芯片模型上进行攻毒试验，芯片上的肺上皮细胞对新冠病毒呈现较高的易感性，而脑微血管内皮细胞易感性很弱。新冠病毒暴露可引起轻微的血脑屏障功能改变、屏障通透性轻度增加以及脑微血管内皮细胞黏着连接局部丢失，表明病毒直接通过血脑屏障引起神经系统改变的可能性较低。研究者进一步将肺芯片与血脑屏障芯片进行功能关联，发现 SARS-CoV-2 可感染肺泡上皮细胞，并引起肺微血管内皮损伤，人外周血免疫细胞激活并释放出大量的炎症因子和趋化因子等。在肺-脑多器官芯片体系中，可发现血脑屏障功能出现明显损伤，包括血脑屏障通透性增加、内皮细胞外连接破坏、内皮细胞脱落、星形胶质细胞和小胶质细胞激活以及细胞因子释放增加，揭示了 SARS-CoV-2 可能通过肺感染引起过度炎症反应而间接引起神经系统损伤（图 15-5）。

15.4.4 药物评估

药物进入人体后，会经历吸收、分布、代谢和排泄（absorption, distribution, metabolism, excretion, ADME）四个主要过程，ADME 过程决定了药物在体内的浓度变化及其作用效果。器官芯片技术在预测人体药代动力学和药效学的研究方面已经展现出了巨大潜力。特别是多器官芯片体系，在一个封闭的体外系统中整合 ADME 过程是一项重要的进展。

在用于研究药代动力学的多器官芯片中，报道最多的就是肝-肠器官芯片。类黄酮、芹黄素、扑热息痛、曲格列酮等药物均在肝-肠芯片上复现了与体内接近的

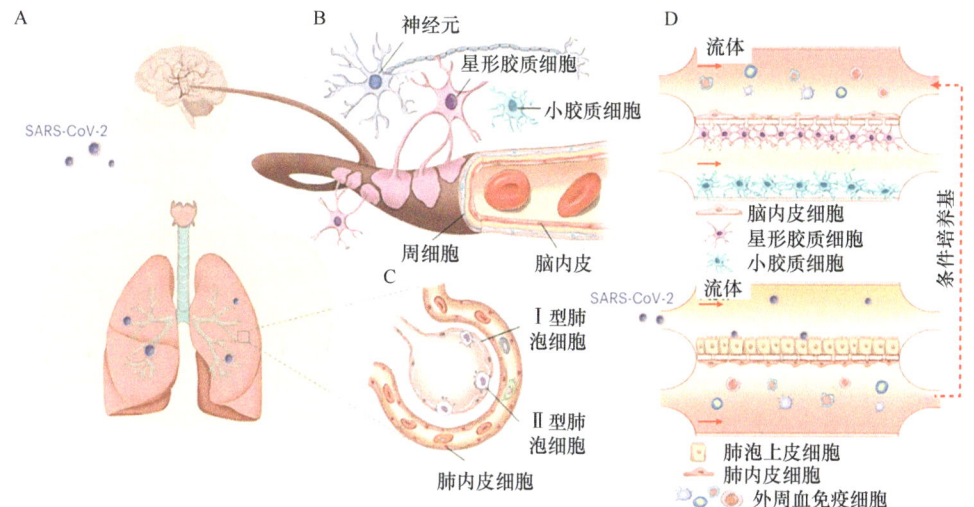

图 15-5　多器官芯片技术模拟新冠病毒感染引起的神经系统损伤（Wang et al.，2024）

首过效应，并且部分工作的 T_{max}、$T_{1/2}$（半衰期）等药代动力学参数和体内数据比较接近，显示了肝-肠芯片在进行药代动力学研究方面的潜力（Choe et al.，2017；Marin et al.，2019；Maschmeyer et al.，2015）。然而，药物 ADME 过程涉及全身的肝、肠和肾等多个器官，两器官互联模型并不能满足体内复杂的药物代谢动力学过程。Edington 等开发了多器官互作的研究平台，可以兼容 7 种器官，并实现器官间的物质分配。在该平台中，研究者将脑、胰腺、肝、肺、心肌、肠道和子宫内膜偶联，并在此平台上鉴定出 12 种托卡朋代谢物，其中 3 种代谢产物是过去的文献中未报道的。这些代谢产物证明，氧化、还原和共轭反应是托卡朋的重要代谢途径。同时，研究者还利用代谢组学评估了托卡朋对人脑内源性通路的影响，最终发现有 18 个相关的生物标志物发生了显著变化（Wang et al.，2019）。尽管上述芯片在细胞来源、器官功能互作等方面具有一定局限性，但为药物代谢动力学研究提供了新思路。

人体内器官与器官间通过血管相互联通，同样，芯片中工程化血管可以限制公共培养基和各个器官培养基之间的物质交换，从而提升器官之间的兼容性。Ronaldson-Bouchard 等（2022）利用组织工程原理构建了具有复杂仿生结构的肝、心、骨和皮肤四器官模型，通过覆盖有内皮的公共通道进行物质交换和信息交流。四器官芯片在流体互作培养情况下有效地保持了器官相应的功能和活性，并且相对于单独培养或者无内皮共培养表现出一定的优势。随后，研究者在互作体系上进行了阿霉素的药代和药效学研究，并进行了药代建模，最终的实验数据与由药代模型得到的理论数据相近（图 15-6）。类似地，Novak 等（2020）也利用覆盖有内皮细胞的通道将多个器官进行偶联，通过机械臂移液实现器官间液体交换和培养基自动取样,并以此为核心构建了一套集灌流、机械臂液体交换及光学成像于一体的多器官互作系统。基于此装置,该团队随后建立了药代模型,并进行了顺铂的药代预测,最终装置上的实验结果很好地与药代模型数据拟合(Herland et al., 2020)。

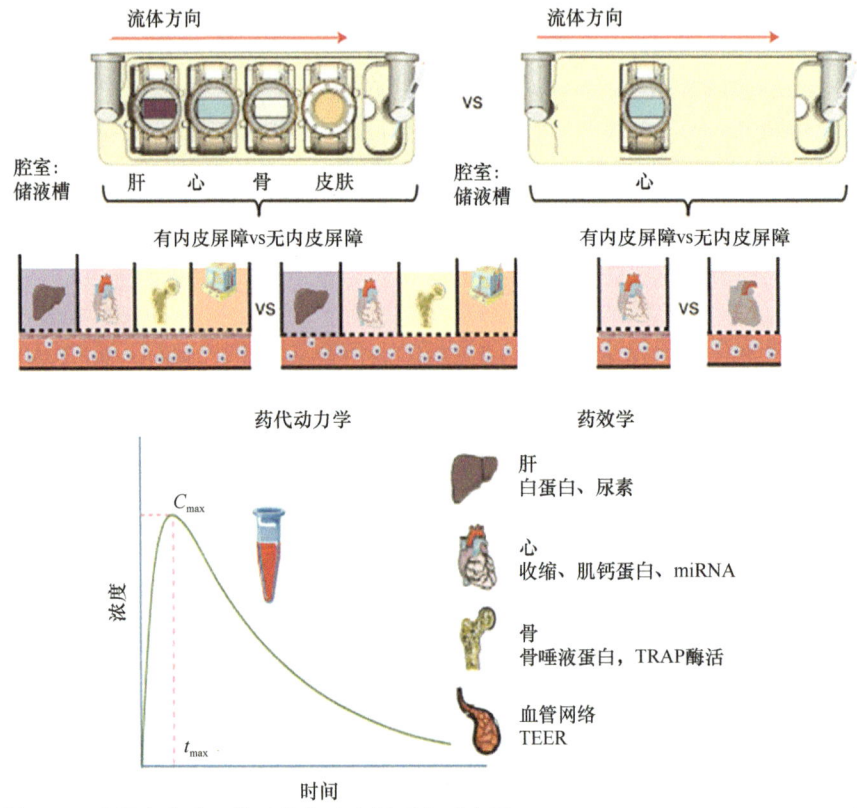

图 15-6　多器官芯片互作及药代动力学研究示意图(Ronaldson-Bouchard et al., 2022)

15.5　小　　结

综上所述,多器官芯片通过模拟人体器官间的精密交互,在系统水平研究人体多器官相互作用,展现了其应用于系统性疾病研究和药物 ADME 过程的巨大潜力。人体各个器官通过精密的生理交互共同维持生理平衡,这种多层次的协调和互动机制被复制到多器官芯片的设计中,以模拟和研究器官之间的相互作用及其对药物代谢和疾病机制的影响。特别是在系统性疾病和药代动力学研究中,多器官芯片展现了替代动物模型的应用前景。例如,代谢性疾病如糖尿病和肥胖症的研究,以及药物的 ADME 过程,都能通过这些芯片系统获得更加精确的数据和预测结果。尽管目前多器官芯片取得很多进展,但在芯片标准化、模型可重复性以及构建完备的多器官芯片库方面仍存在不足。未来，进一步将多器官芯片与干细胞、基因编辑、类器官、生物传感和人工智能等多学科手段结合，可以构建出仿生度更好、功能更完善的多器官芯片体系，并且实现多器官功能的体外实时监测与分析，更系统地进行组织器官互作研究、突破复杂疾病体外建模的瓶颈问题，推动多器官芯片更广泛的应用前景。

参 考 文 献

Chen H J, Miller P, Shuler M L. 2018. A pumpless body-on-a-chip model using a primary culture of human intestinal cells and a 3D culture of liver cells. Lab Chip, 18(14): 2036-2046.

Chen W L K, Edington C, Suter E, et al. 2017. Integrated gut/liver microphysiological systems elucidates inflammatory inter-tissue crosstalk. Biotechnol Bioeng, 114(11): 2648-2659.

Choe A, Ha S K, Choi I, et al. 2017. Microfluidic gut-liver chip for reproducing the first pass metabolism. Biomed Microdevices, 19(1): 4.

Esch M B, Ueno H, Applegate D R, et al. 2016. Modular, pumpless body-on-a-chip platform for the co-culture of GI tract epithelium and 3D primary liver tissue. Lab Chip, 16(14): 2719-2729.

Herland A, Maoz B M, Das D, et al. 2020. Quantitative prediction of human pharmacokinetic responses to drugs via fluidically coupled vascularized organ chips. Nat Biomed Eng, 4(4): 421-436.

Jones E J, Skinner B M, Parker A, et al. 2024. An *in vitro* multi-organ microphysiological system (MPS) to investigate the gut-to-brain translocation of neurotoxins. Biomicrofluidics, 18(5):054105.

Malik M, Yang Y, Fathi P, et al. 2021. Critical considerations for the design of multi-organ microphysiological systems (MPS). Front Cell Dev Biol, 9: 721338.

Marin T M, de Carvalho Indolfo N, Rocco S A, et al. 2019. Acetaminophen absorption and metabolism in an intestine/liver microphysiological system. Chem Biol Interact, 299: 59-76.

Maschmeyer I, Hasenberg T, Jaenicke A, et al. 2015. Chip-based human liver-intestine and liver-skin co-cultures—A first step toward systemic repeated dose substance testing *in vitro*. Eur J Pharm Biopharm, 95(Pt A): 77-87.

Miller P G, Shuler M L. 2016. Design and demonstration of a pumpless 14 compartment microphysiological system. Biotechnol Bioeng, 113(10): 2213-2227.

Novak R, Ingram M, Marquez S, et al. 2020. Robotic fluidic coupling and interrogation of multiple vascularized organ chips. Nat Biomed Eng, 4(4): 407-420.

Ronaldson-Bouchard K, Teles D, Yeager K, et al. 2022. A multi-organ chip with matured tissue niches linked by vascular flow. Nat Biomed Eng, 6(4): 351-371.

Tao T, Deng P, Wang Y, et al. 2022. Microengineered multi-organoid system from hiPSCs to recapitulate human liver-islet axis in normal and type 2 diabetes. Adv Sci (Weinh), 9(5): e2103495.

Trapecar M, Wogram E, Svoboda D, et al. 2021. Human physiomimetic model integrating microphysiological systems of the gut, liver, and brain for studies of neurodegenerative diseases. Sci Adv, 7(5): eabd1707.

Ucciferri N, Sbrana T, Ahluwalia A. 2014. Allometric scaling and cell ratios in multi-organ *in vitro* models of human metabolism. Front Bioeng Biotechnol, 2: 74.

Vernetti L, Gough A, Baetz N, et al. 2017. Functional coupling of human microphysiology systems: Intestine, liver, kidney proximal tubule, blood-brain barrier and skeletal muscle. Sci Rep, 7: 42296.

Wagner I, Materne E M, Brincker S, et al. 2013. A dynamic multi-organ-chip for long-term cultivation and substance testing proven by 3D human liver and skin tissue co-culture. Lab Chip, 13(18): 3538-3547.

Wang P, Jin L, Zhang M, et al. 2024. Blood-brain barrier injury and neuroinflammation induced by SARS-CoV-2 in a lung-brain microphysiological system. Nat Biomed Eng, 8(8): 1053-1068.

Wang X, Cirit M, Wishnok J S, et al. 2019. Analysis of an integrated human multiorgan microphysiological system for combined tolcapone metabolism and brain metabolomics. Anal Chem, 91(13): 8667-8675.

Yang J, Hirai Y, Iida K, et al. 2023. Integrated-gut-liver-on-a-chip platform as an *in vitro* human model of non-alcoholic fatty liver disease. Commun Biol, 6(1): 310.

第16章 器官芯片在类器官研究中的应用

16.1 类器官概念简述

类器官（organoids）是近年来快速发展起来的一种新的体外器官模型。它通常是指由干细胞或组织前体细胞自组织形成的多细胞 3D 结构，可反映来源组织或器官的部分关键结构和功能特征，具有稳定的遗传学特征，能在体外进行长期培养（Kim et al.，2020；Lancaster and Knoblich，2014；Rossi et al.，2018）。类器官在组织器官发育、疾病模拟、药物筛选和再生医学等领域显示出广泛应用前景。现有类器官通常是将干细胞在体外 3D 环境中培养，并通过连续添加特定生长因子进行诱导产生的（Lancaster et al.，2013；Cruz et al.，2017；Chen et al.，2017）。其中，一些类器官需要细胞外基质（如 Matrigel）作为支架材料维持其增殖和分化（McCracken et al.，2014；Sato et al.，2009）。此外，气液界面培养方法也利于一些类器官的产生（Wong et al.，2012）。由于人体组织器官内在功能的复杂性，现有类器官培养体系仍存在诸多局限，这在很大程度上也制约了其广泛应用。例如，动物来源的 Matrigel 成分复杂，具有批次间差异，缺乏成分确定的基质材料和可控的微环境，导致产生的类器官具有较高的可变性，缺少一些关键细胞类型（血管内皮、免疫细胞和神经细胞等）和血管样结构，可能导致类器官的功能不成熟，难以实现多种类器官之间的相互作用等。此外，类器官培养过程中常常需要烦琐操作和多个步骤，且通量较低，这些不足也限制了其广泛应用。

器官芯片技术具有精确模拟细胞微环境、可控 3D 动态培养以及多功能集成分析等优势，为克服类器官培养体系的局限、进一步提升类器官功能提供了新的思路和解决方案（Park et al.，2019；Wang et al.，2018b；Zhu et al.，2017b；Takebe et al.，2017）。2017 年，作者团队较早地将微阵列芯片引入类器官研究领域，通过设计制备高通量的微柱阵列结构，在芯片上实现了大小均一的拟胚体（embryoid body，EB）形成和脑类器官的原位分化，有效减少了类器官产生过程中的多步骤操作和异质性（Zhu et al.，2017b）。在此基础上，作者团队相继建立了一系列可控、动态 3D 培养的芯片体系，实现了对 hiPSC 来源脑、肝、胰岛等类器官的原位形成和发育，并尝试将其用于生命早期环境暴露和药物测试等研究（Tao et al.，2019；Wang et al.，2018c；Wang et al.，2018d；Yin et al.，2018；Zhu et al.，2017a），拓展了类器官在生命科学领域的广泛应用。近几年，研究人员相继报道了利用器官芯片构建可控的干细胞微环境来促进类器官的发育和成熟，如脑（Karzbrun et al., 2018)、肾（Homan et al., 2019; Gjorevski et al., 2022)、肠（Workman et al., 2018; Sidar et al., 2019; Rajasekar et al., 2020; Nikolaev et al., 2020)、胰岛（Patel et al., 2021)、视网膜（Achberger et al., 2019）等，并初步用于组织器官发育学、药物测试、疾病模拟等研究。该技术为构建更高可信度的器官模型系统及其应用研究提供了新的空间（图16-1）。

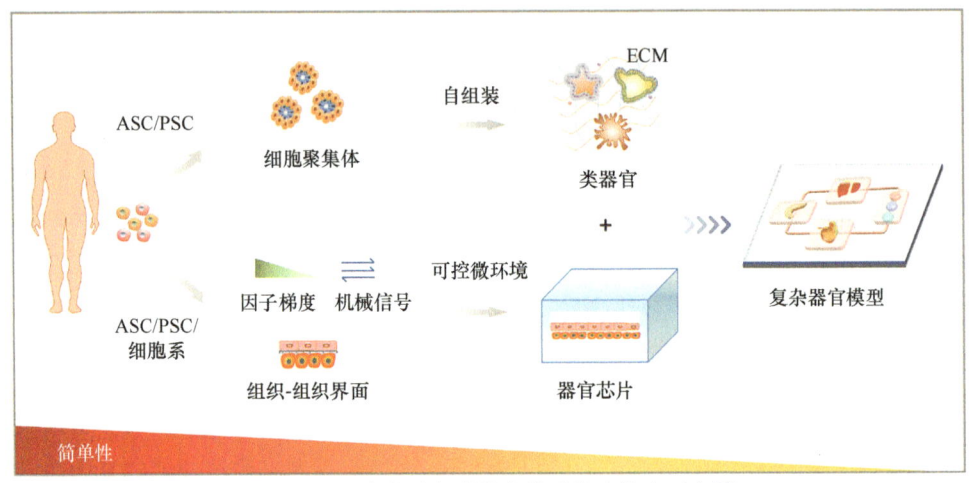

图 16-1 器官芯片与类器官模型构建策略示意图

16.2 主要技术特点

16.2.1 可控微环境

许多类器官的产生通常是由干细胞聚集形成 EB，再将 EB 包埋在 Matrigel 基质胶中悬浮静态培养来完成的。由于大部分类器官尺寸较大（如脑类器官直径可达 1～4 mm），其在生长过程中容易因营养物质交换不充分出现中心细胞坏死现象，严重影响类器官的发育、功能成熟和长期存活。虽然传统动态培养方法，如旋转反应器或摇床摆动培养，可在一定程度上促进营养和氧气交换，减少类器官坏死，但这些方法往往不能精确控制培养基流速，产生的剪切力有可能对类器官分化产生不利影响。此外，旋转反应器的使用需要消耗大量的培养基和培养空间，成本较高且操作步骤烦琐，不利于施加不同的条件刺激。已有研究表明，机械流体可影响干细胞的定向分化，如内皮细胞和肠上皮细胞的分化（Metallo et al., 2008; Yamamoto et al., 2005; Sontheimer-Phelps et al., 2020）。器官芯片可以通过精确控制微流体实现细胞的动态培养和充分的物质交换，这为类器官在模拟体内动态流体微环境中的发育和成熟提供了仿生策略，不仅有利于类器官的长期存活和功能维持，也为研究剪切力因素对类器官分化的影响提供了有效的平台。Tao

等（2019）早期构建了一种可灌注培养的胰岛类器官芯片体系，发现机械流体可通过调节细胞外黏附蛋白的表达来促进胰岛类器官的成熟和分泌功能。类似地，芯片动态培养策略也有利于 PSC 来源的脑和肝类器官的发育与成熟（Wang et al.，2018b，2018d）。器官芯片还可通过微结构图案化控制 EB 的大小，这有利于类器官的 3D 培养和均一化产生。此外，一些关键的细胞类型，如免疫细胞、血管内皮细胞和神经细胞等对类器官的形态发生及功能成熟起到重要作用。器官芯片可以通过不同培养通道或微结构实现类器官与其他类型细胞或微生物的共培养，如肠道类器官与微生物的共培养（Puschhof et al.，2021），这使其可以更准确地体现组织器官发育过程中细胞间的相互作用并实现微生理环境模拟。

体内组织器官的发育受到内部基因和外部微环境因素的协同调控。现有类器官体系中，一般在培养基中施加多种特定浓度的生长因子来促进类器官的形态发生。但是对于同样能够影响类器官发育和形成的外部微环境因素，如生物化学（因子梯度、氧气、pH 等）和生物物理因素（机械力、拓扑结构、电信号等），却甚少体现。在类器官芯片体系中，可很好地控制并使用外部微环境因素，从而指导类器官发育并提升其功能特征。首先，将器官芯片与微加工技术结合可在体外模拟各种生物力，这些机械力已被应用于控制特定类器官的形态发生，模拟体内器官生理特点。例如，Lee 等（2018）构建了一种具有腔内蠕动流的人胃类器官芯片，通过控制腔内流体流动来调节胃类器官的节律性收缩和舒张，模拟胃的蠕动。该模型有利于胃类器官的长期培养和实时成像。此外，现有方法中，类器官的形成往往是随机的，这容易导致产生的类器官在形态上具有较高的变异性。器官芯片可根据组织结构特点，设计不同的拓扑结构来控制干细胞的分化和组装。例如，在已有的研究中，科研人员设计了类似肠隐窝结构的图案化微结构来导向肠细胞的定向分化，模拟肠绒毛的产生（Wang et al.，2018a；Creff et al.，2019）。另外，因子梯度的形成对于依赖轴向发育模式的类器官发生起关键作用。器官芯片可通过控制微流体驱动或促使细胞因子在基质胶中扩散，产生因子浓度梯度，导向干细胞的分化。例如，研究人员利用器官芯片在基质胶内产生 SHH、RA 或 BMP 等因子的正交浓度梯度，模拟神经管中运动神经元的局部分化（Uzel et al.，2016；Demers et al.，2016）。Rifes 等（2020）利用器官芯片形成 WNT 浓度梯度，模拟了早期人体神经管发育过程中的前-后轴发生，进一步阐明了人体早期神经组织发育的过程及其轴向发育特征。

器官芯片还可结合生物材料（包括天然材料和合成材料等），通过调节和改善组织特异的基质微环境，引导类器官的生长发育，以期大大减少类器官的变异性，提高类器官产生的可重复性（Liu et al.，2019；Lu et al.，2018；Wang et al.，2020b；Sato et al.，2011）。目前的研究已证明成分确定的天然或合成基质材料可以为一些类器官的生长发育提供支架和营养成分（Gjorevski et al.，2016；Shkumatov et al.，

2014；Sorrentino et al.，2020），并且可通过调节材料的理化因素（如机械强度和几何形貌等）影响类器官的形态发生。例如，Cherne 等（2021）将多糖水凝胶与器官芯片结合，实现了胃类器官和树突状细胞的互作培养，证明水凝胶可维持胃类器官生长并增加树突状细胞的趋化性，有利于研究胃肠道免疫监测反应和类器官-免疫细胞间复杂的相互作用。此外，Li 等（2024）通过将人或小鼠的成肌细胞与 Matrigel 和纤维蛋白的溶液共混，得到了可固化成型的细胞悬液，并将该悬液接种在预先制备的 PDMS 支架中，随着基质固化、细胞培养和细胞分化，得到了具有力学效应的各向异性肌肉类器官。

16.2.2 类器官血管化和免疫化

血管化对于类器官的功能成熟和长期培养至关重要。血管网络的形成可以维持足够的营养供应和氧气交换，有利于减少在生长过程中的类器官内部细胞的坏死，延长类器官的发育和生存时间。因此，体外构建有功能的血管系统对于类器官的成熟和发育都至关重要。器官芯片的微通道可进行可控的流体灌注模拟血液流动，从而为血管化类器官的构建提供新的平台。此外，流体灌注产生的剪切力可调节内皮细胞功能，促进血管结构发生（Zhou et al.，2014；Chistiakov et al.，2017；Baeyens et al.，2016）。例如，Homan 等（2019）利用可灌流的芯片装置培养 PSC 来源的肾类器官，发现在肾类器官发育过程中，高流体剪切力可促进血管内皮细胞的产生，进而促进类器官的功能成熟和管腔结构形成。这些结果提示剪切力因素可能激活了类器官内源性的血管发生途径，这为血管化类器官的体外构建提供了新的思路。此外，功能性脉管系统或血管床对于大尺寸类器官的存活和成熟是必要的，利用器官芯片不仅可以在类器官中构建不同层级的血管网络结构（Zhang et al.，2021），还可以模拟其他管道化结构的微生理形貌和功能，如胆管（Du et al.，2020）和淋巴管（Henderson et al.，2020），以此来创制具有更加复杂仿生结构的体外器官模型。

免疫微环境对人体组织器官生理功能维持和疾病的发生发展至关重要。类器官为研究组织再生、癌症、感染和炎症等病理生理条件下免疫细胞的复杂微环境及个性化治疗提供了新的机会。成体干细胞（adult stem cell，ASC）来源的类器官非常适合在自体共培养环境中研究宿主-病原体相互作用以及对感染和癌症的免疫反应。丙型肝炎病毒（HCV）是一种靶向肝细胞的正性单链 RNA 病毒，可形成慢性感染，但缺乏有效的疫苗。Natarajan 等（2022）利用器官芯片建立了 $CD8^+$ T 细胞和成体干细胞来源的肝类器官共培养体系，将包埋在 ECM 中的人肝类器官与人类白细胞抗原（human leukocyte antigen，HLA）匹配的原代人 T 细胞悬浮共培养，监测 T 细胞在肝类器官中的侵袭和形态学变化，并通过调节培养参数（包括流速和可溶性因子梯度）精确控制细胞间的相互作用。该系统使用患者来源的靶向 HCV 非结构蛋白 3（NS3）肽的特异性 CD8$^+$ T 细胞，并将其与肝类器官供体匹配以允许共培养，从而靶向杀伤肝类器官。该系统再现了肝组织微环境中的免疫细胞动力学，为体外研究人体组织细胞对 HCV 的适应性免疫应答及潜在机制提供了新工具。

器官芯片也用于模拟组织器官免疫微环境和组织炎症。例如，将类器官衍生肠上皮细胞与浸润中性粒细胞在芯片上共培养，建立免疫功能正常的肠道模型，并引入促炎介质引发巨噬细胞活化，进而引起肠屏障渗漏，加剧组织炎症和损伤，模拟肠道炎症（Gjorevski et al.，2020）。肿瘤微环境（TME）具有复杂的结构和独特的免疫环境，包括 NK 细胞、巨噬细胞、树突状细胞、淋巴细胞和髓系抑制细胞等。建立肿瘤类器官与免疫细胞共培养体系，有助于了解肿瘤中细胞间的相互作用，开发靶向治疗策略。Dijkstra 等（2018）建立了一种肿瘤类器官与免疫细胞共培养系统，包括结直肠癌或非小细胞肺癌患者来源的肿瘤类器官及自体外周血淋巴细胞。该平台已成功用于评估 T 细胞介导的肿瘤细胞杀伤效率。Neal 等人构建了基于气液界面的肿瘤器官和免疫细胞共培养系统模拟 TME，建立了 19 种人类肿瘤类器官培养物，包括肾肿瘤、胰腺肿瘤和肺肿瘤，结果表明，培养的肿瘤浸润淋巴细胞可以保留原始肿瘤驻留淋巴细胞的 T 细胞受体库，并可被检查点抑制剂（抗 PD1、抗 PDL1）激活以增强抗肿瘤细胞毒性，为药物测试和靶向肿瘤治疗提供新的平台。目前，类器官和免疫细胞共培养仍然具有挑战性，它要求在共同培养基中同时满足类器官和免疫细胞的需求，在某些情况下，iPSC 衍生的肾类器官和 T 细胞共培养可能不兼容，是由于两种培养基中的成分会发生交叉反应（Stein et al.，2021）。器官芯片为类器官免疫研究提供了精确可控的微环境，有助于更好地揭示类器官与免疫细胞（如 T 细胞、巨噬细胞和先天淋巴细胞）的相互作用机制，并拓展其在个性化治疗和高通量药物筛选等方面的适用性。

16.2.3 类器官高通量分析

类器官体系由于其本身的复杂性，通常缺乏高通量的数据检测和功能分析。器官芯片可集成高通量、多模态生物传感系统，包括显微成像、荧光测定、机械测量、多电极阵列和其他分析系统，用于组织器官的自动化监测和实时分析（Barata et al.，2016；Kim et al.，2019）。生物传感器的集成可用于原位、实时监测类器官的行为，进行在线生物过程和功能分析，同时有利于精确评估培养微环境的参数和类器官对药物的长期、动态反应。Zhang 等（2017）将多模传感器集成于器官芯片平台，用于自动、连续的类器官行为监测。该平台具有器官芯片单元模块化，以及生化、物理和光学多模传感集成特点，可以实现生物、物理和化学参数的自动化原位监测，为研究多种器官间相互作用和药物测试提供新技术平台。此外，器官芯片系统集成高通量、自动化和实时分析，有望实现高效、低成本的药物筛选。Schuster 等（2020）提出了一种将肿瘤类器官高通量培养和分析集成的系统，用于抗肿瘤药物的筛选、药效实时监测和分析。这种集成的类器官芯片体系不仅有利于在可控微环境下产生大量类器官，同时也能观察不同患者来源的类器官对药物的差异性反应并进行自动化分析，为高通量药物筛选和个性化治疗提供了有潜力的平台。

16.2.4 类器官间相互作用研究

人体内各种生命活动，包括糖脂代谢、免疫反应、药物吸收和代谢等都是多个器官间相互协调作用的结果。基于模块化、高度集成和多维度的特点，类器官芯片可通过共培养的方式实现多种组织器官的功能耦联（Skardal et al., 2016; Esch et al., 2011），这为深入研究不同类器官之间的发育调控、疾病进程和药物反应等复杂相互作用提供了崭新的平台。有研究报道了一种仿生人肠-肝-脑类器官芯片，通过在该系统中灌注免疫细胞可研究人神经退行性疾病——帕金森病的病理机制（Trapecar et al., 2021）。研究显示，该体系中脑类器官具有与体内相似的生理病理特征。同时，肠道微生物来源的短链脂肪酸能够加速帕金森病的发病进程。该研究将多器官芯片体系与免疫细胞和肠道微生物结合，用以研究不同器官、免疫细胞和肠道微生物之间特异性的相互作用。另外，该研究使用了患者来源的干细胞来解析遗传和环境因素如何导致神经退行性疾病的发生与发展。类器官互作芯片体系在一定程度上突破了传统意义上多器官芯片中细胞系、动物细胞等细胞来源的限制，以多种工程化的类器官为研究对象，具有更高的生理相关性，可为人体系统性疾病研究和药物开发提供新的平台。

16.3 主要应用

16.3.1 组织器官发育

人体器官发育是一个动态复杂的过程，依赖于内在的基因表达和外在的细胞微环境的协调控制，如基质、细胞间相互作用、生长因子和机械流体等。类器官芯片可通过整合微流控技术、生物材料工程和干细胞生物学，精确调控干细胞分化和类器官生长的复杂微环境因素（如生长因子梯度、机械力、流体剪切力等），并结合生物材料（如水凝胶等）构建 3D ECM 微环境，模拟器官发育的动态过程。例如，作者团队建立了一种多通道可灌注培养的脑类器官芯片，以探究机械流体因素对脑类器官发育的影响（Wang et al., 2018b）。与传统脑类器官培养体系相比，该体系可实现在动态培养环境下 PSC 来源拟胚体的原位神经谱系分化和脑类器官产生,并显著改善类器官的氧气和营养供应,提高细胞活力和类器官生长,减少脑类器官的中心细胞坏死。此外,研究发现机械流体因素能够促进神经前体细胞和皮层神经元的分化,改善不同脑区结构和皮层的发育。脑类器官的培养、扩增和成熟是一个漫长的过程,克服这一问题的一个潜在策略是,在环境受限的装置中培养脑类器官,以加速其成熟。Karzbrun 等(2018)建立了一种具有空间限制的 3D 培养芯片小室,模拟脑类器官发育过程中的大脑皱褶和折叠。在高度仅为 150 μm 的培养室中,脑类器官不断生长。研究发现在受限空间中生长的脑类器官发生结构上的褶皱和卷曲,模拟了大脑发育过程中褶皱形成的物理过程,这表明芯片受限空间产生的压缩力可能促进了脑类器官的成熟。

  器官芯片技术也为肠类器官的可控性产生与发育学研究提供了新的策略。例如,Barrett 团队在可灌注芯片上培养肠类器官,发现流体可促进肠上皮细胞折叠,形成极性的肠绒毛样结构,其包含所有的肠上皮细胞亚型,并对外源刺激有生物响应性(Workman et al., 2018),这证明了流体有利于肠类器官的复杂生理结构形成。Nikolaev 等(2020)建立了具有类似肠绒毛凹陷结构的可灌注器官芯片平台,将肠 ASC 灌注到芯片通道内,发现微结构可导向肠干细胞的分化,并且流体循环系统有利于清除死细胞,维持类器官的长期生长。值得注意的是,该系统有效地提高了肠类器官的分化能力,发现并富集了罕见的肠道细胞,如微褶细胞和肠内分泌细胞,这在传统静态培养条件下是难以实现的。该体系也为体外模拟肠道微生物感染和共生提供了有价值的平台。此外,有报道将患者来源的结肠类器官与血管床共培养用于构建血管化的肠类器官(Rajasekar et al., 2020),发现肠类器官在含有血管床的培养体系上发育得更好。尽管在结肠类器官周围发现了可灌注的血管结构,但仍没有直接证据表明类器官内部有血管的灌通或功能性吻合,未来可结合更多工程策略来改善该体系中类器官的结构和功能。

16.3.2 生命早期环境暴露

  器官芯片可在疾病建模和药物测试等领域展现独特的优势。脑类器官芯片可以通过控制复杂微环境再现早期人脑发育的许多关键特征,有效弥补了动物模型和传统培养方式的不足,为体外研究神经毒性暴露和神经发育障碍等疾病提供了新的平台。作者团队利用构建的脑类器官芯片体系研究了不同类型的环境暴露物(如重金镉、丙戊酸钠、酒精和尼古丁等)对胎儿早期脑发育的影响(Wang et al., 2018c; Cui et al., 2020; Zhu et al., 2017a; Yin et al., 2018)。例如,在可灌注培养的脑类器官芯片中发现尼古丁可引起过早的神经元分化、脑区和皮层发育异常,以及皮层神经分化异常,这表明尼古丁暴露会损害神经发育,影响早期脑发育

(Wang et al.，2018c)。利用微柱阵列芯片产生的皮层类器官发现产前丙戊酸（valproic acid，VPA）暴露引起脑发育受损，包括神经元祖细胞增加、神经元分化受到抑制、前脑区域化发生改变。有趣的是，转录组分析表明 VPA 暴露的脑类器官与孤独症患者衍生的类器官有相似之处，突显了与产前 VPA 暴露有关的孤独症发病风险。Ao 等（2020）利用脑类器官芯片研究了产前大麻暴露对大脑发育的神经毒性影响，结果表明，经过大麻处理的类器官表现出神经元成熟度降低、神经轴突生长受损和自发放电率降低。此外，Cui 等（2022）利用脑类器官芯片研究乳腺癌来源的外泌体对早期脑发育的影响，研究发现，乳腺癌细胞（MCF-7）来源的外泌体诱导的脑类器官中，与乳腺癌、髓母细胞瘤和神经发生相关的信号通路被激活，表明乳腺癌细胞来源的外泌体可能导致神经发育受损和脑组织癌变，在调节细胞间通讯和不同器官间的相互作用方面发挥着关键作用。这可能意味着患有乳腺癌的孕妇，其胎儿在出生后存在患神经发育障碍的风险。这些脑类器官芯片为疾病研究和药物测试，尤其是神经毒性研究提供了有价值的平台。此外，作者团队利用可灌注的肝类器官芯片体系模拟了 NAFLD 的发生发展过程（Wang et al.，2020a）。在游离脂肪酸暴露条件下，肝类器官表现出一系列 NAFLD 的关键病理特征，包括脂滴形成、甘油三酯积累和肝纤维化等，这对于更好地理解 NAFLD 的发生机制以及药物开发具有重要意义。

16.3.3 疾病建模

器官芯片也在炎症性肠道疾病模拟与研究方面展现出独特的优势。以临床样本为来源，可以构建反映患者基因型与疾病特征的肠类器官芯片。借助芯片体系对组织微环境的调控，可使肠类器官病理或生理特征得以长时间维持，有望在个性化医疗中发挥重要作用。例如，Kim 等（2024）将患者来源的类器官中的十二指肠上皮细胞与人肠内皮细胞共培养于芯片中多孔膜的两侧，以建立肠道模型。通过对该模型进行营养缺乏培养基的灌注，研究者模拟了营养不良的症状，包括导绒毛变钝、黏液产生减少、营养吸收受损和炎症细胞因子分泌增加等。研究结果显示，磺胺多辛乙胺嘧啶的治疗可有效逆转营养不良女性肠道芯片中观察到的多种肠道吸收异常。类似地，在其他报道中，研究者利用患有炎症性肠病的犬类原代组织，在上下层夹膜芯片中构建了相应的疾病模型，并利用对多孔膜施加的拉伸刺激，使肠类器官模型产生了与体内类似的隐窝结构（Nagao et al.，2024）。肠类器官芯片也可用于研究病毒的感染过程与机理。例如，Bein 等（2021）开发了一种肠类器官芯片，其中利用患者来源的肠上皮细胞和免疫细胞共同构建了较为复杂的仿生肠道模型。该模型可以利用外部机械刺激来模拟肠道蠕动等动力学过程，并在此条件下研究冠状病毒感染下的肠道动力学变化、免疫响应和相关治疗方法的疗效，结果表明，蛋白酶抑制剂纳莫司他可以预防病毒的侵袭。这也为感染类肠道疾病的体外模拟和研究提供了新的思路与方法。

16.3.4　药物评估

器官芯片作为一种新的体外器官模型，能够模拟药物在多种类型类器官中的动态变化规律和对药物刺激的真实响应，这对提高新药开发的有效性和准确性具有重要意义。Kasendra 等（2020）建立了人十二指肠类器官芯片，具有极化的肠细胞结构、肠屏障功能、特殊细胞亚群的存在以及肠道药物转运蛋白表达，模拟了肠道组织结构和功能，与 CYP450 介导的药物代谢和药物转运有关，能更好地预测人体药代动力学和药物相互作用风险。体内药物的吸收、运输、代谢和排泄涉及多种器官间的相互协作，传统单一细胞或类器官体系难以真实地模拟这种复杂的生理过程。通过构建多个不同类器官相互连接的"多器官芯片"，可模拟器官生理微环境和功能耦联，从而更加准确地模拟体内器官间生理和病理互作，这有助于在器官水平深入理解人体系统疾病的发生和药物开发。作者团队构建了一种 hiPSC 来源的心肌-肝类器官体系，用于抗抑郁药氯米帕明的药物毒性研究，结果显示，该药物在体内具有肝代谢依赖性的心脏毒副作用（Yin et al.，2021）。糖尿病是一种涉及多个器官协调控制的复杂代谢性疾病，其中肝和胰腺存在复杂的功能联系和生理反馈环路。作者团队建立了一种新型肝-胰岛类器官互作芯片体系，实现了 hiPSC 来源的肝和胰岛类器官的动态培养及相互作用研究，模拟了 2 型糖尿病的主要病理特征和降糖药二甲双胍的治疗反应，于体外再现了人肝-胰岛轴在生理和病理情况下的糖调控特点。该模型为糖尿病等复杂代谢性疾病研究和新药发现等提供了新策略与新技术（Tao et al.，2021）。

抗癌药物研发一直是肿瘤治疗领域的热点和难点。由于不同抗肿瘤药物的作用方式和靶点差异较大，因此需要大量的评价模型用于前期的药物评价和筛选。研究者利用患者来源的类器官构建了肿瘤类器官芯片模型，通过模拟肿瘤的异质性和进化过程，成功预测了不同抗癌药物的敏感性。肿瘤类器官芯片不仅能够监测癌症的复发和进展，还能为个性化治疗方案提供依据。例如，Schuster 等（2020）建立了一种自动化、高通量的 3D 类器官动态培养和分析系统，通过对人源胰腺肿瘤类器官进行单独、组合和连续药物筛选，观察到不同患者类器官对药物治疗的反应存在显著差异，促进了临床前研究和个性化治疗。

16.4　小　　结

器官芯片用于类器官研究是当今生物医学领域新的分支方向，已在组织发育学、疾病研究、药物筛选和精准医疗等方面展现出巨大应用前景。它利用组织发育学和工程学的协同策略，有效解决了类器官在通量化形成、整合分析和微环境控制等方面的瓶颈问题，为体外构建可信度更高的 3D 组织器官模型及其转化研究提供了创新技术和平台。器官芯片可通过施加多种复杂可控的条件和理化因素模拟组织微环境，定向引导干细胞行为和类器官的形态发生。此外，利用不同患者来源的干细胞或组织，器官芯片可创建具有多遗传背景的功能类器官，实现个性化疾病模型构建和精准医疗。器官芯片还可集成高通量分析来筛选和优化类器官培养条件，为组织器官修复和疾病治疗等提供有力保障，推动再生医学的发展。

参 考 文 献

Achberger K, Probst C, Haderspeck J, et al. 2019. Merging organoid and organ-on-a-chip technology to generate complex multi-layer tissue models in a human retina-on-a-chip platform. eLife, 8: e46188.

Ao Z, Cai H W, Havert D J, et al. 2020. One-stop microfluidic assembly of human brain organoids to model prenatal cannabis exposure. Analytical Chemistry, 92(6): 4630-4638.

Baeyens N, Bandyopadhyay C, Coon B G, et al. 2016. Endothelial fluid shear stress sensing in vascular health and disease. The Journal of Clinical Investigation, 126(3): 821-828.

Bagley J A, Reumann D, Bian S, et al. 2017. Fused cerebral organoids model interactions between brain regions. Nature Methods, 14(7): 743-751.

Barata D, van Blitterswijk C, Habibovic P. 2016. High-throughput screening approaches and combinatorial development of biomaterials using microfluidics. Acta Biomaterialia, 34: 1-20.

Barker N, van Es J H, Kuipers J, et al. 2007. Identification of stem cells in small intestine and colon by marker gene Lgr5. Nature, 449(7165): 1003-1007.

Bein A, Kim S, Goyal G, et al. 2021. Enteric coronavirus infection and treatment modeled with an immunocompetent human intestine-on-a-chip. Frontiers in Pharmacology, 12: 718484.

Bolognin S, Fossépré M, Qing X B, et al. 2018. 3D cultures of Parkinson's disease-specific dopaminergic neurons for high content phenotyping and drug testing. Advanced Science, 6(1): 1800927.

Chen H Y, Kaya K D, Dong L J, et al. 2016. Three-dimensional retinal organoids from mouse pluripotent stem cells mimic *in vivo* development with enhanced stratification and rod photoreceptor differentiation. Molecular Vision, 22: 1077-1094.

Chen Y W, Huang S X, de Carvalho A L R T, et al. 2017. A three-dimensional model of human lung development and disease from pluripotent stem cells. Nature Cell Biology, 19(5): 542-549.

Cherne M D, Sidar B, Sebrell T A, et al. 2021. A synthetic hydrogel, VitroGel® ORGANOID-3, improves immune cell-epithelial interactions in a tissue chip co-culture model of human gastric organoids and dendritic cells. Frontiers in Pharmacology, 12: 707891.

Chistiakov D A, Orekhov A N, Bobryshev Y V. 2017. Effects of shear stress on endothelial cells: go with the flow. Acta Physiologica, 219(2): 382-408.

Clevers H. 2016. Modeling development and disease with organoids. Cell, 165(7): 1586-1597.

Creff J, Courson R, Mangeat T, et al. 2019. Fabrication of 3D scaffolds reproducing intestinal epithelium topography by high-resolution 3D stereolithography. Biomaterials, 221: 119404.

Crespo M, Vilar E, Tsai S Y, et al. 2017. Colonic organoids derived from human induced pluripotent stem cells for modeling colorectal cancer and drug testing. Nature Medicine, 23(7): 878-884.

Cruz N M, Song X W, Czerniecki S M, et al. 2017. Organoid cystogenesis reveals a critical role of microenvironment in human polycystic kidney disease. Nature Materials, 16(11): 1112-1119.

Cui K L, Chen W W, Cao R K, et al. 2022. Brain organoid-on-chip system to study the effects of breast cancer derived exosomes on the neurodevelopment of brain. Cell Regeneration, 11(1): 7.

Cui K L, Wang Y Q, Zhu Y J, et al. 2020. Neurodevelopmental impairment induced by prenatal valproic acid exposure shown with the human cortical organoid-on-a-chip model. Microsystems & Nanoengineering, 6(1): 49.

Danjo T, Eiraku M, Muguruma K, et al. 2011. Subregional specification of embryonic stem cell-derived ventral telencephalic tissues by timed and combinatory treatment with extrinsic signals. The Journal of Neuroscience, 31(5): 1919-1933.

Demers C J, Soundararajan P, Chennampally P, et al. 2016. Development-on-chip: *in vitro* neural tube patterning with a microfluidic device. Development, 143(11): 1884-1892.

Dijkstra K K, Cattaneo C M, Weeber F, et al. 2018. Generation of tumor-reactive T cells by co-culture of peripheral blood lymphocytes and tumor organoids. Cell, 174(6): 1586-1598 e1512.

Du Y, Khandekar G, Llewellyn J, et al. 2020. A bile duct-on-a-chip with organ-level functions. Hepatology, 71(4): 1350-1363.

Eiraku M, Sasai Y. 2011. Self-organizing optic-cup morphogenesis in three-dimensional culture. Neuroscience Research, 71(Supplement): E127-E128.

Elci B S, Nikolaev M, Rezakhani S, et al. 2024. Bioengineered tubular biliary organoids. Advanced Healthcare Materials, 13(8): e2302912.

Esch M B, King T L, Shuler M L. 2011. The role of body-on-a-chip devices in drug and toxicity studies. Annual Review of Biomedical Engineering, 13: 55-72.

Fatehullah A, Tan S H, Barker N. 2016. Organoids as an *in vitro* model of human development and disease. Nature Cell Biology, 18(3): 246-254.

Gjorevski N, Avignon B, Gerard R, et al. 2020. Neutrophilic infiltration in organ-on-a-chip model of tissue inflammation. Lab on a Chip, 20(18): 3365-3374.

Gjorevski N, Nikolaev M, Brown T E, et al. 2022. Tissue geometry drives deterministic organoid patterning. Science, 375(6576): eaaw9021.

Gjorevski N, Sachs N, Manfrin A, et al. 2016. Designer matrices for intestinal stem cell and organoid culture. Nature, 539(7630): 560-564.

Guan Y, Xu D, Garfin P M, et al. 2017. Human hepatic organoids for the analysis of human genetic diseases. JCI Insight, 2(17): e94954.

Henderson A R, Choi H, Lee E. 2020. Blood and lymphatic vasculatures on-chip platforms and their applications for organ-specific *in vitro* modeling. Micromachines, 11(2): 147.

Homan K A, Gupta N, Kroll K T, et al. 2019. Flow-enhanced vascularization and maturation of kidney organoids *in vitro*. Nature Methods, 16(3): 255-262.

Jung D J, Byeon J H, Jeong G S. 2020. Flow enhances phenotypic and maturation of adult rat liver organoids. Biofabrication, 12(4): 045035.

Kadoshima T, Sakaguchi H, Nakano T, et al. 2013. Self-organization of axial polarity, inside-out layer pattern, and species-specific progenitor dynamics in human ES cell-derived neocortex.

Proceedings of the National Academy of Sciences of the United States of America, 110(50): 20284-20289.

Kasendra M, Luc R, Yin J, et al. 2020. Duodenum Intestine-Chip for preclinical drug assessment in a human relevant model. Elife, 9 :e50135.

Karzbrun E, Kshirsagar A, Cohen S R, et al. 2018. Human brain organoids on a chip reveal the physics of folding. Nature Physics, 14(5): 515-522.

Kim J, Koo B K, Knoblich J A. 2020. Human organoids: model systems for human biology and medicine. Nature Reviews Molecular Cell Biology, 21(10): 571-584.

Kim J A, Hong S, Rhee W J. 2019. Microfluidic three-dimensional cell culture of stem cells for high-throughput analysis. World Journal of Stem Cells, 11(10): 803-816.

Kim S, Naziripour A, Prabhala P, et al. 2024. Direct therapeutic effect of sulfadoxine-pyrimethamine on nutritional deficiency-induced enteric dysfunction in a human Intestine Chip. eBioMedicine, 99: 104921.

Lancaster M A, Corsini N S, Wolfinger S, et al. 2017. Guided self-organization and cortical plate formation in human brain organoids. Nature Biotechnology, 35(7): 659-666.

Lancaster M A, Knoblich J A. 2014. Organogenesis in a dish: modeling development and disease using organoid technologies. Science, 345(6194): 1247125.

Lancaster M A, Renner M, Martin C A, et al. 2013. Cerebral organoids model human brain development and microcephaly. Nature, 501(7467): 373-379.

Lee C T, Bendriem R M, Wu W W, et al. 2017. 3D brain Organoids derived from pluripotent stem cells: promising experimental models for brain development and neurodegenerative disorders. Journal of Biomedical Science, 24(1): 59.

Lee J, Choi B, No da Y, et al. 2016. A 3D alcoholic liver disease model on a chip. Integrative Biology: Quantitative Biosciences from Nano to Macro, 8(3): 302-308.

Lee K K, McCauley H A, Broda T R, et al. 2018. Human stomach-on-a-chip with luminal flow and peristaltic-like motility. Lab on a Chip, 18(20): 3079-3085.

Li J, Zhang W H, Liu A Q, et al. 2024. An engineered anisotropic skeletal muscle organoid-on-a-chip for deciphering muscle response under intermittent hypoxia. Advanced Functional Materials, 34(39): 1.

Lindborg B A, Brekke J H, Vegoe A L, et al. 2016. Rapid induction of cerebral organoids from human induced pluripotent stem cells using a chemically defined hydrogel and defined cell culture medium. Stem Cells Translational Medicine, 5(7): 970-979.

Liu H T, Wang Y Q, Cui K L, et al. 2019. Advances in hydrogels in organoids and organs-on-a-chip. Advanced Materials, 31(50): e1902042.

Lu S M, Cuzzucoli F, Jiang J, et al. 2018. Development of a biomimetic liver tumor-on-a-chip model based on decellularized liver matrix for toxicity testing. Lab on a Chip, 18(22): 3379-3392.

Lyu Z L, Park J, Kim K M, et al. 2021. A neurovascular-unit-on-a-chip for the evaluation of the restorative potential of stem cell therapies for ischaemic stroke. Nature Biomedical Engineering, 5(8): 847-863.

McCracken K W, Catá E M, Crawford C M, et al. 2014. Modelling human development and disease in pluripotent stem-cell-derived gastric organoids. Nature, 516(7531): 400-404.

Metallo C M, Vodyanik M A, de Pablo J J, et al. 2008. The response of human embryonic stem cell-derived endothelial cells to shear stress. Biotechnology and Bioengineering, 100(4): 830-837.

Moon S H, Ju J, Park S J, et al. 2014. Optimizing human embryonic stem cells differentiation efficiency by screening size-tunable homogenous embryoid bodies. Biomaterials, 35(23): 5987-5997.

Nagao I, Nakazawa M, Ambrosini Y M. 2024. Three-dimensional morphogenesis in canine gut-on-a-chip using intestinal organoids derived from inflammatory bowel disease patients. Journal of Visualized Experiments, (204): e65720.

Natarajan V, Simoneau C R, Erickson A L, et al. 2022. Modelling T-cell immunity against hepatitis C virus with liver organoids in a microfluidic coculture system. Open Biol, 12(3): 210320.

Nikolaev M, Mitrofanova O, Broguiere N, et al. 2020. Homeostatic mini-intestines through scaffold-guided organoid morphogenesis. Nature, 585(7826): 574-578.

Park S E, Georgescu A, Huh D. 2019. Organoids-on-a-chip. Science, 364(6444): 960-965.

Patel S N, Ishahak M, Chaimov D, et al. 2021. Organoid microphysiological system preserves pancreatic islet function within 3D matrix. Science Advances, 7(7): eaba5515.

Puschhof J, Pleguezuelos-Manzano C, Clevers H. 2021. Organoids and organs-on-chips: Insights into human gut-microbe interactions. Cell Host & Microbe, 29(6): 867-878.

Qian X Y, Nguyen H N, Song M M, et al. 2016. Brain-region-specific organoids using mini-bioreactors for modeling ZIKV exposure. Cell, 165(5): 1238-1254.

Rajasekar S, Lin D S Y, Abdul L, et al. 2020. IFlowPlate—a customized 384-well plate for the culture of perfusable vascularized colon organoids. Advanced Materials, 32(46): e2002974.

Rifes P, Isaksson M, Rathore G S, et al. 2020. Modeling neural tube development by differentiation of human embryonic stem cells in a microfluidic WNT gradient. Nature Biotechnology, 38(11): 1265-1273.

Rossi G, Manfrin A, Lutolf M P. 2018. Progress and potential in organoid research. Nature Reviews Genetics, 19(11): 671-687.

Ruiz A, Joshi P, Mastrangelo R, et al. 2014. Testing Aβ toxicity on primary CNS cultures using drug-screening microfluidic chips. Lab on a Chip, 14(15): 2860-2866.

Salmon I, Grebenyuk S, Abdel Fattah A R, et al. 2022. Engineering neurovascular organoids with 3D printed microfluidic chips. Lab on a Chip, 22(8): 1615-1629.

Sato T, Stange D E, Ferrante M, et al. 2011. Long-term expansion of epithelial organoids from human colon, adenoma, adenocarcinoma, and barrett's epithelium. Gastroenterology, 141(5): 1762-1772.

Sato T, Vries R G, Snippert H J, et al. 2009. Single Lgr5 stem cells build crypt-villus structures *in vitro* without a mesenchymal niche. Nature, 459(7244): 262-265.

Schepers A, Li C R, Chhabra A, et al. 2016. Engineering a perfusable 3D human liver platform from iPS cells. Lab on a Chip, 16(14): 2644-2653.

Schuster B, Junkin M, Kashaf S S, et al. 2020. Automated microfluidic platform for dynamic and combinatorial drug screening of tumor organoids. Nature Communications, 11(1): 5271.

Sgodda M, Dai Z, Zweigerdt R, et al. 2017. A scalable approach for the generation of human pluripotent stem cell-derived hepatic organoids with sensitive hepatotoxicity features. Stem Cells and Development, 26(20): 1490-1504.

Shkumatov A, Baek K, Kong H. 2014. Matrix rigidity-modulated cardiovascular organoid formation from embryoid bodies. PLoS One, 9(4): e94764.

Sidar B, Jenkins B R, Huang S, et al. 2019. Long-term flow through human intestinal organoids with

the gut organoid flow chip (GOFlowChip). Lab on a Chip, 19(20): 3552-3562.
Skardal A, Aleman J, Forsythe S, et al. 2020. Drug compound screening in single and integrated multi-organoid body-on-a-chip systems. Biofabrication, 12(2): 025017.
Skardal A, Shupe T, Atala A. 2016. Organoid-on-a-chip and body-on-a-chip systems for drug screening and disease modeling. Drug Discovery Today, 21(9): 1399-1411.
Slanzi A, Iannoto G, Rossi B, et al. 2020. *In vitro* models of neurodegenerative diseases. Frontiers in Cell and Developmental Biology, 8: 328.
Sontheimer-Phelps A, Chou D B, Tovaglieri A, et al. 2020. Human colon-on-a-chip enables continuous *in vitro* analysis of colon mucus layer accumulation and physiology. Cellular and Molecular Gastroenterology and Hepatology, 9(3): 507-526.
Sorrentino G, Rezakhani S, Yildiz E, et al. 2020. Mechano-modulatory synthetic niches for liver organoid derivation. Nature Communications, 11(1): 3416.
Stein M C, Braun F, Krebs C F, et al. 2021. Kidney organoid systems for studies of immune-mediated kidney diseases: challenges and opportunities. Cell Tissue Res, 385(2): 457-473.
Suga H, Kadoshima T, Minaguchi M, et al. 2011. Self-formation of functional adenohypophysis in three-dimensional culture. Nature, 480(7375): 57-62.
Takasato M, Er P X, Becroft M, et al. 2014. Directing human embryonic stem cell differentiation towards a renal lineage generates a self-organizing kidney. Nature Cell Biology, 16(1): 118-126.
Takebe T, Sekine K, Enomura M, et al. 2013. Vascularized and functional human liver from an iPSC-derived organ bud transplant. Nature, 499(7459): 481-484.
Takebe T, Zhang B Y, Radisic M. 2017. Synergistic engineering: organoids meet organs-on-a-chip. Cell Stem Cell, 21(3): 297-300.
Tamargo-Rubio I, Simpson A B, Hoogerland J A, et al. 2023. Human induced pluripotent stem cell-derived liver-on-a-chip for studying drug metabolism: the challenge of the cytochrome P450 family. Frontiers in Pharmacology, 14: 1223108.
Tao T T, Wang Y Q, Chen W W, et al. 2019. Engineering human islet organoids from iPSCs using an organ-on-chip platform. Lab on a Chip, 19(6): 948-958.
Tao T T, Deng P W, Wang Y Q, et al. 2022. Microengineered multi-organoid system from hiPSCs to recapitulate human liver-islet axis in normal and type 2 diabetes. Advanced Science, 9(5): e2103495.
Tong Z Q, Kwak E, Aguiar A, et al. 2021. Compartmentalized microfluidic chambers enable long-term maintenance and communication between human pluripotent stem cell-derived forebrain and midbrain neurons. Lab on a Chip, 21(20): 4016-4030.
Trapecar M, Wogram E, Svoboda D, et al. 2021. Human physiomimetic model integrating microphysiological systems of the gut, liver, and brain for studies of neurodegenerative diseases. Science Advances, 7(5): eabd1707.
Trujillo C A, Muotri A R. 2018. Brain organoids and the study of neurodevelopment. Trends in Molecular Medicine, 24(12): 982-990.
Uzel S G M, Amadi O C, Pearl T M, et al. 2016. Simultaneous or sequential orthogonal gradient formation in a 3D cell culture microfluidic platform. Small, 12(5): 612-622.
Völkner M, Zschätzsch M, Rostovskaya M, et al. 2016. Retinal organoids from pluripotent stem cells efficiently recapitulate retinogenesis. Stem Cell Reports, 6(4): 525-538.

Wang Y L, Kim R, Gunasekara D B, et al. 2018a. Formation of human colonic crypt array by application of chemical gradients across a shaped epithelial monolayer. Cellular and Molecular Gastroenterology and Hepatology, 5(2): 113-130.

Wang Y Q, Wang H, Deng P W, et al. 2018d. In situ differentiation and generation of functional liver organoids from human iPSCs in a 3D perfusable chip system. Lab on a Chip, 18(23): 3606-3616.

Wang Y Q, Wang H, Deng P W, et al. 2020a. Modeling human nonalcoholic fatty liver disease (NAFLD) with an organoids-on-a-chip system. ACS Biomaterials Science & Engineering, 6(10): 5734-5743.

Wang Y Q, Wang L, Guo Y Q, et al. 2018b. Engineering stem cell-derived 3D brain organoids in a perfusable organ-on-a-chip system. RSC Advances, 8(3): 1677-1685.

Wang Y Q, Wang L, Zhu Y J, et al. 2018c. Human brain organoid-on-a-chip to model prenatal nicotine exposure. Lab on a Chip, 18(6): 851-860.

Wang Y M, Wu D, Wu G H, et al. 2020b. Metastasis-on-a-chip mimicking the progression of kidney cancer in the liver for predicting treatment efficacy. Theranostics, 10(1): 300-311.

Wong A P, Bear C E, Chin S, et al. 2012. Directed differentiation of human pluripotent stem cells into mature airway epithelia expressing functional CFTR protein. Nature Biotechnology, 30(9): 876-882.

Workman M J, Gleeson J P, Troisi E J, et al. 2018. Enhanced utilization of induced pluripotent stem cell-derived human intestinal organoids using microengineered chips. Cellular and Molecular Gastroenterology and Hepatology, 5(4): 669-677.e2.

Wu J X, Hirai Y, Kamei K I, et al. 2019. Novel microfluidic device integrated with a fluidic-capacitor to mimic heart beating for generation of functional liver organoids. Electronics and Communications in Japan, 102(10): 41-49.

Yamamoto K, Sokabe T, Watabe T, et al. 2005. Fluid shear stress induces differentiation of Flk-1-positive embryonic stem cells into vascular endothelial cells in vitro. American Journal of Physiology Heart and Circulatory Physiology, 288(4): H1915-H1924.

Yin F C, Zhu Y J, Wang Y Q, et al. 2018. Engineering brain organoids to probe impaired neurogenesis induced by cadmium. ACS Biomaterials Science & Engineering, 4(5): 1908-1915.

Yin F C, Zhang X, Wang L, et al. 2021. HiPSC-derived multi-organoids-on-chip system for safety assessment of antidepressant drugs. Lab on a Chip, 21(3): 571-581.

Zhang S, Wan Z P, Kamm R D. 2021. Vascularized organoids on a chip: strategies for engineering organoids with functional vasculature. Lab on a Chip, 21(3): 473-488.

Zhang Y S, Aleman J, Shin S R, et al. 2017. Multisensor-integrated organs-on-chips platform for automated and continual in situ monitoring of organoid behaviors. Proceedings of the National Academy of Sciences of the United States of America, 114(12): E2293-E2302.

Zhou J, Li Y S, Chien S., 2014. Shear stress-initiated signaling and its regulation of endothelial function. Arteriosclerosis, Thrombosis, and Vascular Biology, 34(10): 2191-2198.

Zhu Y J, Wang L, Yin F C, et al. 2017a. Probing impaired neurogenesis in human brain organoids exposed to alcohol. Integrative Biology, 9(12): 968-978.

Zhu Y J, Wang L, Yu H, et al. 2017b. In situ generation of human brain organoids on a micropillar array. Lab on a Chip, 17(17). 2941-2950.

第 17 章 器官芯片在替代毒理学研究中的应用

17.1 概　　述

替代毒理学（toxicology alternatives）是一门旨在减少、优化和替代实验动物使用的交叉学科，它通过开发及应用新的技术和方法来评估化学物质的安全性。随着现代科学技术的快速发展，化学物的种类和数量在日常生活及生产应用中急剧增长。截至 2025 年 2 月，美国《化学文摘》（*Chemical Abstracts Service*，CAS）官网上登记注册的化学物质数量已达 2.75 亿，但超过 95%的化学物质缺少毒理学数据报告，其中药品、化妆品、化学品等的毒性测试和风险评估存在巨大缺口，给环境安全和人类健康带来了潜在风险。传统上以实验动物为主的毒性测试和健康风险评估存在实验周期长、费用高、剂量外推与动物种属外推的不确定性等缺点，同时随着人们对动物福利和保护的日益重视，基于动物实验的毒性测试方法受到巨大挑战。过去的几十年中，替代毒理学研究取得了显著进展，推动毒性评估向更人道、更高效和可持续的方向发展，在伦理、科学、经济、法规、环境和社会等方面展现出重要意义。

目前，已有多个国家或地区发布了限制甚至禁止动物实验的法规和技术指导原则，如 2006 年欧盟颁布《化学品的注册、评估、授权和限制管理》（Registration，Evaluation，Authorisation and Restriction of Chemicals，REACH）法规。2007 年美国国家科学院（National Academy of Sciences，NAS）发表了《21 世纪毒性测试：愿景与策略》（TT21C）的国家报告，指出应用毒理基因组学、生物信息学、系统生物学和计算毒理学等先进技术，将毒性测试方法从整体动物的系统测试转向用细胞或细胞成分的体外测试，重点开展基于毒性通路和靶向测试、剂量-反应与外推模型为核心的毒性测试，实现包括"减少毒性测试所需费用和时间""将测试动物使用数量降到最低"等目标（Krewski et al.，2010；Andersen et al.，2011）。2019 年美国环境保护署（Environmental Protection Agency，EPA）公开声称，计划在未来的毒性测试和风险评估中大幅减少对实验动物的依赖，预计 2035 年全面禁止哺乳动物实验。此外，美国、英国、欧盟等国家和地区的相关研究机构也纷纷投入巨资启动多个关于替代毒理学的重大研究项目，如 Tox21、ToxCast、ReproTech 等，旨在开发器官芯片、类器官、化学以及计算模型等新技术、新方法。2022 年，美国国立卫生研究院（National Institutes of Health，NIH）发布消息称，美国食品药品监督管理局（Food and Drug Administration，FDA）批准了全球首个完全基于

"器官芯片"研究获得临床前数据的新药（NCT04658472）进入临床试验。2022年12月，《FDA现代化法案2.0》中取消了药物临床试验前进行动物试验的强制要求，这对于替代毒理学是一个重大进步（Wadman，2023）。2025年，FDA发布计划，逐步淘汰单克隆抗体及其他药物研发中的动物试验要求，鼓励使用计算机建模、器官芯片和类器官等进行药物安全性评估。

可以预见，将毒理学替代法与转化毒理学领域涌现出的这些新理论和新途径技术方法（new approaches methodology，NAM）整合应用，提高非临床试验的预测性并减少和替代动物实验，必然会在药品、化妆品、食品和化学品等健康相关产品毒性测试与风险评估中得到越来越广泛的应用。

17.2 替代毒理学新途径技术方法

17.2.1 3D细胞模型

为了更好地模拟细胞在体内的真实结构和环境，人们尝试利用在体外构建3D组织和多种细胞共培养。肝组织模型是近年来研究最多的3D模型之一。研究人员通过将不同人源肝组织细胞共培养，建立球状体、支架结构、纤维管型生物反应器、3D打印肝细胞等模型，使其形成复杂的组织三维结构，与体内代谢功能更加接近。3D细胞培养也被认为是未来细胞模型发展的重要方向。目前，已有部分3D肝组织模型能在体外较长时间维持药物代谢酶和药物转运蛋白活性，并被广泛应用于药物肝毒性筛选、代谢产物鉴定等领域（Ma et al.，2023；Kammerer，2021）。

17.2.2 类器官

类器官是指利用成体干细胞或多能干细胞进行体外三维培养而形成的具有一定空间结构的组织类似物，能够模拟特定器官的复杂结构和功能。尽管类器官并不是真正意义上的人体器官，但能够最大限度地模拟体内组织结构及功能，并能够长期稳定传代培养，进一步增强了体外模型的复杂性和功能性，为毒性评估提供了更接近体内环境的模型。类器官根据来源主要分为组织来源类器官和多能干细胞来源类器官，如肿瘤类器官、多能干细胞或成体干细胞。目前已实现了心、脑、肺、肠、肝、胃、肾、血管、皮肤、乳腺等多种类器官的构建。类器官模型在人类疾病建模、药物开发、精准医疗、再生医学和生物材料等研究中显示出重要的应用前景（Jansen et al.，2025；Lu et al.，2024，Peng et al.，2025；Wang and Qin，2023）。

17.2.3 器官芯片

器官芯片是体外细胞培养的另一项突破性进展，在药物毒性筛选和疾病模型构建方面展现出巨大潜力。器官芯片通过构建微型化的器官模型，模拟人体器官的结构和功能，不仅可以再现单个器官的生理环境，还可以通过连接多个器官芯片来模拟器官间的相互作用，为系统性毒性评估提供了新的工具。单器官芯片系统是器官芯片的基础，通过模拟特定器官的微环境和功能为其毒性评估提供高度可控和可重复的平台。例如，肺芯片可以模拟肺泡结构和呼吸运动，用于评估吸入毒物的影响（Sakolish et al., 2022）；肝芯片则可以模拟肝脏的代谢功能，用于研究药物代谢和肝毒性（Jang et al., 2019）。多器官芯片系统通过连接多个单器官芯片，模拟人体多个器官之间的相互作用和物质交换，为系统性毒性评估和药物开发提供了强大的工具，例如，将肝芯片、心脏芯片、肾芯片连接起来评估化学物质在体内的分布、代谢和毒性效应及其对各器官的毒性影响（Claude-Taupin et al., 2023）。

17.2.4 计算毒理学方法

进入 21 世纪，化学品的毒性测试方法发生重大变革。2007 年 NAS 报告 TT21C，倡导发展基于人体、细胞的高通量测试方法和计算毒理学模型评价化学品的危害，以减少动物实验，降低时间成本和经济成本（Andersen et al. 2011）。高通量测试方法的发展产生了大量化学品毒性效应的体外数据，使毒理学进入了"大数据时代"，这些数据进一步推动了计算毒理学在替代毒理学中的发展。例如，定量构效关系基于大量实验数据，利用统计学习或机器学习方法建立化学结构描述符与生物活性之间的数学关系，从而分析化学物质的结构与其生物活性之间的关系，可以预测新化合物的毒性。这种方法不仅可以减少实验动物的使用，还可以加速毒性预测和筛选，被广泛用于预测化学物质与雌激素受体的结合能力、雄激素受体活性、甲状腺激素相关受体功能等（Zhao et al., 2017；Bohl et al., 2004；Politi et al., 2014）。此外，分子对接和模拟技术能够在分子水平上研究毒物与生物大分子的相互作用机制（陈晋莹等，2019）。分子对接技术通过计算毒物分子与靶标蛋白的结合模式和结合能，预测其潜在的毒性作用。分子动力学模拟则通过模拟毒物与生物大分子在原子水平上的相互作用过程，揭示毒性作用的分子机制。这些计算方法为理解毒物作用机制和设计低毒性化合物提供了重要工具。

17.2.5 组学测试技术

组学技术的快速发展和完善，极大地促进了人们对复杂生物系统中毒性机制的理解。目前,相关研究已表明转录组学、蛋白质组学和代谢组学等方法可以较全面揭示毒物作用的分子机制,识别毒性生物标志物,为替代毒理学研究提供了新的视角。这些组学技术的结合使用有助于建立更精确的毒性预测模型,并为毒性作用机制研究提供深入见解。

转录组学通过高通量、大规模地对基因表达进行分析,可以揭示被特定转录因子激活的基因,探索毒性通路、识别药物靶点或诊断标志物,从而用于了解相关分子机制。Jagtap 等(2011)通过转录组学分析研究了人类胚胎干细胞分化过程中的具体毒性效应机制。此外,有研究报道将人类胚胎干细胞用于体外测试时,通过转录组学分析来研究生殖毒理问题(Jagtap et al., 2011; Krug et al., 2013),清楚地认识了批量效应等问题,也对转录因子过表达等问题给出了分析策略。

蛋白质组学则可以揭示毒物作用后蛋白质表达和修饰的变化,为理解毒性机制提供蛋白质水平的信息。研究人员已经开发了二维凝胶电泳联合质谱技术、基于同位素编码亲和标记的蛋白质分析平台(ICAT)、多维蛋白质鉴定系统(MudPIT)、同位素标记氨基酸技术(SILAC)等研究平台。技术的更迭提高了单次分析中确定蛋白质的覆盖率,实现了低丰度蛋白的检测和鉴定。例如,研究人员基于 MudPIT,在生态毒理学研究中绘制了生物体液和组织的蛋白质组学图谱,超过 600 种扰动蛋白被成功鉴定(Uleberg et al., 2010)。另外一项研究基于 SILAC 技术成功鉴定了 63 种蛋白质在 HepG2 人肝癌细胞系与人永生化细胞系 L02 之间的差异表达,表明了 SILAC 蛋白质组学技术在发现生物标志物种的重要性(Ren et al., 2010)。

代谢组学通过分析毒物作用后生物体内代谢物的变化,可以反映毒物对代谢途径的影响,包括代谢指纹分析、代谢谱图分析和代谢靶向分析(Shulaev, 2006)。代谢物鉴定和定量检测是基于质谱和核磁共振波谱。基于质谱的代谢组学研究取决于质谱本身的性能指标,如精确度、分辨率、动态范围等。为了正确鉴定代谢物,需要与已知的典型的代谢物数据库相匹配。现有多个商业化或公共数据库可供使用,如人类代谢组数据库和 METLIN 数据库等均包含了数千种代谢物信息。而基于核磁共振技术的代谢组学研究具备定量测定多种复杂混合物种大动态范围分子的能力,该方法重复性好、样品处理简单,因而应用范围广。一项研究致畸化合物和酒精对胚胎干细胞发育毒性的研究中,利用质谱分析产生的致畸化合物的特异性图谱建立了预测模型,正确判定了 8 种已知药物中 7 种药物的致畸性(Palmer et al., 2012)。由此可见,代谢组学结合细胞模型的研究策略在替代毒理学中应用潜力巨大。

17.2.6 整合测试策略

整合测试策略(integrated approach to testing and assessment,IATA)是替代毒

理学发展的重要方向之一。IATA 通过整合多种替代方法和信息，形成系统性的评估策略，以提高毒性预测的准确性和可靠性。这种方法可以根据具体评估需求，灵活组合不同的体外测试、计算模型和组学数据，形成最优的评估方案。IATA 的应用不仅能够减少对动物实验的依赖，还可以提高评估效率，降低成本。经济合作与发展组织（OECD）和美国 EPA 均已发布多份相关指导文件或技术报告，包括眼损伤、眼刺激、皮肤刺激和内分泌干扰评价的 IATA。

体外-体内数据外推模型（IVIVE）是连接体外实验数据和体内毒性评估的重要桥梁。IVIVE 通过建立数学模型，将体外测得的毒性数据转化为体内等效剂量或浓度，从而预测化学物质在体内的毒性效应。这种方法的关键在于准确描述并模拟化学物质在体内的吸收、分布、代谢和排泄过程。基于生理的药代动力学（PBPK）模型是这种外推的核心策略，通过建立 PBPK 模型，可以有意义地整合体外药代动力学和毒代动力学数据，从而将这些数据外推到人类身上。当然，PBPK 模型不仅仅是通过数据拟合曲线，它也会以分子机制为基础，并充分考虑临床来源的相关数据和化合物自身的理化性质。例如，在一项对类视黄醇全反式维 A 酸的发育毒性研究中（Louisse et al., 2015），研究人员首先通过细胞模型获得了类视黄醇全反式维 A 酸的体外浓度-毒性效应数据，然后通过 PBPK 模型外推建立了体内剂量-反应曲线，并获得了基准剂量（BMD）10 倍不确定性区间的下限值，而该值与体内数据仅相差 6 倍，说明借助 PBPK 的 IVIVE 方法可以有效预测体内毒性数据范围。

17.3　器官芯片在替代毒理学中的主要应用

17.3.1　药物毒性测试

器官芯片技术在药物毒性评估中的应用主要体现在肝毒性评估、心脏毒性评估和其他器官毒性评估等方面。在肝毒性评估中，肝芯片能够模拟肝脏的代谢功能和毒性反应，为药物肝毒性评估提供高度可控和可重复的平台。例如，一种包含肝细胞和非实质细胞的肝芯片能够再现肝脏的代谢功能和炎症反应，已被用于评估多种药物的肝毒性（Ma et al., 2016；Wang et al., 2018）。这种肝芯片不仅能够检测药物的直接肝毒性，还可以评估药物代谢产物对肝脏的影响。在心脏毒性评估中，心脏芯片能够模拟心脏的收缩功能和电生理特性，为药物心脏毒性评估提供新的工具。例如，研究人员开发了一种包含心肌细胞和内皮细胞的心脏芯片，能够再现心脏的收缩和电传导功能（Zhao et al., 2019）。这种心脏芯片已被用于评估药物对心脏收缩力和心律的影响，为心脏毒性评估提供了更接近人体反应的模型。在其他器官毒性评估中，器官芯片技术能够模拟多种器官的生理功能和毒性反应，为药物毒性评估提供全面的平台。例如，肝-肾芯片可以用于评估药物对肾脏功能的影响（Zhao et al. 2019；Li et al.，2017，2018），肺芯片则可以用于检测药物对呼吸系统的毒性（Lin et al.，2025），多器官芯片平台还可以用于评估抗抑郁药物的安全性以及药物代谢过程（Li et al.，2016；Yin et al.，2021）。这些器官芯片系统能够同时评估药物对多个器官的毒性效应，为系统性毒性评估提供强大的工具。

17.3.2 药代动力学建模

器官芯片技术在药代动力学研究中的应用主要体现在药物吸收、分布、代谢和排泄（ADME）研究以及药物-药物相互作用研究等方面。在 ADME 研究中，器官芯片能够模拟人体器官的生理环境，为药物 ADME 研究提供更接近体内条件的平台。例如，肠芯片可以用于研究药物的吸收特性（Guo et al.，2024），肝芯片则可以用于评估药物的代谢稳定性（Messner et al.，2013）。这些器官芯片系统能够同时研究药物在多个器官中的 ADME 过程，为药代动力学研究提供全面的数据。在药物-药物相互作用研究中，器官芯片技术能够模拟多种药物在体内的相互作用，为药物-药物相互作用研究提供新的工具。例如，研究人员开发了一种包含肝细胞和肠上皮细胞的多器官芯片系统,能够同时研究药物的吸收和代谢过程(Li et al. 2016)。这种多器官芯片系统已被用于评估多种药物的相互作用，为药物-药物相互作用研究提供了更接近人体反应的模型。

17.3.3 安全性评价

安全性评价的主要任务是对外源性化合物可能造成接触人群的危害进行评估，并初步提出安全使用的条件。通常根据毒理学实验获得的某化合物一系列毒性参数，外推到人，并根据可能接触的水平以确定该化学物是否可能造成急性中毒、慢性中毒、皮肤损害及其他有害作用等，包括化学品安全性评价、化妆品安全性评价、纳米材料安全性评价、食品安全性评价等。目前，器官芯片在安全性评价中的应用主要体现在皮肤刺激性、眼刺激性、吸入毒性和系统毒性评价等方面。

在皮肤刺激性评价中，皮肤芯片通过模拟人体皮肤的结构和功能，为评估外源性化合物等对皮肤的刺激性、腐蚀性和光毒性提供高度可控和可重复的平台。例如，一种包含表皮和真皮层的多层皮肤芯片可以再现皮肤屏障功能和炎症反应（Rhee et al.，2024），已被用于评估化妆品原料、工业化学品和纳米材料的皮肤刺激性、渗透性及免疫毒性，其结果与传统动物实验和人体试验具有良好的一致性（Costa et al.，2023；Fleischmajer et al.，1993；Yoshioka et al.，2017）。此外，研究人员开发了一种包含角质形成细胞和黑色素细胞的皮肤芯片，可再现皮肤的光敏反应（Zhang et al.，2021），已被用于评估化妆品的光毒性，如防晒霜、香水等，为光毒性评估提供了新的工具。皮肤芯片也可以用于研究外源性化合物在皮肤中的渗透、分布和代谢过程，为外源性化合物在皮肤接触毒性评估提供更全面的数据。

在眼刺激性评价中，眼芯片通过模拟角膜和结膜的结构及功能，用于评估外源性化合物对眼睛的刺激性。例如，一种基于人角膜上皮细胞的眼芯片能够再现角膜的屏障功能和炎症反应，已被用于评估家用化学品和眼线笔、睫毛膏等眼部化妆品的眼刺激性（Yu et al.，2022；Li et al.，2023）。这种眼芯片不仅能够减少动物实验的使用，还可以提供更接近人体反应的评估结果。

在吸入毒性评价中，肺芯片通过模拟肺泡结构和呼吸运动，用于评估吸入外源性化合物对呼吸系统的影响。Ingber 等人开发了一种包含气液界面和周期性机械拉伸的肺芯片，能够再现肺泡的生理环境和气体交换功能，已被用于评估纳米材料、香烟烟雾和工业化学品对呼吸系统的毒性（Xue et al., 2023；Lin et al. 2025）。作者团队前期还通过构建肺芯片成功实现了纳米颗粒的毒性评估（Zhang et al., 2018）。此外，研究人员还利用一种包含肺泡上皮细胞和巨噬细胞的肺芯片再现了纳米材料诱导的炎症反应及氧化应激（Yang et al., 2023）。肺芯片为吸入毒性的机制研究提供了新的工具。

在系统毒性评价中，多器官芯片系统通过连接多个单器官模型，模拟人体多个器官之间的相互作用和物质交换，不仅能够检测外源性化合物对单个器官的毒性，还可以评估外源性化合物对多个器官的相互作用和整体毒性效应，例如，多器官芯片用于研究外源性化合物（药物、农药、空气污染物、纳米材料等）在体内的吸收、分布、代谢、排泄和毒性效应，为系统毒性评估提供全面的平台和新的工具（Chen et al.，2021；Yin et al. 2021）。

17.4 小　　结

近年来，替代毒理学研究发展十分迅速，涌现出了许多有力的新技术和新模型，如组学测试技术、iPSC/类器官模型、3D 生物打印模型、器官芯片、计算毒理学等，这些新技术、新模型的发展使人们有可能更加快速、灵敏、准确地对化学品、药物、化妆品等进行毒性测试和风险评估，将会越来越多地得到法规和管理机构的认可。

尽管器官芯片技术在化学品安全性评价、药物安全性评价、化妆品安全性评价和纳米材料安全性评价等领域展现出广阔的应用前景，但仍面临一些挑战。首先，如何验证和标准化是亟待解决的问题。其次，复杂毒性终点的模拟仍然具有挑战性，这需要开发更先进的体外模型和整合多种技术手段。美国 FDA 在 2017

年发布《预测毒理学路线图》和 2021 年发布的《管理科学前沿》中都指出应加强替代毒理学的发展和应用，将更多的新技术、新模型整合应用以提高非临床试验的预测性。因此，器官芯片首先要能开发更复杂、更接近人体生理状态多器官芯片系统和类器官技术，适应复杂毒性终点的模拟，如生殖毒性、神经毒性和免疫毒性等，同时加强与其他模型和方法的整合，如动物模型、计算毒理学、人工智能等，提高毒性预测的准确性，加速器官芯片技术的法规接受和应用推广。

参 考 文 献

陈晋莹, 秦静雯, 杨娟, 等. 2019. 计算机分子对接（MD）与分子动力学方法（ADMET）技术在模拟呕吐毒素降解中的应用. 粮食储藏, 48(6): 32-37.

Andersen M E, Clewell H J, Carmichael P L, et al. 2011. Can case study approaches speed implementation of the NRC report: "Toxicity Testing in the 21st Century: A Vision and a Strategy?". ALTEX, 28(3): 175-182.

Bohl C E, Chang C, Mohler M L, et al. 2004. A ligand-based approach to identify quantitative structure-activity relationships for the androgen receptor. Journal of Medicinal Chemistry, 47(15): 3765-3776.

Chen X, Zhang Y S, Zhang X, et al. 2021. Organ-on-a-chip platforms for accelerating the evaluation of nanomedicine. Bioactive Materials, 6(4): 1012-1027.

Claude-Taupin Isnard A P, Bagattin A, et al. 2023. The AMPK-Sirtuin 1-YAP axis is regulated by fluid flow intensity and controls autophagy flux in kidney epithelial cells. Nature Communications, 14(1): 8056.

Costa S, Vilas-Boas V, Lebre F, et al. 2023. Microfluidic-based skin-on-chip systems for safety assessment of nanomaterials. Trends in Biotechnology, 41(10): 1282-1298.

Fleischmajer R, MacDonald E D, Contard P, et al. 1993. Immunochemistry of a keratinocyte-fibroblast co-culture model for reconstruction of human skin. The Journal of Histochemistry and Cytochemistry : Official Journal of the Histochemistry Society, 41(9): 1359-1366.

Guo Y, Xie Y, Qin J. 2024. A generic pump-free organ-on-a-chip platform for assessment of intestinal drug absorption. Biotechnology Journal, 19(2): e2300390.

Jagtap S, Meganathan K, Gaspar J, et al. 2011. Cytosine arabinoside induces ectoderm and inhibits mesoderm expression in human embryonic stem cells during multilineage differentiation. British Journal of Pharmacology, 162(8): 1743-1756.

Jang K J, Otieno M A, Ronxhi J, et al. 2019. Reproducing human and cross-species drug toxicities using a Liver-Chip. Science Translational Medicine, 11(517): eaax5516.

Jansen E M, van der Koog L, Elferink R A B, et al. 2025. Stabilized Extracellular Vesicle Formulations for Inhalable Dry Powder Development. Small, 13: e2411096.

Kammerer S. 2021. Three-dimensional liver culture systems to maintain primary hepatic properties for toxicological analysis *in vitro*. International Journal of Molecular Sciences, 22(19): 10214.

Krewski D, Acosta D, Andersen M, et al. 2010. Toxicity testing in the 21st century: a vision and a strategy. Journal of Toxicology and Environmental Health. Part B, Critical Reviews, 13(2-4): 51-138.

Krug A K, Kolde R, Gaspar J A, et al. 2013. Human embryonic stem cell-derived test systems for developmental neurotoxicity: a transcriptomics approach. Archives of Toxicology, 87(1): 123-143.

Li Q, Wang C, Li X, et al. 2023. Epidermis-on-a-chip system to develop skin barrier and melanin mimicking model. Journal of Tissue Engineering, 14: 20417314231168529.

Li Z, Guo Y, Yu Y, et al. 2016. Assessment of metabolism-dependent drug efficacy and toxicity on a multilayer organs-on-a-chip. Integrative Biology : Quantitative Biosciences from Nano to Macro, 8(10): 1022-1029.

Li Z, Jiang L, Zhu Y, et al. 2018. Assessment of hepatic metabolism-dependent nephrotoxicity on an organs-on-a-chip microdevice. Toxicology *in vitro*: an International Journal Published in Association With BIBRA, 46: 1-8.

Li Z, Su W, Zhu Y, et al. 2017. Drug absorption related nephrotoxicity assessment on an intestine-kidney chip. Biomicrofluidics, 11(3): 034114.

Lin K C, Lin H Y, Yang C Y, et al. 2025. Inhalable mucociliary-on-chip system revealing pulmonary clearance dynamics in nanodrug delivery. ACS Nano, 19(2): 2228-2244.

Louisse J, Bosgra S, Blaauboer B J, et al. 2015. Prediction of *in vivo* developmental toxicity of all-trans-retinoic acid based on *in vitro* toxicity data and in silico physiologically based kinetic modeling. Archives of Toxicology, 89(7): 1135-1148.

Lu R X Z, Zhao Y, Radisic M. 2024. The emerging role of heart-on-a-chip systems in delineating mechanisms of SARS-CoV-2-induced cardiac dysfunction. Bioengineering & Translational Medicine, 9(3): e10581.

Ma C, Zhao L, Zhou E M, et al. 2016. On-chip construction of liver lobule-like microtissue and its application for adverse drug reaction assay. Analytical Chemistry, 88(3): 1719-1727.

Ma Y, Hu L, Tang J, et al. 2023. Three-dimensional cell co-culture liver models and their applications in pharmaceutical research. International Journal of Molecular Sciences, 24(7): 6248.

Messner S, Agarkova I, Moritz W, et al. 2013. Multi-cell type human liver microtissues for hepatotoxicity testing. Archives of Toxicology, 87(1): 209-213.

Palmer J A, Poenitzsch A M, Smith S M, et al. 2012. Metabolic biomarkers of prenatal alcohol exposure in human embryonic stem cell-derived neural lineages. Alcoholism, Clinical and Experimental Research, 36(8): 1314-1324.

Peng T, Ma X, Hua W, et al. 2025. Individualized patient tumor organoids faithfully preserve human brain tumor ecosystems and predict patient response to therapy. Cell Stem Cell, 5: S1934-5909 (25)00002-5.

Politi R, Rusyn I, Tropsha A. 2014. Prediction of binding affinity and efficacy of thyroid hormone receptor ligands using QSAR and structure-based modeling methods. Toxicology and Applied Pharmacology, 280(1): 177-189.

Ren F, Wu H, Lei Y, et al. 2010. Quantitative proteomics identification of phosphoglycerate mutase 1 as a novel therapeutic target in hepatocellular carcinoma. Molecular Cancer, 9: 81.

Rhee S, Xia C, Chandra A, et al. 2024. Full-thickness perfused skin-on-a-chip with *in vivo*-like drug response for drug and cosmetics testing. Bioengineering (Basel, Switzerland), 11(11):1055.

Sakolish C, Georgescu A, Huh D D, et al. 2022. A model of human small airway on a chip for studies of subacute effects of inhalation toxicants. Toxicological Sciences : an Official Journal of the

Society of Toxicology, 187(2): 267-278.

Shulaev V. 2006. Metabolomics technology and bioinformatics. Briefings in Bioinformatics, 7(2): 128-139.

Uleberg K E, Larssen E, Oysæd K B, et al. 2010. Ecotoxicology goes MudPIT? Marine Environmental Research, 69 Suppl: S34-S36.

Wadman M. 2023. FDA no longer has to require animal testing for new drugs. Science (New York, N.Y.), 379(6628): 127-128.

Wang Y, Qin J. 2023. Advances in human organoids-on-chips in biomedical research. Life Medicine, 2(1): lnad007.

Wang Y, Su W, Wang L, et al. 2018. Paper supported long-term 3D liver co-culture model for the assessment of hepatotoxic drugs. Toxicology Research, 7(1): 13-21.

Xue J, Li Z, Li X, et al. 2023. Evaluation of cigarette smoke-induced oxidative stress and inflammation in BEAS-2B cells based on a lung microfluidic chip. Food and Chemical Toxicology : an International Journal Published for the British Industrial Biological Research Association, 176: 113787.

Yang S, Zhang T, Ge Y, et al. 2023. Sentinel supervised lung-on-a-chip: A new environmental toxicology platform for nanoplastic-induced lung injury. Journal of Hazardous Materials, 458: 131962.

Yin F, Zhang X, Wang L, et al. 2021. HiPSC-derived multi-organoids-on-chip system for safety assessment of antidepressant drugs. Lab on a Chip, 21(3): 571-581.

Yoshioka Y, Kuroda E, Hirai T, et al. 2017. Allergic responses induced by the immunomodulatory effects of nanomaterials upon skin exposure. Frontiers in Immunology, 8: 169.

Yu Z, Hao R, Du J, et al. 2022. A human cornea-on-a-chip for the study of epithelial wound healing by extracellular vesicles. IScience, 25(5): 104200.

Zhang J, Chen Z, Zhang Y, et al. 2021. Construction of a high fidelity epidermis-on-a-chip for scalable *in vitro* irritation evaluation. Lab on a Chip, 21(19): 3804-3818.

Zhang M, Xu C, Jiang L, et al. 2018. A 3D human lung-on-a-chip model for nanotoxicity testing. Toxicology Research, 7(6): 1048-1060.

Zhao Q, Lu Y, Zhao Y, et al. 2017. Rational design of multi-target estrogen receptors ERα and ERβ by QSAR approaches. Current Drug Targets, 18(5): 576-591.

Zhao Y, Rafatian N, Feric N T, et al. 2019. A platform for generation of chamber-specific cardiac tissues and disease modeling. Cell, 176(4):913-927.e18.

第18章 技术伦理、标准和监管相关政策

随着生命科学与工程医学的深度融合，器官芯片在国际范围正在成为推动精准医疗与新药研发范式变革的关键技术之一。近年来，随着技术不断成熟、应用需求持续扩展，器官芯片转化步入快速发展阶段。以美国、中国和欧洲国家为代表，相关政策、伦理规范及监管体系正逐步建立与完善，旨在加速其从基础研究向临床转化和市场应用的进程。

1. 技术发展与市场驱动

器官芯片通过在微流控平台模拟人体组织微环境，重建多种器官的结构与功能，实现对生理过程的精准再现，广泛应用于药物筛评、毒理学评估、疾病建模等领域。特别是在传统动物实验方法面临伦理与效率挑战的背景下，器官芯片以更高仿生性、更低伦理争议的特点成为重要的替代方法之一。全球市场对高通量、高精度体外仿生模型的需求不断增长，进一步推动器官芯片技术的发展与产业化进程。在产业应用方面，器官芯片已实现多项关键进展。赛诺菲（Sanofi）与 Hesperos 公司合作开发的免疫脱髓鞘疾病药物项目，成为首个在药效研究环节以器官芯片数据替代动物实验，并获得美国 FDA 批准进入临床试验（NCT04658472）的创新途径。

2. 伦理议题与科学治理

器官芯片的快速发展也带来了诸多伦理与安全层面的讨论，首先是安全性问题，主要涉及器官芯片在设计、使用过程中对人体健康和生态环境的潜在影响。为实现技术的可持续发展，需要对其安全性的系统性评估。其次是伦理与知情权问题，特别是基于干细胞、类器官或原代组织构建的器官芯片系统，其所涉及的细胞来源、捐献者隐私保护与知情同意程序，均应符合当前国际生命伦理准则，如《纽伦堡法典》《赫尔辛基宣言》《沃诺克报告》《干细胞研究与临床转化指南》等。伦理治理不仅关系到研究的合法性，也直接影响技术的社会接受度与未来发展路径。因此，加强科研人员与公众、政府间的有效沟通，以及建立透明的伦理审查流程，是实现技术规范化应用的必要条件。

3. 标准体系建设进展

标准化体系建设是推动器官芯片技术健康发展和产业化的重要基础。从芯片设计参数到制备方法、细胞培养条件，再到检测指标与数据管理等，统一标准能够提

升产品质量稳定性、可重复性和跨平台的对比能力，也可为科学监管提供理论支撑。近年来，国际标准化工作取得显著进展。2022年，美国材料与试验协会（ASTM）发布微生理系统与器官芯片术语标准ASTM F3570-22；2023年，美国国家技术标准研究院（NIST）组织相关研讨，探索器官芯片标准化路径；2024年，欧洲标准化委员会（CEN）与欧洲电工标准化委员会（CENELEC）联合发布《器官芯片标准化路线图》，明确未来标准建设重点；2023年，中国生物工程学会召开研讨会，探讨中国器官芯片标准化发展路径，并于2024年发布我国器官芯片通用术语、肠芯片、肝芯片等首批三项团体标准，2024年底，中国召开器官芯片与微生理系统香山科学会议，探讨器官芯片标准化和科学监管等议题。国际标准化组织（ISO）于2024年设立微生理系统与器官芯片分委会（ISO/TC 276/SC 2），开展标准化工作，显示出全球对于器官芯片新兴技术标准化工作的关注和积极推动。

4. 政策支持与监管路径探索

多个国家正在通过立法、政策试点等方式，探索科学监管与产业引导的新路径。美国FDA于2022年启动"器官芯片替代动物实验"试点项目，并首次接受Emulate公司的肝芯片数据作为药物毒性评价依据。同年通过《FDA现代化法案2.0》，这进一步表明，美国监管机构对基于细胞模型和计算模拟等动物替代新方法的认可与推动。2025年，FDA发布计划，逐步淘汰单克隆抗体及其他药物研发中的动物试验要求，鼓励使用计算机建模、类器官和器官芯片等先进体外方法进行药物安全性评估，加快药物研发进程，降低研发成本，最终降低药物价格。中国监管机构也在推进将新型体外评估方法纳入药品研发与审评流程。我国于2021年发布的《基因治疗产品非临床研究与评价技术指导原则（试行）》和2024年发布的《人源干细胞产品非临床研究技术指导原则》均明确指出，在缺乏适用动物模型的情境下，类器官与器官芯片可作为重要替代研究手段。上述举措体现出全球监管体系正在积极关注器官芯片技术，逐步建立基于科学证据的、可操作的监管体系。

总之，器官芯片作为集成工程科学与生物医学的先进技术体系，在新药研发、疾病建模及个体化治疗等多个方向展现出很大潜力。尽管目前仍面临标准体系不完善、伦理问题有待细化、监管模式需持续探索等挑战，但在多国政策共同作用下，其作为未来替代动物实验的重要技术路径前景广阔，有望在推进人类健康科技进步方面发挥重要作用。

第 19 章 结语与展望

器官芯片是当前生物医学领域最具创新性与发展潜力的新兴方向,有望深刻变革传统的生物医药研究范式,在与人类健康和生活质量密切相关的多个领域产生深远甚至革命性的影响。

器官芯片以构建基于人体生物学的先进体外模型系统为核心,是未来动物试验的新型替代技术方法之一,已经在生物学研究、毒性预测和药物安全性评价等方面展现出独特优势,并延伸至更复杂的疾病解析和个性化医疗等多个方面,展现出强大的拓展潜力与跨领域融合价值。

目前,器官芯片领域发展势头强劲,不断推动生命科学研究创新。整体而言,该技术仍处于发展成长阶段,尚未实现真正意义上的技术革命。任何具有变革性的技术突破,至少需要满足两个基本条件:其一,该技术需具备广泛的应用覆盖面,能够在多个领域产生深远而持久的系统性影响;其二,该技术本身需具备深厚的内涵基础,能够不断演进并形成高度集成的功能体系。从战略视角看,器官芯片技术在理论上具备上述潜质,但要实现这一突破,仍需大量时间与持续投入。

展望未来,器官芯片与微生理系统的发展路径仍在不断演化,一是其应用正逐步拓展至更广泛的行业场景,在某些特殊领域中可能催生出具有突破意义的实际成果;二是其与干细胞、合成生物学和人工智能等领域的融合发展,预示着将会在重大疾病诊疗、器官功能模拟和数据智能分析等方面产生新的发展路径。这些融合趋势有望为器官芯片的持续演进提供重要推动力。

器官芯片技术的独特构建与整合能力,也为合成生物学领域和相关产品开发带来新的工具及手段。这些前沿科技的协同发展和相关标准的制定,将有利于积极推动新药研发和疾病治疗策略的革新,也将孕育新的医药健康研究范式。例如,与基因编辑技术、新材料、新型传感器、数据计算与建模等结合,设计制造出具备特定功能的细胞,制备具有特定结构和功能的组织器官,精准预测人体对药物的反应,进一步推动药物设计的优化并降低临床前药物开发的成本,实现精准治疗等。相信未来,器官芯片和合成生物学不断交叉融合,这些基于"构建""整合""合成"理念的突破和进展,将在很大程度上重塑我们对人类生物学、工程医学和重大疾病的理解,为高阶合成生物学、生物医药研究和变革性的临床应用开拓了新的思路。